MANFRED STÖHR    REGINA KRAUS

# Einführung in die klinische Neurophysiologie

**EMG – EEG – Evozierte Potenziale**

M. STÖHR  R. KRAUS

# Einführung in die klinische Neurophysiologie

■ EMG – EEG – Evozierte Potenziale

Unter Mitarbeit von
ROBERT PFISTER und KONRAD SCHEGLMANN

Mit 146 Abbildungen und 17 Tabellen

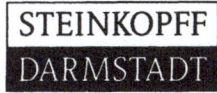

Prof. Dr. Manfred Stöhr
Dr. Regina Kraus
Zentralklinikum Augsburg
Klinik für Neurologie und klinische Neurophysiologie
Stenglinstraße 2, 86156 Augsburg

ISBN 978-3-642-63299-0      ISBN 978-3-642-57543-3 (eBook)

DOI 10.1007/978-3-642-57543-3

http://www.steinkopff.springer.de

© Springer-Verlag Berlin Heidelberg 2002

Ursprünglich erschienen bei Steinkopff Verlag Darmstadt 2002

Softcover reprint of the hardcover 1st edition 2002

Die Wiedergabe von Gebrauchsnamen, Handelsnamen, Warenbezeichnungen usw. in diesem Werk berechtigt auch ohne besondere Kennzeichnung nicht zu der Annahme, dass solche Namen im Sinne der Warenzeichen- und Markenschutz-Gesetzgebung als frei zu betrachten wären und daher von jedermann benutzt werden dürften.

Produkthaftung: Für Angaben über Dosierungsanweisungen und Applikationsformen kann vom Verlag keine Gewähr übernommen werden. Derartige Angaben müssen vom jeweiligen Anwender im Einzelfall anhand anderer Literaturstellen auf ihre Richtigkeit überprüft werden.

Umschlaggestaltung: Erich Kirchner, Heidelberg
Redaktion: Dr. Maria Magdalene Nabbe   Herstellung: Klemens Schwind
Zeichnungen: Günther Hippmann, Nürnberg
Satz: K+V Fotosatz GmbH, Beerfelden

SPIN 10853560      80/7231-5 4 3 2 1 0 – Gedruckt auf säurefreiem Papier

*So einfach wie möglich, aber nicht einfacher.*

Albert Einstein

*In meinen Augen*
*ist das Streben nach Einfachheit und Transparenz*
*eine moralische Pflicht aller Intellektuellen.*

Karl Popper

# Vorwort

Die neurophysiologischen Untersuchungsmethoden gehören zum unentbehrlichen diagnostischen Rüstzeug der Neuro-Fächer. Entsprechend dieser Bedeutung existiert eine Reihe von Standard-Lehrbüchern für EMG, EEG und evozierte Potenziale, die unentbehrlich sind für jeden, der tiefer in die Materie eindringen möchte. Allerdings gibt es Neurologen, Nervenärzte, Neurochirurgen, Psychiater und Neuropädiater, denen ein auf das praktisch Wichtige beschränktes neurophysiologisches Basiswissen genügt und die Schwierigkeiten haben, dieses aus den umfangreichen Monographien zu extrahieren. Das vorliegende Buch soll diesem Personenkreis sowie in der Weiterbildung befindlichen Kollegen, die sich auf die Facharztprüfung vorbereiten, einen raschen Einstieg in die klinische Neurophysiologie ermöglichen, wobei der umfangreiche Stoff auf das praktisch Wichtige komprimiert und durch zahlreiche Abbildungen veranschaulicht wurde.

Bei der Auswahl instruktiver Abbildungsbeispiele erfuhren wir tatkräftige Unterstützung durch die Oberärzte Dr. Robert Pfister und Dr. Konrad Scheglmann, durch Frau Dr. Hildegard Kroiß sowie durch die neurophysiologischen Assistentinnen der Klinik, die in gewohnt perfekter Weise neurographische, EEG- und EP-Kurven beisteuerten. Durch das Entgegenkommen der Verlage Kohlhammer Stuttgart, Springer Heidelberg und Steinkopff Darmstadt konnten wir außerdem Abbildungen aus folgenden Werken übernehmen: M. Stöhr, Atlas der klinischen Elektromyographie und Neurographie. 4. Aufl., 1998; M. Stöhr et al.: Evozierte Potenziale. 3. Aufl., 1996; M. Stöhr et al.: Neuromonitoring, 1999.

Für das Schreiben des Manuskripts danke ich meiner Sekretärin Frau Silke Friedsam, für die ausgezeichnete Zusammenarbeit und die gute Ausstattung des Buches Herrn Dr. Thiekötter und Frau Dr. M. M. Nabbe vom Steinkopff Verlag.

Augsburg, im April 2002                          Manfred Stöhr

# Inhaltsverzeichnis

# KAPITEL 1

# Elektromyographie (EMG) und Neurographie (NG)

## 1.1 Grundlagen

### 1.1.1 Elektrophysiologische Diagnostik bei Neuropathien

Lokalisierte und generalisierte Nervenläsionen führen in Abhängigkeit vom Verlauf und Schädigungstyp zu charakteristischen elektrophysiologischen Veränderungen, die sich teils durch die Nadelelektromyographie, teils durch Leitgeschwindigkeitsmessungen erfassen lassen.

**EMG-Untersuchung.** Die Ableitung der Muskelströme erfolgt mittels einer konzentrischen Nadelelektrode in 3 aufeinander folgenden Schritten. Als Erstes wird die Nadelelektrode in den entspannten Muskel eingestochen, um etwaige *Spontanaktivität* zu erfassen, wobei unterschiedliche Formen unterschieden werden müssen.

*Physiologische Spontanaktivität* kann bei Registrierungen in der Endplattenzone eines Muskels gefunden werden, wobei ein sehr niedrig gespanntes Endplattenrauschen, initial negative Endplattenpotenziale und initial positive benigne Fibrillationen unterschieden werden. Die einzige diagnostische Bedeutung dieser Wellen besteht in ihrer Verwechslungsmöglichkeit mit pathologischer Spontanaktivität in Form von Fibrillationspotenzialen (s. u.). Eine solche Verwechslung kann vermieden werden durch Beachtung der Entladungsfolge, die bei den physiologischen Formen immer unregelmäßig verläuft.

*Fibrillationen* und *steile positive Wellen* (Abb. 1.1 a–c) sind Entladungen denervierter – passager übererregbarer – Muskelfasern und damit Ausdruck eines floriden Denervierungsprozesses. Wird ein Muskel partiell oder vollständig – z. B. infolge einer Durchtrennung des innervierenden Nerven – denerviert, dauert es je nach der Distanz zwischen Schädigungsort und Muskel 10–20 Tage, bis die genannten Denervierungspotenziale (Fibrillationen und steile positive Wellen) registriert werden können. Außer den aus Abb. 1.1 a–c ersichtlichen formalen Besonderheiten, zeichnen sich beide Potenziale durch eine streng rhythmische Entladungsfolge aus, wobei die Frequenz gegen Ende einer Entladungsserie allmählich abnimmt.

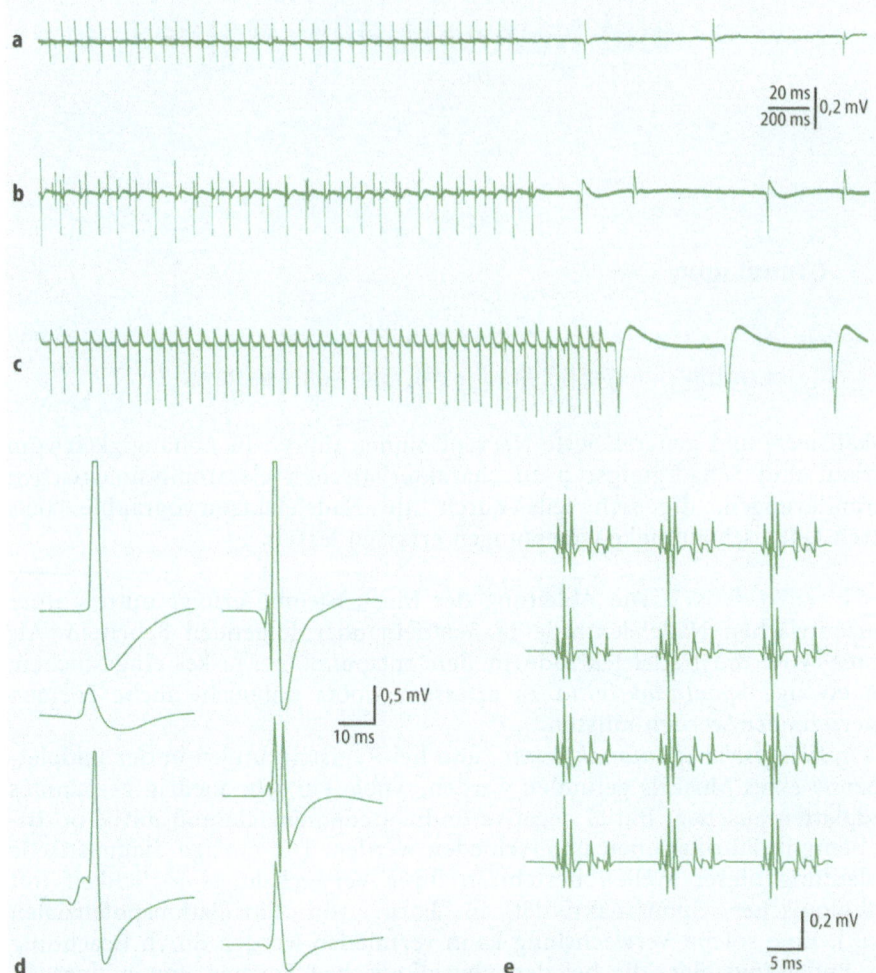

**Abb. 1.1 a–e. Pathologische Spontanaktivität. a** Fibrillationspotenziale (links bei langer, rechts bei kurzer Zeitachse), **b** gleichzeitige Entladung von Fibrillationen und positiven Wellen, **c** steile positive Wellen, **d** Faszikulationspotenziale, **e** komplexe repetitive Entladungen. Fibrillationen, steile positive Wellen und komplexe repetitive Entladungen sind durch eine streng rhythmische Entladungsfolge charakterisiert

*Faszikulationen* (Abb. 1.1 d) sind Ausdruck einer Spontanentladung einzelner motorischer Einheiten und damit länger, höher und komplexer als Fibrillationen. Man unterscheidet benigne Faszikulationen, die bei Gesunden und meist nur in einzelnen Muskeln auftreten, von malignen Faszikulationen als Ausdruck einer Erkrankung innerhalb des peripheren Nervensystems. Am wichtigsten sind in mehreren Muskeln oder gar generalisiert vorkommende Faszikulationen bei der amyotrophen Lateralsklerose und anderen Vorderhornerkrankungen. Sie kommen aber auch bei radikulären Syndromen, Polyneuropathien und gelegentlich bei Nerven- und Plexusläsionen vor.

*Komplexe repetitive Entladungen* („complex repetitive discharges", CRD) (Abb. 1.1 e) sind komplexe rhythmisch entladende Formen von Spontanaktivität, die eher bei älteren neurogenen Läsionen, aber auch bei Myopathien vorkommen. Die komplexe Form erklärt sich daraus, dass *eine* Muskelfaser als Schrittmacher fungiert und eine unterschiedlich große Zahl benachbarter Muskelfasern in gesetzmäßiger zeitlicher Abfolge miterregt werden.

Der 2. Teil einer EMG-Untersuchung besteht in einer *Analyse willkürlich aktivierter Muskelaktionspotenziale* (MAP). In einem gesunden Muskel erfolgt die Erregung der an ein Axon angeschlossenen Muskelfasern – die zusammen eine motorische Einheit bilden – weitgehend synchron, sodass die Aktionspotenziale der einzelnen Muskelfasern zu einem 2- bis 4-phasigen Summenpotenzial verschmelzen, das als MAP oder „motor unit action potential" (MUAP) bezeichnet wird (Abb. 1.2 a).

Bei Erkrankungen des peripheren Nervensystems, die zum Verlust motorischer Axone führen, resultiert eine *Denervierung* der zugehörigen Muskelfasern. Ein Teil dieser Muskelfasern wird nun intakten motorischen Einheiten eingegliedert, indem sie durch Axonaussprossungen reinnerviert werden, ein Phänomen, das als *kollaterale Reinnervation* bezeichnet wird. Die Impulsleitung in den neu gebildeten terminalen Axonsprossen erfolgt nun deutlich langsamer als in den ursprünglichen Axonendaufzweigungen, sodass die reinnervierten Muskelfasern später erregt werden. Die entsprechenden Potenziale erscheinen daher zunächst als „Anhängsel", die man als späte Komponenten oder *Satellitenpotenziale* (Abb. 1.2 b) bezeichnet. Durch diesen in vielen motorischen Einheiten ablaufenden Prozess werden viele MAP polyphasisch (> 4 Phasen), und die mittlere Potenzialdauer nimmt zu. Mit zunehmender Ausreifung der neuen Axonsprosse beschleunigt sich deren Leitgeschwindigkeit, sodass die Erregung der neu zusammengesetzten motorischen Einheiten wieder besser synchronisiert abläuft. Chronische neurogene Prozesse zeigen daher bei der Potenzialanalyse öfter nur noch eine Erhöhung der mittleren Amplitude, als Ausdruck der Zunahme der zu einer motorischen Einheit gehörigen Muskelfasern.

Derselbe Vorgang bedingt das 3. Charakteristikum eines chronischen Denervierungsprozesses, das *gelichtete und hochgespannte Aktivitätsmuster bei maximaler Willkürinnervation* (s. Abb. 1.2 b). Dabei spiegelt die Lichtung den stattgehabten Ausfall motorischer Einheiten wider, während die Amplitudensteigerung mit der Vergrößerung des Territoriums der verbliebenen motorischen Einheiten zusammenhängt.

Eine Sonderform der umschriebenen Neuropathien stellen die *Nervenverletzungen* dar, die häufig mit einer kompletten Denervierung der von dem verletzten Nerven versorgten Muskeln einhergehen. Seltener führen auch entzündliche, ischämische oder metabolische Nervenläsionen zu einem vollständigen Funktionsverlust. In einem solchen Fall sind EMG-Verlaufsuntersuchungen in der Lage die *Regenerationstendenz* des geschädig-

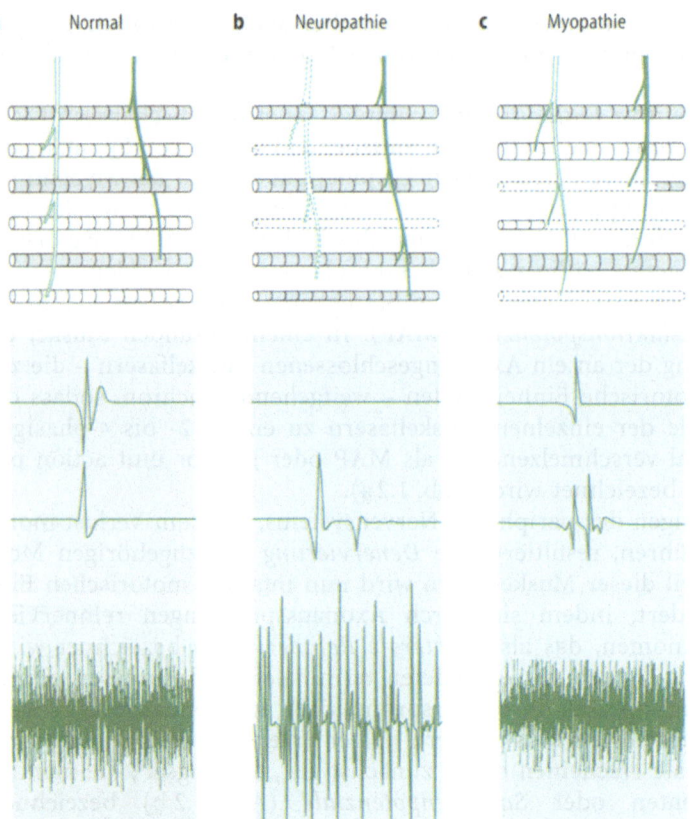

**a** Normal       **b** Neuropathie       **c** Myopathie

**Abb. 1.2 a–c. Muskelaktionspotenziale (*MAP*) und Aktivitätsmuster bei Maximalinnervation im normalen Muskel, bei Neuropathien und Myopathien. a** Schematische Darstellung von 2 motorischen Einheiten, an die aus Gründen der Übersicht nur je 3 Muskelfasern angeschlossen sind. Die MAP im normalen Muskel sind 2- bis 4-phasisch; bei maximaler Muskelanspannung findet sich ein dichtes Aktivitätsmuster (Interferenzmuster). **b** Bei umschriebenen und generalisierten Neuropathien mit Degeneration motorischer Axone fallen einzelne motorische Einheiten (in diesem Fall die hell gezeichnete) aus. Von den intakt gebliebenen motorischen Einheiten erfolgt eine kollaterale Reinnervation denervierter Muskelfasern, deren Anteil am Summenpotenzial in frühen Phasen verspätet – z. B. als Satellitenpotenzial – erscheint. Bei Maximalinnervation zeigt sich ein hochgespanntes und gelichtetes Aktivitätsmuster. **c** Strukturmyopathien sind durch Einzelfasernekrosen charakterisiert, sodass sich das Territorium der einzelnen motorischen Einheiten verkleinert. Im Extremfall bestehen die Muskelaktionspotenziale nur noch aus Einzel- oder Doppelspikes. Bei willkürlicher Muskelanspannung zeigt sich bereits bei mäßiger Kraftentfaltung ein Interferenzmuster

ten Nerven zu überprüfen. Erreicht ein aussprossendes Axon den paretischen Muskel, wird es zunächst eine, dann eine 2., 3. usw. Muskelfaser reinnervieren, sodass das zugehörige MAP erst aus einem, dann aus 2 und schließlich aus einer mehr oder minder großen Zahl von Einzelspikes zusammengesetzt ist (Abb. 1.3). Als Ausdruck der instabilen Impulsleitung in solchen frischen Axonsprossen kann sich die Form des MAP durch zeitli-

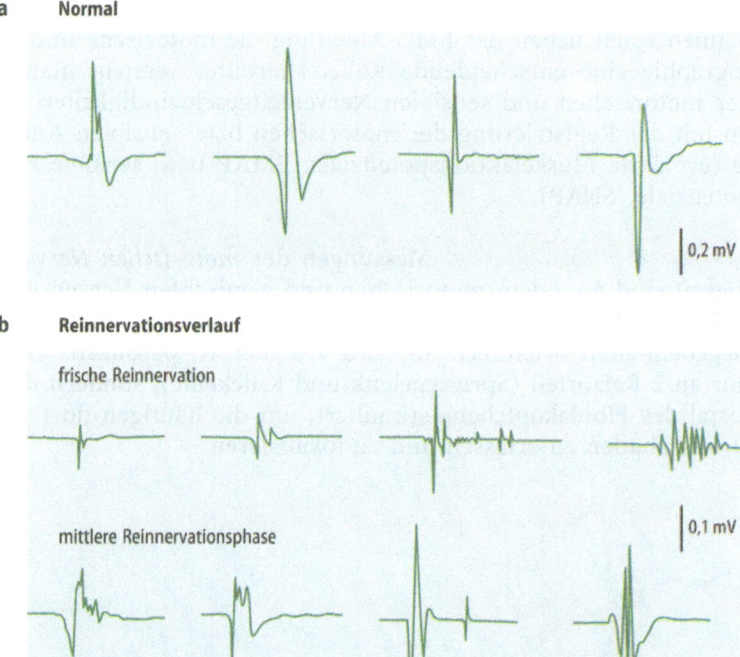

**Abb. 1.3 a, b. Muskelaktionspotenziale (*MAP*). a** 4 MAP aus einem gesunden Muskel; **b** MAP in frühen, mittleren und späten Reinnervationsphasen, mit zunehmender Angleichung an die normale Potenzialform

che Verschiebung bzw. durch einen intermittierenden Ausfall einzelner Potenzialkomponenten ständig ändern, wobei man die genannten Phänomene als *neurogenen Jitter* bzw. *intermittierende Blockierung* bezeichnet.

Mit zunehmender Reifung der Axonsprossen erfolgt die Erregung der zu einer motorischen Einheit gehörigen Muskelfasern immer besser synchronisiert, sodass zuletzt wieder überwiegend 3- bis 4-phasische MAP registriert werden, die sich von denen eines gesunden Muskels nur durch die erhöhte mittlere Potenzialamplitude und evtl. eine leicht vergrößerte mittlere Polyphasierate unterscheiden (Abb. 1.3 b).

▌ Neurographie. In der Diagnostik umschriebener und diffuser Neuropathien spielt neben der EMG-Ableitung die motorische und sensible Neurographie eine entscheidende Rolle. Hierunter versteht man die Messung
der motorischen und sensiblen Nervenleitgeschwindigkeiten in Kombination mit der Registrierung der motorischen bzw. sensiblen Antwortpotenziale (evozierte Muskelaktionspotenziale, EMAP bzw. sensible Nervenaktionspotenziale, SNAP).

▌ Motorische Neurographie. Messungen der *motorischen Nervenleitgeschwindigkeit* sind an jedem motorischen und gemischten Nerven möglich, wobei
sich die Zahl der Reizorte an häufigen Läsionsstellen und an anatomischen
Gegebenheiten orientiert. So wird z.B. der N. peronaeus (Abb. 1.4) nicht
nur an 2 Reizorten (Sprunggelenk und Kniekehle), sondern darüber hinaus
distal des Fibulaköpfchens stimuliert, um die häufigen dort nachweisbaren
Druckschäden zu erfassen und zu lokalisieren.

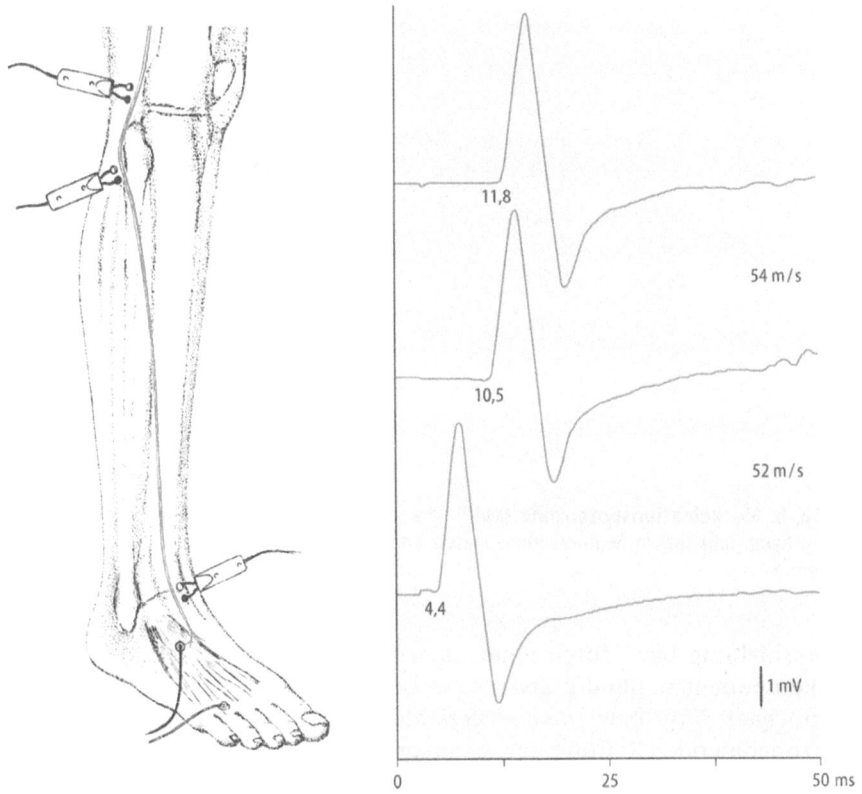

**Abb. 1.4. Motorische Neurographie.** Messungen der motorischen Nervenleitgeschwindigkeiten
erfolgen routinemäßig zwischen einem distalen und einem proximalen Reizort. Besonders vulnera-
ble Nervenabschnitte, wie das über das Fibulaköpfchen verlaufende Segment des N. peronaeus,
werden häufig durch Anwendung einer 3. Stimulationsstelle gesondert gemessen

Die Leitgeschwindigkeit (c) errechnet sich nach der Formel $c = s/t$ aus der Distanz zwischen den Reizorten (s) und dem Latenzintervall bei proximaler und distaler Stimulation (t).

*Beispiel:* Latenz nach distaler Stimulation 4,0 ms, nach proximaler Stimulation 9,0 ms. Bei einer Distanz von 25 cm und einem Latenzintervall von 5 ms errechnet sich hieraus eine Nervenleitgeschwindigkeit von 50 m/s.

Außer der Nervenleitgeschwindigkeit (NLG) sind bei der motorischen Neurographie die *Amplitude, Dauer und Form der motorischen Antwortpotenziale (EMAP)* von diagnostischer Bedeutung. So spricht eine stärkere Amplitudenreduktion des EMAP nach proximaler im Vergleich zu distaler Stimulation für eine Leitungsunterbrechung in einem Teil des motorischen Faserbestandes des untersuchten Nerven, d. h. für einen *partiellen Leitungsblock* (Abb. 1.5). Ein solcher Leitungsblock kommt in sensiblen und motorischen Nervenfasern vor, ist aber nur in letzteren zuverlässig erfassbar. Die morphologische Grundlage eines Leitungsblocks besteht in einer herdförmigen Markscheidenveränderung (Demyelinisierung), wie sie fokal nach exogener Druckeinwirkung, multifokal oder generalisiert bei Immunneuropathien vorkommt. Die Kriterien für die Annahme eines Leitungsblocks sind recht variabel, jedoch sind 1999 „consensus criteria for the diagnosis of partial conduction block" festgelegt worden, die unterschiedliche Werte für die einzelnen peripheren Nerven beinhalten. So wird für die Nn. medianus und

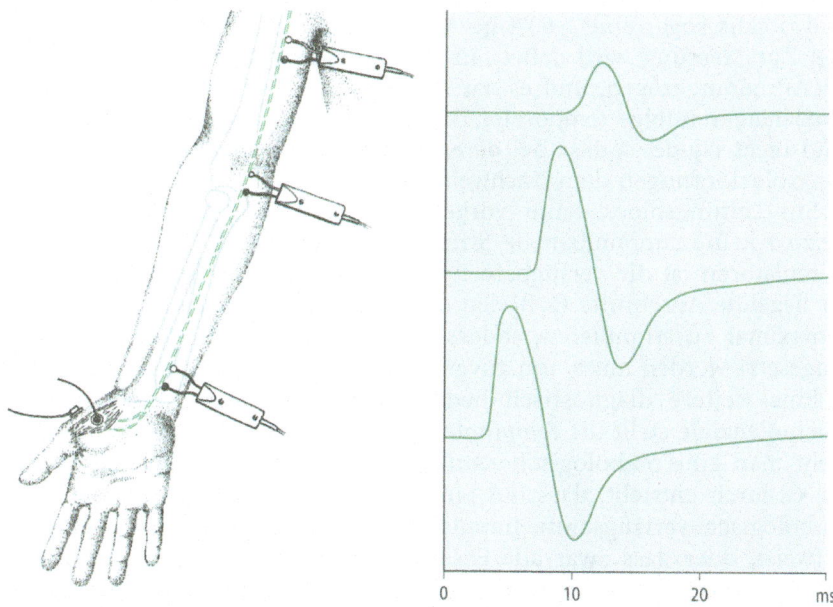

**Abb. 1.5. Partieller Leitungsblock.** Zum Nachweis einer Leitungsblockierung erfolgt die Nervenstimulation an mehreren Nervensegmenten (mit konventionellen oder mit Hochvoltstimulatoren). Im vorliegenden Beispiel zeigt sich ein partieller Leitungsblock des N. medianus zwischen Ellenbeuge und Axilla

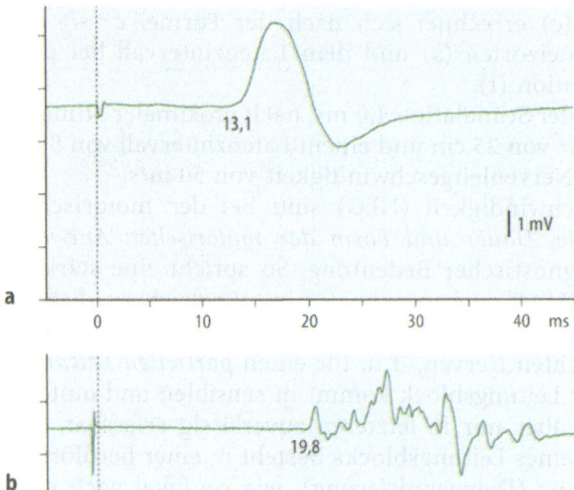

**Abb. 1.6 a, b. Temporale Dispersion. a** Normale evozierte Muskelaktionspotenziale (*EMAP*) im M. abductor hallucis nach proximaler Tibialisstimulation; **b** stark aufgesplittertes und verlängertes EMAP als Ausdruck einer temporalen Dispersion bei demyelinisierender Polyneuropathie. Darüber hinaus besteht eine Leitungsverzögerung mit verlängerter Latenzzeit

ulnaris eine >50%ige Amplituden- bzw. >40%ige Flächenreduktion für die Annahme eines sicheren Leitungsblocks gefordert, für die Nn. peronaeus und tibialis sogar eine >60%ige Amplituden- bzw. >50%ige Flächenabnahme. Zur Messung wird dabei nur die 1. negative Potenzialkomponente des EMAP herangezogen, und es darf keine stärkere (>30%) Zunahme der Potenzialdauer infolge temporaler Dispersion (s. u.) vorliegen. Diese Kriterien sind recht rigide, sodass bei deren konsequenter Anwendung leichtere Leitungsblockierungen dem Nachweis entgehen.

Ein Leitungsblock kann vorgetäuscht werden, sofern am proximalen Reizort keine supramaximale Stimulation erfolgt. Bei den handelsüblichen Stimulatoren ist die verfügbare Reizstärke öfter nicht ausreichend, um tiefer liegende Abschnitte (z. B. den N. tibialis im Bereich der Kniekehle) supramaximal zu stimulieren, sodass in diesen Fällen ein Hochvoltstimulator eingesetzt werden muss, um zuverlässige Ergebnisse zu erhalten.

Eine weitere diagnostisch bedeutsame Veränderung motorischer Antwortpotenziale stellt die *temporale Dispersion* dar (Abb. 1.6). Hierunter versteht man eine pathologische Aufsplitterung und Verlängerung des EMAP, die dadurch entsteht, dass nur ein Teil der motorischen Nervenfasern eine pathologisch verlangsamte Impulsleitung infolge fokaler Demyelinisierung aufweist, oder dass zwar alle Fasern betroffen sind, aber in unterschiedlichem Ausmaß. Dadurch nimmt die bereits physiologischerweise bestehende Streubreite in den Leitgeschwindigkeiten der verschiedenen in einem Nerven verlaufenden motorischen Nervenfasern in einem Ausmaß zu, dass die Impulswelle nicht mehr halbwegs synchronisiert im Muskel eintrifft, sondern desynchronisiert. Die verschiedenen motorischen Einheiten werden somit nicht gleichzeitig, sondern nacheinander erregt, woraus die Verlängerung und Aufsplitterung des EMAP resultiert.

▌ **F-Antworten.** Im Anschluss an die motorische Neurographie kann mit nahezu identischer Versuchsanordnung eine Ableitung der sog. F-Wellen durchgeführt werden (F steht für Fuß, da diese Potenziale erstmals an Fußmuskeln abgeleitet wurden). Bei Stimulation eines motorischen oder gemischten Nerven resultiert nämlich nicht nur eine orthodrom zum jeweiligen Zielmuskel verlaufende Impulswelle, sondern außerdem ein antidrom zum Rückenmark sich ausbreitendes Aktionspotenzial, das in den zugehörigen motorischen Vorderhornzellen zu einer rückläufigen Erregung führen kann (Abb. 1.7).

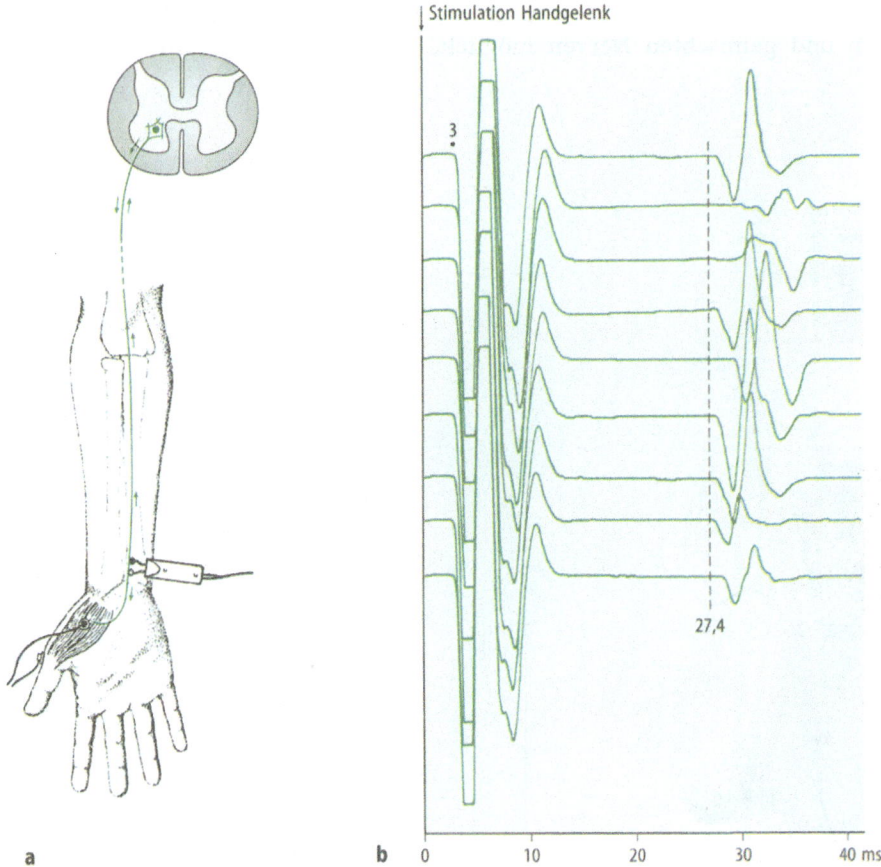

a    b

**Abb. 1.7. F-Wellen-Diagnostik.** Bei Stimulation des N. medianus am Handgelenk läuft die Impulswelle zum Zielmuskel und wird dort nach wenigen Millisekunden als M-Antwort registriert. Daneben verläuft eine Impulswelle nach proximal und führt zu einer rückläufigen Erregung motorischer Vorderhornzellen. Das dort entstehende Aktionspotenzial wird nach distal geleitet und erscheint im Zielmuskel nach 25–30 ms als F-Antwort. F-Antworten erlauben somit eine orientierende Funktionsprüfung proximaler Nervenabschnitte

Das dort generierte Potenzial durchläuft erneut die gesamte Nervenstrecke und trifft an der Handmuskulatur ca. 25 ms nach dem EMAP ein. Eine Demyelinisierung in proximalen Nervenabschnitten – die einer direkten motorischen Neurographie nicht zugänglich sind – führt entweder zu einer Leitungsverzögerung mit entsprechender Latenzzunahme der F-Wellen oder zu einer Leitungsblockierung mit Ausfall der F-Antworten. Dabei kann nicht nur ein Ausfall, sondern bereits eine verminderte F-Wellen-Persistenz (wenn z. B. nur noch 3 von 10 aufeinander folgenden Reizen von einer F-Welle gefolgt werden) einen Hinweis auf eine proximale Leitungsstörung darstellen. Diese einfach und rasch durchführbare Untersuchung eignet sich also zur orientierenden Funktionsprüfung proximaler Nervenabschnitte.

**Sensible Neurographie.** Messungen der sensiblen NLG sind an jedem sensiblen und gemischten Nerven möglich, wobei sich für Routineableitungen

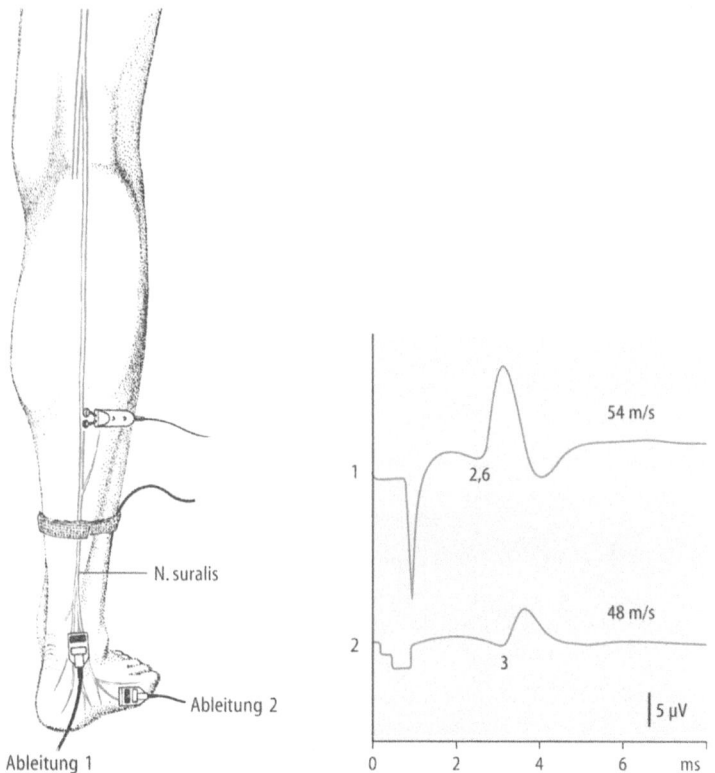

**Abb. 1.8. Sensible Neurographie.** Messungen der sensiblen Nervenleitgeschwindigkeiten sind in orthodromer oder antidromer Technik möglich (s. Text). Im hier gezeigten Beispiel wird der N. suralis in Höhe des mittleren Unterschenkels stimuliert und das sensible Nervenaktionspotenzial hinter dem Außenknöchel abgeleitet (obere Kurve). Bei Polyneuropathien mit ausschließlich distaler Manifestation kann der Fußabschnitt des N. suralis gesondert vermessen werden (Stimulation hinter dem Außenknöchel, Ableitung vom lateralen Fußrand. Untere Kurve)

oberflächlich gelegene Nerven empfehlen, von denen sensible Nervenaktions-potenziale (SNAP) mit Hautelektroden abgeleitet werden können, während bei tiefer liegenden Nervenabschnitten Nadelelektroden herangezogen werden müssen, was für den Patienten schmerzhaft und für den Arzt zeitaufwendig ist.

Prinzipiell lassen sich sensible NLG orthodrom oder antidrom messen. Ein Beispiel für die *antidrome Methode* zeigt Abb. 1.8 mit Stimulation des N. suralis an der Unterschenkelrückseite und Ableitung des SNAP hinter dem Außenknöchel. Um auch den Fußabschnitt zu erfassen, was z. B. bei beginnenden Polyneuropathien zweckmäßig sein kann, erfolgt eine ergänzende Ableitung vom Fußaußenrand. Bei der *orthodromen Methode*, die häufig an der Hand Verwendung findet, werden die Fingernerven durch Ringelektroden gereizt und das SNAP vom N. medianus bzw. ulnaris in Höhe des Handgelenks registriert (s. Abb. 1.13). Beide Methoden sind gleichermaßen geeignet, um die sensible NLG zu bestimmen.

Als 2. wichtiger Parameter wird bei der sensiblen Neurographie die Amplitude des SNAP gemessen. Eine Amplitudenreduktion weist auf eine Degeneration sensibler Axone in dem untersuchten Nerven hin, allerdings nur bei Läsionen im Spinalganglion oder distal davon (Abb. 1.9). Bei supraganglionä-

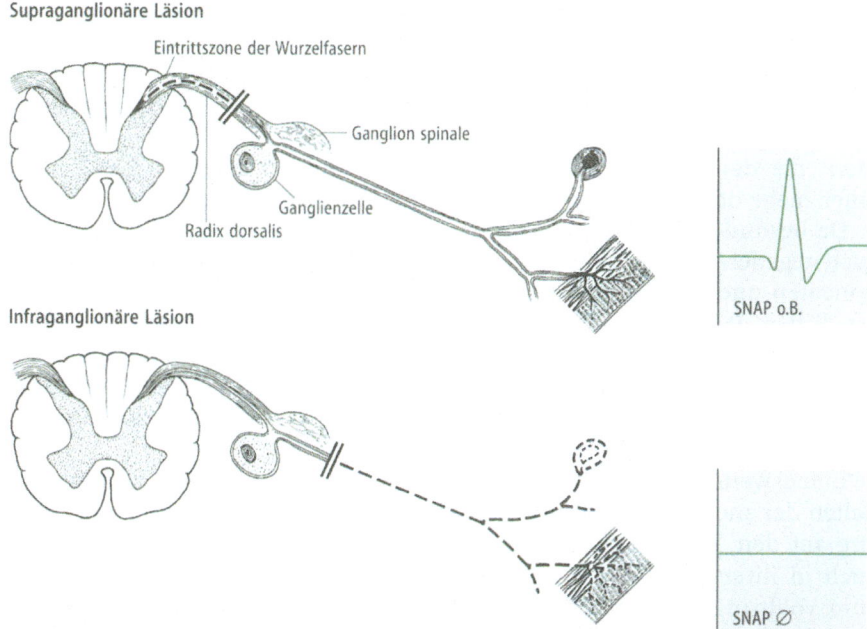

**Abb. 1.9 a, b. Differenzialdiagnose zwischen nervalen und radikulären Läsionen mittels der sensiblen Neurographie. a** Bei supraganglionären (z. B. Nervenwurzel-)Läsionen resultiert keine Degeneration sensibler Axone, sodass die sensiblen Nervenleitgeschwindigkeiten und die sensiblen Nervenaktionspotenziale (*SNAP*) regelrecht sind. **b** Infraganglionäre Läsionen (an Nerven oder Nervenplexus) gehen mit einer Waller-Degeneration sensibler Axone einher; je nach dem Schweregrad resultiert hieraus eine Erniedrigung oder ein Ausfall des sensiblen Nervenaktionspotenzials

ren Läsionen bleibt das Spinalganglion als trophisches Zentrum erhalten, sodass keine Waller-Degeneration der infraganglionären Axone – und damit keine Amplitudenminderung – resultiert. Selbst bei einem kompletten Sensibilitätsverlust bleiben die SNAP also regelrecht, sofern die Schädigung rostral des Spinalganglions, also z. B. im Bereich der Nervenwurzeln, lokalisiert ist. Damit spielt die Amplitude des SNAP eine wichtige Rolle bei der Differenzialdiagnose zwischen nervalen und radikulären Läsionen.

Wegen der *Temperaturabhängigkeit* der sensiblen Impulsleitung muss bei jeder sensiblen Neurographie auf eine Hauttemperatur von mindestens 34 °C geachtet werden, um durch Abkühlung hervorgerufene Leitungsverzögerungen zu vermeiden.

## 1.1.2 Elektromyographische Befunde bei Myopathien

Die neurophysiologische Diagnostik von Myopathien beschränkt sich auf die Nadelelektromyographie, deren Prinzip bereits weiter oben beschrieben wurde. Das gemeinsame morphologische Kennzeichen der Strukturmyopathien besteht im Auftreten von Einzelfasernekrosen. Es gehen also nicht wie bei den Neuropathien ganze motorische Einheiten zugrunde, sondern lediglich eine mehr oder minder große Zahl der zu einer motorischen Einheit gehörigen Muskelfasern. Dadurch reduziert sich der Faserbestand der motorischen Einheiten, mit der Konsequenz einer Verkürzung der mittleren Potenzialdauer und einer Erniedrigung der mittleren Potenzialamplitude. Darüber hinaus ist die Polyphasierate erhöht und es finden sich vielfach MAP, die denen bei frischer Reinnervation (s. Abb. 1.3) gleichen und aus einer mehr oder minder großen Zahl von Einzelspikes bestehen.

Da besonders bei langsam-progredienten Myopathien den Fasernekrosen auch regenerative Vorgänge parallel laufen, können MAP mit späten Komponenten und entsprechend langer Potenzialdauer auftreten, sodass in diesen Fällen das diagnostische Kriterium einer verkürzten mittleren Potenzialdauer entfällt. Diagnostisch wegweisend ist hier die erhöhte Streubreite in der Potenzialdauer der verschiedenen registrierten MAP mit einem Vorkommen kurzer, niedriger Potenziale, die im Extremfall nur noch aus Einzel- oder Doppelspikes bestehen (s. Abb. 1.2 c).

Einen weiteren myopathietypischen Befund stellt das Rekrutierungsverhalten der motorischen Einheiten bei Willkürinnervation dar. Da die in Bezug auf den Faserbestand zahlenmäßig reduzierten motorischen Einheiten auch in ihrer Kraftleistung gemindert sind, muss der geschwächte Muskel zum Vollbringen einer bestimmten Leistung mehr motorische Einheiten aktivieren als ein gesunder Muskel. Daraus ergibt sich ein bereits bei mäßiger Kraftentfaltung inadäquat dichtes Aktivitätsmuster (s. Abb. 1.2 c, unten).

Das myopathietypische Rekrutierungsverhalten erlaubt in Kombination mit den Ergebnissen der Potenzialanalyse eine zuverlässige Erfassung von Strukturmyopathien, ohne zwischen den verschiedenen Formen unterscheiden zu können. Von dieser Regel gibt es 3 Ausnahmen:

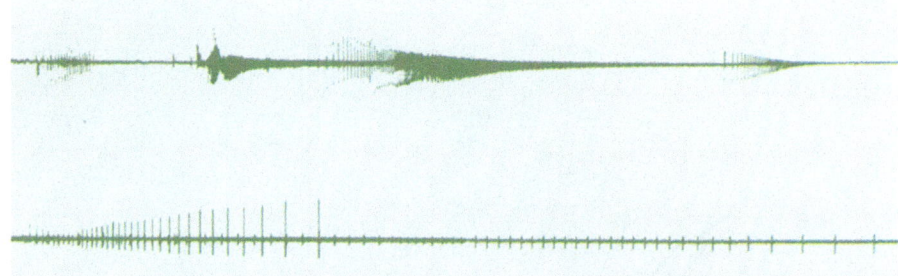

**Abb. 1.10. Myotone Entladungen.** Myotone Serien sind durch Frequenz- und Amplitudenänderungen gekennzeichnet

▌ Das Vorkommen von Fibrillationen und steilen positiven Wellen weist – besonders bei starker Ausprägung – auf eine entzündliche Muskelerkrankung (z. B. eine akute Polymyositis) hin.

▌ Ein myopathietypischer EMG-Befund in Kombination mit myotonen Entladungen (Abb. 1.10) ist beweisend für eine myotone Dystrophie Curschmann-Steinert, während das isolierte Auftreten myotoner Serien typisch ist für die Myotonia congenita Thomsen.

▌ Eine Diskrepanz zwischen ausgeprägter klinischer Symptomatik und relativ diskreten EMG-Veränderungen ist charakteristisch für die Gruppe der metabolischen Myopathien, bei denen weniger Faserverluste als vielmehr Störungen der energieliefernden Stoffwechselprozesse für die Paresen verantwortlich sind.

### 1.1.3 Neuromuskuläre Überleitungsstörungen

Krankheiten, die auf einer Beeinträchtigung der Erregungsübertragung von den Nervenendaufzweigungen auf die Muskelfasern beruhen – wie die Myasthenia gravis und das Lambert-Eaton-Syndrom – lassen sich mittels einer *repetitiven Nervenstimulation (RNS)* erfassen. Diese Untersuchung ist prinzipiell an jedem gemischten und motorischen Nerven durchführbar; bei Verdacht auf Myasthenia gravis empfiehlt sich allerdings die Heranziehung eines oberflächlich und proximal gelegenen Nerven, wie z. B. des N. accessorius, da die diagnostische Treffsicherheit hierbei höher und die Fehlerquote niedriger ist (Abb. 1.11). Mit einer Frequenz von 3/s wird eine Serie von 5 supramaximalen Reizen appliziert und die Amplitude des 5. mit der des 1. Antwortpotenzials verglichen. Ein Amplitudenabfall (*Dekrement*) von > 8% weist auf eine postsynaptische Störung der neuromuskulären Impulsübertragung hin.

Bei einer leichteren *Myasthenia gravis* kann ein pathologisches Dekrement unter Ruhebedingungen fehlen und nur im ermüdeten Muskel nachweisbar sein. Hierzu lässt man den betreffenden Muskel 1 Minute maximal anspannen und wiederholt die repetitive Nervenstimulation anschließend in einminütigen Intervallen. Unmittelbar nach der Anspannung kann eine

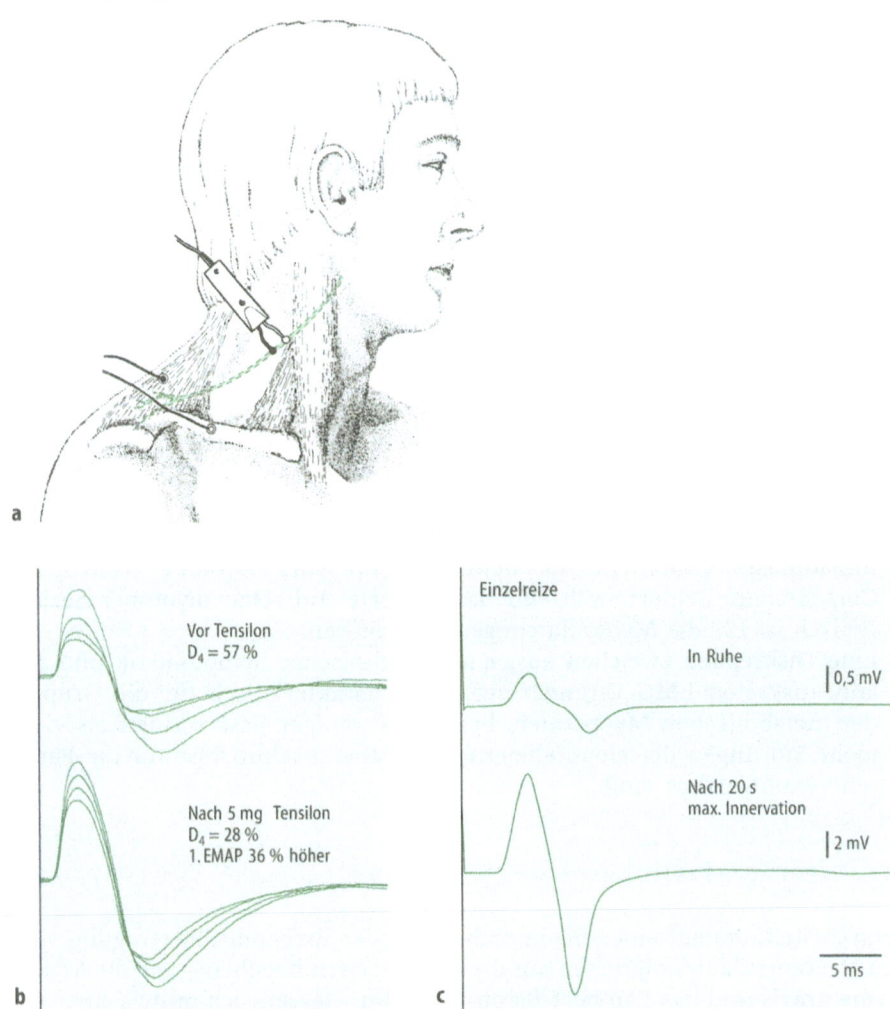

**Abb. 1.11 a–c. Diagnostik neuromuskulärer Überleitungsstörungen durch repetitive Nervenstimulation. a** Der oberflächlich und proximal gelegene N. accessorius ist für repetitive Nervenstimulationen besonders geeignet. **b** Ausgeprägtes Dekrement von 57% bei Myasthenia gravis mit Befundbesserung nach i. v. Injektion von 5 mg Tensilon. **c** Das Lambert-Eaton-Syndrom ist durch erniedrigte EMAP im ausgeruhten Muskel charakterisiert; unmittelbar nach einer 10- bis 20-sekündigen maximalen Muskelanspannung resultiert ein Amplitudenanstieg um mind. 120%, im vorliegenden Fall um 1375% (*EMAP* evozierte Muskelaktionspotenziale)

verbesserte neuromuskuläre Übertragung sichtbar sein (posttetanische Fazilitation), während 2–4 Minuten danach (in der Phase der posttetanischen Erschöpfung) ein verstärktes Dekrement sichtbar wird, das sich nach intravenöser Injektion von 5–10 mg Tensilon wieder verringert (Abb. 1.11 b).

Bei Verdacht auf ein *Lambert-Eaton-Syndrom* wurde früher eine hochfrequente RNS mit 20–30/s durchgeführt und im positiven Fall ein kontinuierlicher Amplitudenanstieg (*Inkrement*) von >100% beobachtet. Wegen der Schmerzhaftigkeit dieser Prozedur wurde die Methodik geändert, sodass nunmehr je ein Einzelreiz unter Ruhebedingungen und 3 Sekunden nach einer zehnsekündigen maximalen Muskelanspannung durchgeführt werden. Der für ein Lambert-Eaton-Syndrom typische Befund besteht in einem erniedrigten EMAP unter Ruhebedingungen, dessen Amplitude nach erfolgter Muskelanspannung um mindestens 120% anwächst, wobei im Einzelfall durchaus Steigerungen um das 10- bis 20fache möglich sind (Abb. 1.11 c).

## 1.2 Spezielle Anwendungsbereiche

### 1.2.1 Engpasssyndrome

Der Begriff Engpasssyndrome umfasst chronische Kompressionen peripherer Nerven im Bereich von anatomischen Engstellen. Da hieraus eine Demyelinisierung der komprimierten Nervenabschnitte resultiert, besteht der charakteristische elektrophysiologische Befund in einer umschriebenen Leitungsverzögerung, teilweise in Kombination mit einem partiellen Leitungsblock (s. S. 7). Bei länger bestehender Kompression kommt es darüber hinaus zu einer Degeneration motorischer und sensibler Axone mit entsprechender Amplitudenminderung der EMAP und SNAP, und in Endstadien kann sogar ein Verlust der motorischen und sensiblen Antwortpotenziale auftreten.

**Karpaltunnelsyndrom (KTS).** Das mit Abstand häufigste Engpasssyndrom eines peripheren Nerven ist das in der älteren Literatur treffend als Brachialgia parästhetica nocturna bezeichnete Karpaltunnelsyndrom.

Zum Nachweis der Impulsleitungsverzögerung innerhalb des Karpaltunnels gibt es mehrere Möglichkeiten. Am häufigsten durchgeführt, aber am wenigsten sensitiv, ist die Bestimmung der distalen motorischen Latenz zum M. abductor pollicis brevis (Abb. 1.12). Hierzu stimuliert man den N. medianus am Handgelenk und leitet das EMAP vom lateralen Daumenballen ab, wobei Latenzen >4,5 ms pathologisch sind.

Eine höhere Trefferquote an pathologischen Befunden liefert die sensible Neurographie des N. medianus zwischen Zeige- oder Mittelfinger und Handgelenk, wobei eine Nervenleitgeschwindigkeit (NLG) <46 m/s verzögert ist (Abb. 1.13). Noch sensitiver ist die sensible Neurographie, sofern eine Stimulation der Digitalnerven in der Hohlhand und eine Ableitung des SNAP vom N. medianus 8 cm proximal des Reizortes vorgenommen werden, wobei Latenzen >1,78 ms bzw. sensible NLG <45 m/s pathologisch sind. Um Fehlbeurteilungen beim Vorliegen einer Polyneuropathie oder hereditären motorischen und sensiblen Neuropathie zu vermeiden, muss im-

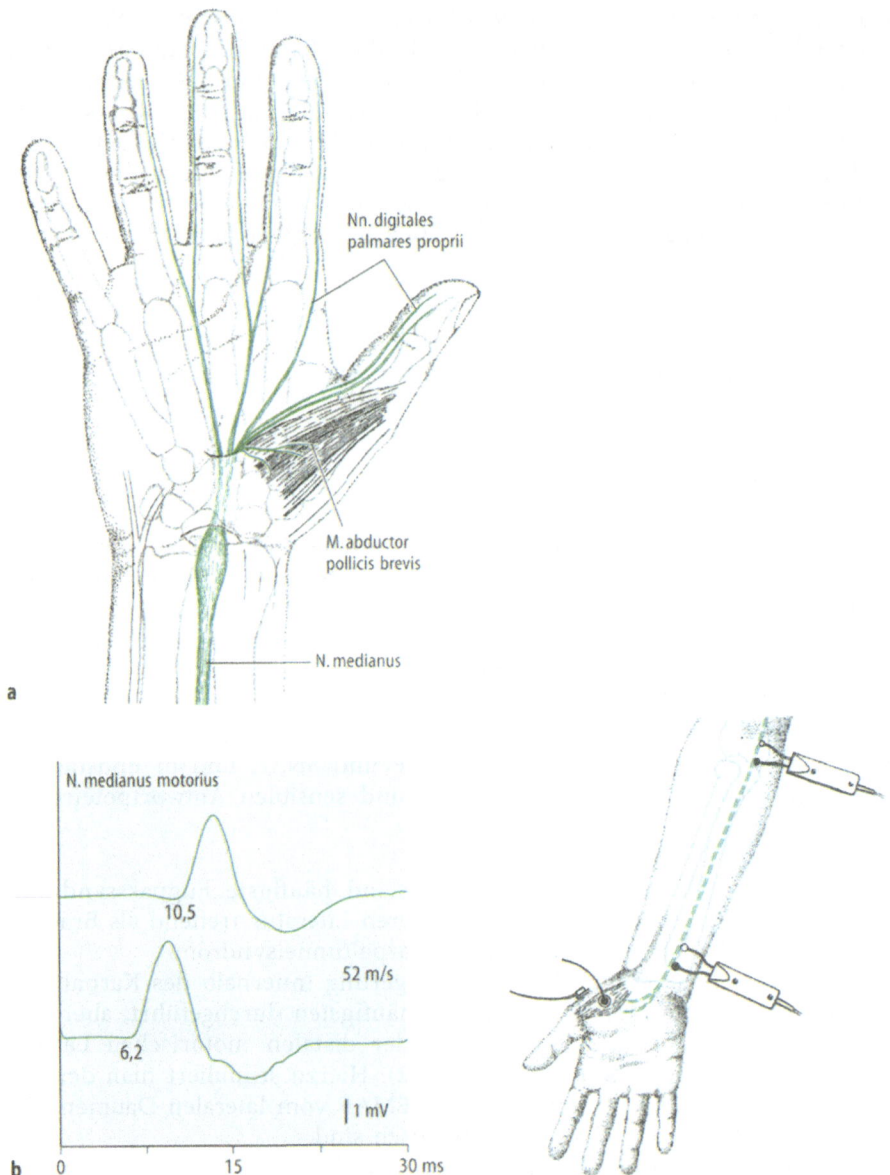

**Abb. 1.12 a, b. Karpaltunnelsyndrom (*KTS*). a** Einengung des N. medianus innerhalb des Tunnels in Kombination mit einer Auftreibung proximal davon; **b** bei Medianusstimulation am Handgelenk verlängerte distale motorische Latenz zum M. abductor pollicis brevis (im vorliegenden Fall 6,2 ms)

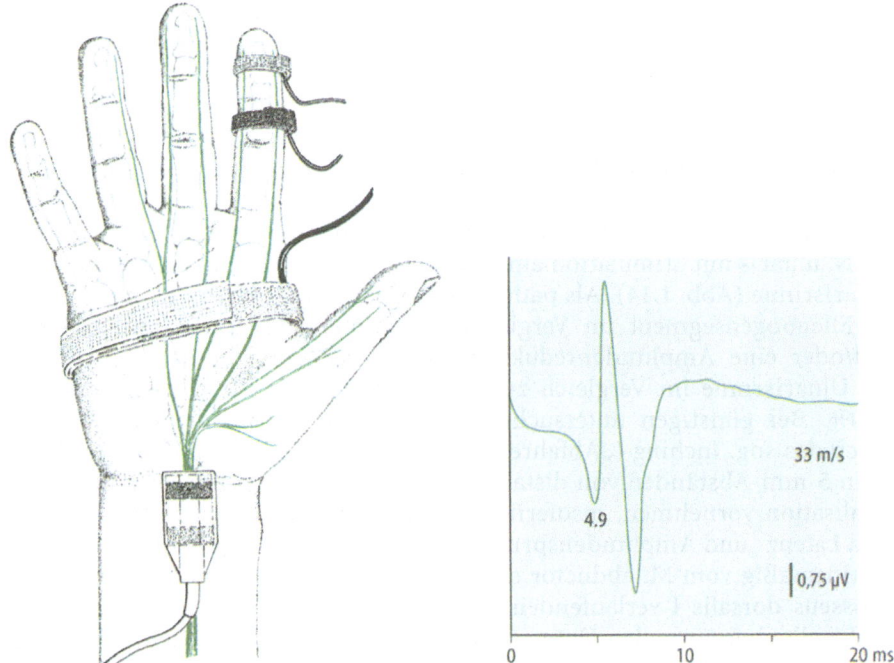

**Abb. 1.13. Karpaltunnelsyndrom.** Sensitivere Methode zum Nachweis eines Karpaltunnelsyndroms, wobei die Ableitung vom N. medianus in Höhe des Handgelenks erfolgt. Die Stimulation wird entweder am Zeige- bzw. Mittelfinger oder in der Hohlhand vorgenommen. Im vorliegenden Beispiel ist die sensible Nervenleitgeschwindigkeit zwischen Zeigefinger und Handgelenk auf 33 m/s herabgesetzt

mer auch der N. ulnaris mituntersucht werden, wobei die selektive Leitungsverzögerung im N. medianus – mit einer Latenz >0,32 ms gegenüber dem N. ulnaris – für das Vorliegen eines KTS spricht (Stimulation des ulnaren Digitalnerven in der Hohlhand und Ableitung des SNAP vom N. ulnaris am Handgelenk 8 cm proximal des Reizortes). Wegen der Temperaturabhängigkeit der sensiblen NLG muss auf eine Hauttemperatur an den Fingern von mindestens 34 °C geachtet werden.

▌ **Kubitaltunnel- und Ulnarisrinnensyndrom.** Der N. ulnaris kann in Höhe des Ellenbogens von 3 unterschiedlichen chronischen Kompressionssyndromen betroffen sein:
▌ Einklemmung im Kubitaltunnel, d.h. unter dem zwischen Epicondylus medialis und Olecranon ausgespannten Sehnenbogen („Kubitaltunnelsyndrom").
▌ Repetitive Mikrotraumatisierung des N. ulnaris in der Ulnarisrinne, die durch eine (Sub-)Luxation des Nerven bei Unterarmbeugung begünstigt wird und mit einer pseudoneuromartigen Auftreibung des Nerven einhergeht („Sulcus-ulnaris-Syndrom").

Chronische Nervenkompression durch degenerative oder posttraumatische knöcherne Veränderungen im Bereich des medialen Ellenbogens („posttraumatische Spätlähmung").

Da die klinische Symptomatik in allen Fällen gleichartig ist, wird im angloamerikanischen Sprachraum von einer „ulnar neuropathy at the elbow" (UNE) gesprochen.

Die wichtigste diagnostische Maßnahme ist die motorische Neurographie des N. ulnaris mit Stimulation am Handgelenk, sowie distal und proximal der Ulnarisrinne (Abb. 1.14). Als pathologisch gelten eine Herabsetzung der NLG im Ellenbogensegment im Vergleich zum Unterarmsegment um > 10 m/s und/oder eine Amplitudenreduktion des EMAP bei Stimulation proximal der Ulnarisrinne im Vergleich zur Stimulation distal der Ulnarisrinne von > 20%. Bei günstigen untersuchungstechnischen Gegebenheiten lässt sich durch das sog. Inching („Abfahren" des Nerven mit der Stimulationselektrode in 5-mm-Abständen von distal nach proximal) eine präzise Schädigungslokalisation vornehmen, insofern es beim Passieren des Läsionsortes zu einem Latenz- und Amplitudensprung kommt. Die Ableitung der EMAP erfolgt routinemäßig vom M. abductor digiti minimi; da manchmal die zum M. interosseus dorsalis I verlaufenden Fasern stärker oder gar selektiv betroffen sind, sollte bei normalen Untersuchungsbefunden eine ergänzende Messung mit Ableitung vom Interosseus dorsalis I erfolgen.

Die sensible Neurographie des N. ulnaris ist im Ellenbogenabschnitt nur bei Verwendung von Nadelelektroden möglich, was wegen des großen Aufwandes nur selten durchgeführt wird. Messungen am R. dorsalis nervi ulnaris sind dagegen mit Oberflächenelektroden möglich und weisen bei pathologischem Ergebnis auf eine proximal des Handgelenks gelegene Schädigung hin, da dieser sensible Ulnarisast bereits im mittleren Unterarmdrittel vom Hauptstamm abzweigt. Bei einem klinisch als distale Ulnarisparese imponierenden Ausfallsmuster kann außerdem die Nadelableitung aus dem ulnaren Anteil des M. flexor digitorum profundus bei einem pathologischen Befund auf den proximalen Läsionsort hinweisen; ein unauffälliger Befund schließt diese Möglichkeit allerdings nicht aus.

### Nervenverletzungen

Unter dem Begriff Nervenverletzungen werden alle durch akute mechanische Einwirkungen bedingten Nervenläsionen zusammengefasst, wobei aus therapeutischen Gründen zwischen einer scharfen und einer stumpfen Gewalteinwirkung unterschieden werden muss. Zu den Ersteren zählen Stich-, Schnitt- und Sägeverletzungen, zu Letzteren die häufigen Druck- und Dehnungsschäden durch Unfall, Operation oder Lagerung. Da die elektrophysiologische Diagnostik immer nach demselben Schema abläuft, beschränkt sich die folgende Darstellung auf einige häufig betroffene Arm- und Beinnerven, sowie auf die Plexus brachialis und lumbosacralis.

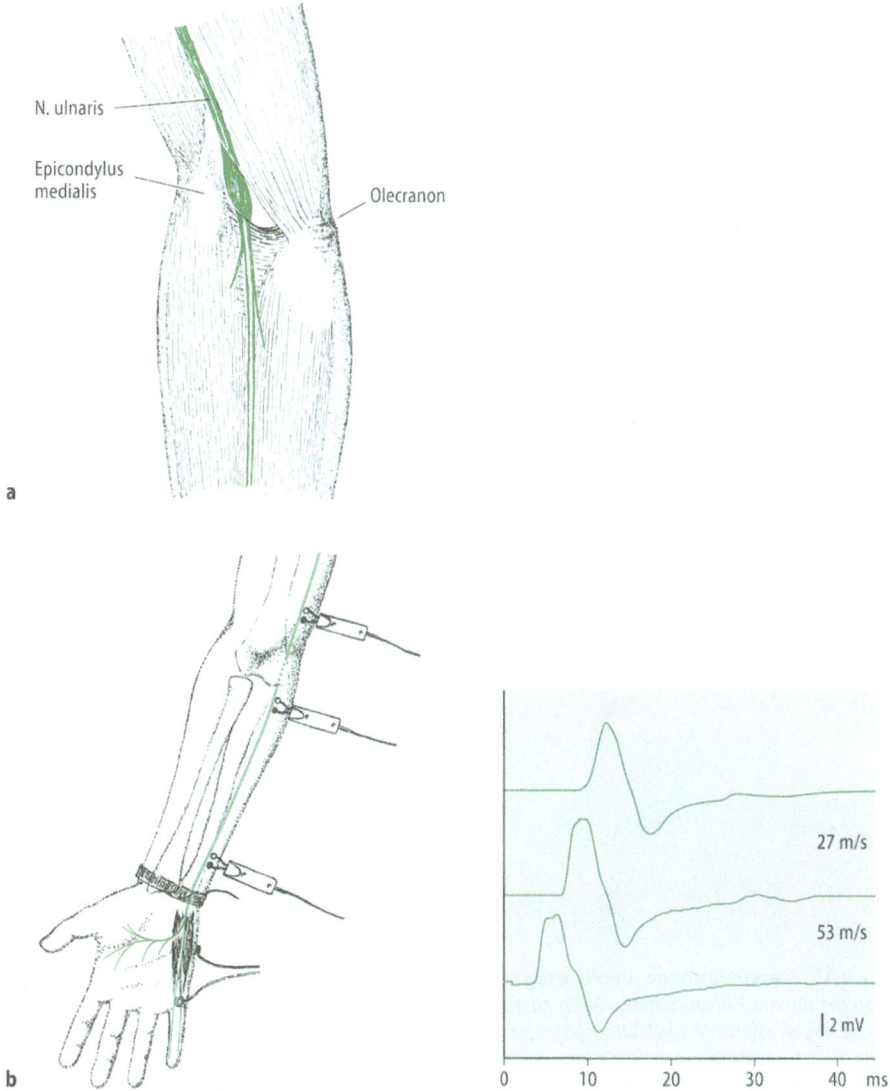

**Abb. 1.14 a, b. Proximales Ulnariskompressionssyndrom. a** Pseudoneuromartige Auftreibung des N. ulnaris in der Ulnarisrinne; **b** bei der motorischen Neurographie normale Nervenleitgeschwindigkeit (*NLG*) im Unterarmabschnitt bei herabgesetzter NLG im Ellenbogensegment

Einer besonderen Erwähnung bedürfen die durch *akute exogene Druckeinwirkung* hervorgerufenen Nervenschäden, die am häufigsten den N. radialis an der Oberarmaußenseite, den N. ulnaris im Sulcus ulnaris und den N. peronaeus communis am Fibulaköpfchen betreffen. Sofern die Druckeinwirkung nicht zu massiv war, resultiert in diesen Fällen oft nur eine isolierte umschriebene Markscheidenschädigung mit einem konsekutiven Lei-

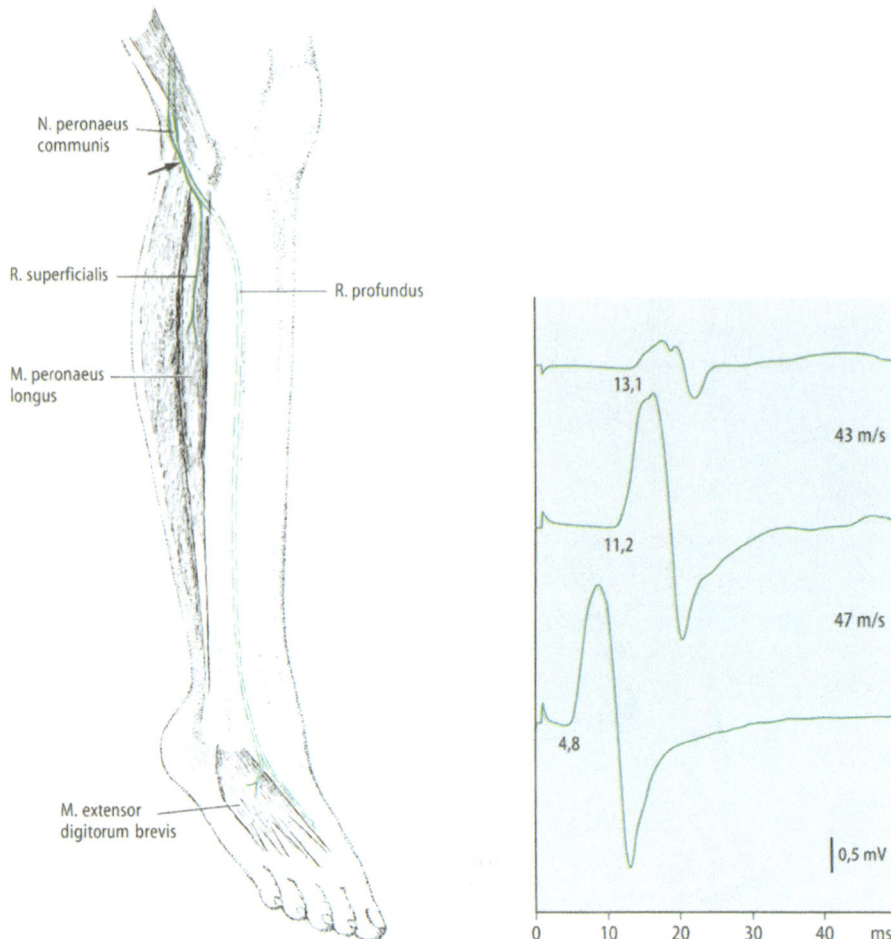

**Abb. 1.15. Nervenläsionen durch exogene Druckeinwirkung.** Exogene Druckeinwirkungen auf einen peripheren Nerven führen häufig zu einem partiellen oder kompletten Leitungsblock. In diesem Fall ist das evozierte Muskelaktionspotenzial (*EMAP*) nach Stimulation distal des Läsionsortes regelrecht, bei Stimulation proximal davon erniedrigt oder ausgefallen. (Ein Leitungsblock durch exogene Druckeinwirkung ist erst 10–12 Tage nach Eintritt der Schädigung zuverlässig zu diagnostizieren)

tungsblock, ein Schädigungstyp, der als *Neurapraxie* bekannt ist. Der klassische neurographische Befund einer solchen Läsion ist in Abb. 1.15 am Beispiel des N. peronaeus communis dargestellt: normale motorische Antwortpotenziale bei Nervenstimulation distal des Läsionsortes, erniedrigtes oder ausgefallenes EMAP bei Stimulation proximal davon.

Bei einer schweren, zur Axondegeneration führenden Druckeinwirkung (*Axonotmesis*) ist der neurographische Befund in der Initialphase identisch mit dem in Abb. 1.15 und erst nach ca. 10 Tagen, wenn die Waller-Degeneration nach distal fortgeschritten ist, resultiert eine Amplitudenminderung bis hin zum Potenzialausfall auch bei distaler Stimulation. Eine sichere neurographische Unterscheidung zwischen Neurapraxie und Axonotmesis ist somit erst 10–12 Tage nach Eintritt der Lähmung möglich.

Im Zusammenhang mit dem Schädigungstyp der Neurapraxie muss auf die *prognostische Aussagekraft* der motorischen Neurographie hingewiesen werden. Durch die neurologische Untersuchung lässt sich lediglich eine mehr oder minder ausgeprägte Kraftminderung der von einem Nerven versorgten Muskeln erfassen, nicht aber der zugrunde liegende Typ der Nervenschädigung und damit die Prognose. Demgegenüber erlaubt die motorische Neurographie ca. 10–12 Tage nach Eintritt der Schädigung eine klare Unterscheidung zwischen Nervenläsionen mit oder ohne Axondegeneration. Erlischt das motorische Antwortpotenzial in dem genannten Zeitraum bei Stimulation distal der Läsion, so ist eine komplette Waller-Degeneration der motorischen Axone eingetreten; bleibt es mit normaler Amplitude erhalten, liegt dagegen eine reine Neurapraxie mit entsprechend guter Prognose zugrunde. Zwischen diesen beiden Extremen gibt es selbstverständlich alle möglichen Zwischenstufen.

**N. medianus.** Die häufigste traumatische Schädigung des N. medianus findet sich im Zusammenhang mit Schnitt- oder Stichverletzungen am Handgelenk. Meist resultiert hierbei eine Kontinuitätsdurchtrennung des Nerven mit folgenden elektrophysiologischen Befunden:

Bei elektromyographischer Ableitung besteht eine komplette Denervierung des M. abductor pollicis brevis, sodass nach ca. 2 Wochen Fibrillationen und steile positive Wellen in der Ruheableitung registriert werden können. Vom Beginn der Schädigung an findet sich ein Ausfall der Willküraktivität.

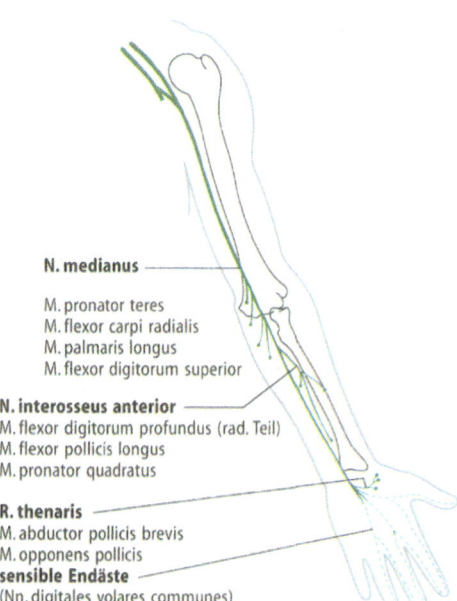

N. medianus
M. pronator teres
M. flexor carpi radialis
M. palmaris longus
M. flexor digitorum superior

N. interosseus anterior
M. flexor digitorum profundus (rad. Teil)
M. flexor pollicis longus
M. pronator quadratus

R. thenaris
M. abductor pollicis brevis
M. opponens pollicis

sensible Endäste
(Nn. digitales volares communes)

**Abb. 1.16. Verlauf des N. medianus** mit Abgang der wichtigsten Muskeläste

Eine ganz oder teilweise erhaltene Willküraktivität beweist nicht, dass keine Durchtrennung des N. medianus vorliegt, da eine völlige oder partielle Mitinnervation dieses Muskels durch den N. ulnaris vorkommt, was durch eine ergänzende distale Ulnarisstimulation leicht feststellbar ist.

Bei der motorischen Neurographie findet sich nach 10–12 Tagen ein Ausfall des EMAP, bei der sensiblen Neurographie ein Verlust des SNAP.

Weiter proximal lokalisierte Läsionen lassen sich durch Beachtung der Innervationsverhältnisse (Abb. 1.16) leicht klären. So zeigen sich z. B. bei isolierten Schädigungen des N. interosseus anterior eine Parese und ein dazu korrespondierender pathologischer EMG-Befund im M. flexor pollicis longus, während bei einer proximal von dessen Abgang gelegenen Läsion des Medianushauptstammes eine zusätzliche Parese und EMG-Veränderung im M. flexor carpi radialis vorliegt.

**N. ulnaris.** Der N. ulnaris wird sowohl in Höhe des Handgelenks als auch des Ellenbogens häufiger verletzt, wobei distal Schnitt- und Stichverletzungen dominieren, während proximal Lagerungsschäden und Läsionen im Zusammenhang mit gelenknahen Frakturen und deren operativen Versorgung im Vordergrund stehen. Bei Stichverletzungen oder stärkerer Druckeinwirkung in der Hohlhand resultiert eine isolierte Schädigung des R. profundus. Sofern die Ermittlung des Schädigungsortes nicht schon aufgrund von Anamnese und klinischem Befund möglich ist, erfolgen EMG-Ableitungen aus mehreren ulnarisinnervierten Muskeln (Abb. 1.17), wobei folgende Befundkonstellationen typisch sind:

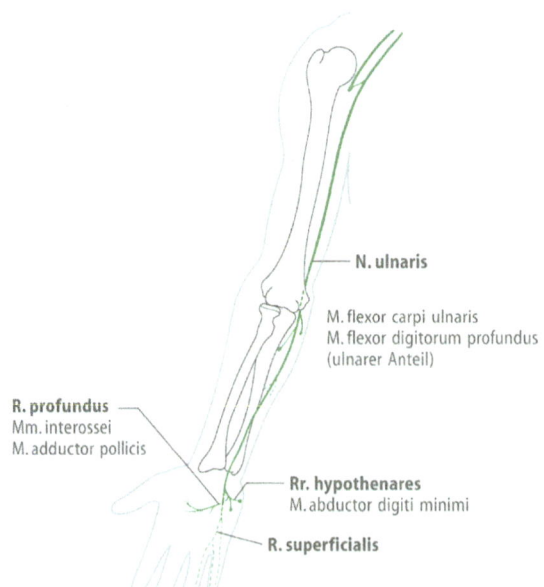

N. ulnaris

M. flexor carpi ulnaris
M. flexor digitorum profundus
(ulnarer Anteil)

R. profundus
Mm. interossei
M. adductor pollicis

Rr. hypothenares
M. abductor digiti minimi

R. superficialis

**Abb. 1.17. Verlauf des N. ulnaris** mit Aufzweigung der 3 Endäste in Höhe des Handgelenks

- Pathologischer EMG-Befund nur im M. interosseus dorsalis I → Schädigung des R. profundus nervi ulnaris in der Hohlhand oder im distalen Anteil der Guyon-Loge.
- Zusätzliche Denervierungszeichen im M. abductor digiti minimi → Schädigung des N. ulnaris in Höhe des Handgelenks.
- Wegen des variablen Abgangs der Muskeläste zum Hypothenar vom Hauptstamm des N. ulnaris oder vom proximalsten Teil des R. profundus oder vom R. superficialis orientiert man sich zusätzlich an etwaigen Symptomen vonseiten des sensiblen R. superficialis: Ist dieser nicht beteiligt, bestehen also keine Sensibilitätsstörungen an den 1½ ulnaren Fingern, so betrifft die Läsion in der Regel den proximalsten Teil des R. profundus in der Guyon-Loge. Liegen dagegen sensible Ausfälle vor, befindet sich der Schädigungsort an der Teilungsstelle von R. profundus und R. superficialis oder rostral davon.
- Denervierungszeichen auch im ulnaren Flexor digitorum profundus → Schädigung in Höhe des Ellenbogens.

Eine 2. Möglichkeit, den Sitz der Schädigung näher zu lokalisieren, ergibt sich aus der motorischen Neurographie. Zeigt sich bei der N.-ulnaris-Stimulation am Handgelenk ein erniedrigtes und evtl. verzögertes EMAP im M. interosseus dorsalis I bei normaler Reizantwort im M. abductor digiti minimi, ist dies ein Hinweis auf eine R.-profundus-Läsion. Eine 2. charakteristische neurographische Befundkonstellation besteht in einem normalen EMAP im M. abductor digiti minimi bei Ulnarisstimulation distal des Sulcus ulnaris, einem erniedrigten EMAP bei Stimulation rostral davon (analog zu dem in Abb. 1.5 demonstrierten Kurvenbild). Ein solcher Befund ist typisch

**Tabelle 1.1. Diagnostik von N.-ulnaris-Paresen**

**EMG-Ableitung**
- M. flexor digitorum profundus (ulnarer Anteil)
- M. abductor digiti minimi
- M. interosseus dorsalis I

**Motorische Neurographie**
- Ableitung vom M. abductor digiti minimi (evtl. zusätzlich vom M. interosseus dorsalis I oder vom M. flexor digitorum profundus ulnarer Anteil)
- Stimulation am Handgelenk sowie distal und proximal der Ulnarisrinne (evtl. Inching im Bereich der Ulnarisrinne)
- Bei Verdacht auf eine distale Ulnarisläsion (Guyon-Loge) simultane Ableitung vom M. abductor digiti minimi und Interosseus dorsalis I nach Ulnarisstimulation am Handgelenk

**Sensible Neurographie**
- N. ulnaris, R. superficialis: Stimulation am Kleinfinger, Ableitung vom N. ulnaris am Handgelenk (bei der antidromen Methode vice versa)
- N. ulnaris, R. dorsalis: Stimulation des R. dorsalis an der Rückseite des distalen Unterarms mit Ableitung vom ulnaren Handrücken

für eine akute, meist durch exogene Druckeinwirkung hervorgerufene Nervenschädigung in der Ulnarisrinne, die klar von den im Kapitel 1.2.1 besprochenen *chronischen* Kompressionsschäden abgegrenzt werden muss, da sie bei Vermeidung weiterer Druckeinwirkungen eine gute Spontanprognose besitzt und keiner operativen Intervention bedarf (Tabelle 1.1).

⦙ **N. radialis.** Schädigungen des N. radialis führen je nach Läsionshöhe zu Paresen der Fingerstrecker (R. profundus), des radialen Handstreckers (Radialishauptstamm in Höhe des mittleren Oberarms) und des M. triceps brachii (Radialishauptstamm in der Axilla) (Abb. 1.18). In Bezug auf die EMG-Diagnostik signalisieren Denervierungszeichen in allen 3 genannten Muskeln einen axillären Läsionsort: in den beiden ersten Muskeln eine Verletzung in Höhe des mittleren Oberarms und eine isolierte Denervierung der Fingerextensoren eine Schädigung des R. profundus.

Die ergänzende motorische Neurographie ist besonders bei den häufigen Druckschäden am mittleren Oberarm indiziert, um zwischen einer Neurapraxie und einer Axonotmesis (s. S. 20) unterscheiden und Aussagen zur Prognose machen zu können. Die sensible Neurographie dient der Objektivierung eines Mitbetroffenseins sensibler Faseranteile mit entsprechender Amplitudenminderung des SNAP; ein unauffälliger Befund findet sich bei Läsionen des rein motorischen R. profundus (Tabelle 1.2).

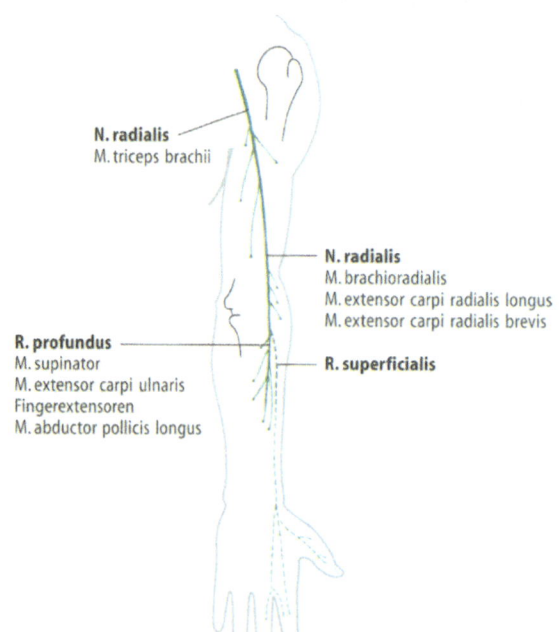

**N. radialis**
M. triceps brachii

**N. radialis**
M. brachioradialis
M. extensor carpi radialis longus
M. extensor carpi radialis brevis

**R. profundus**
M. supinator
M. extensor carpi ulnaris
Fingerextensoren
M. abductor pollicis longus

**R. superficialis**

**Abb. 1.18. Verlauf des N. radialis.** In Höhe des distalen Ellenbogens erfolgt die Aufzweigung in den motorischen R. profundus und den sensiblen R. superficialis

**Tabelle 1.2. Diagnostik von N.-radialis-Paresen**

**EMG-Ableitung**

▌ M. abductor pollicis longus

▌ M. extensor carpi radialis

▌ M. triceps brachii

**Motorische Neurographie**

▌ N. radialis: Ableitung M. abductor pollicis longus, Stimulation am radialen Ellenbogen und mittleren Oberarm (evtl. außerdem in der Axilla)

**Sensible Neurographie**

▌ N. radialis (R. superficialis): Ableitung vom Spatium interosseum dorsale I, Stimulation in Höhe des distalen Unterarms (radiale Kante des Radius)

▌ **Plexus brachialis.** Schädigungen des Armnervengeflechts werden aufgrund typischer Lähmungsmuster in obere, untere und globale Armplexusparesen unterteilt. Diesen Lähmungstypen entsprechen unterschiedliche Befundkonstellationen bei der elektromyographischen Diagnostik.

**Obere Armplexusparese.** Kennmuskeln des „oberen" Armplexus sind die Mm. deltoideus, infraspinam und biceps brachii, sodass die dort erfolgende elektromyographische Ableitung bei dessen Schädigung eine partielle oder totale Denervierung aufzeigt. Bei Lagerungsschäden, z. B. infolge übermäßiger intraoperativer Abduktion des Armes, kommen auch Paresen vor, die lediglich auf einer Neurapraxie (s. S. 20) beruhen, sodass nur eine Lichtung des Aktivitätsmusters bei maximaler Willkürinnervation eintritt.

**Untere Armplexusparese.** Dieser Schädigungstyp betrifft im Wesentlichen die gesamte Handmuskulatur sowie die Fingerbeuger und -strecker mit elektromyographisch nachweisbarer partieller oder kompletter Denervierung in Abhängigkeit vom Schweregrad der Läsion.

**Globale Armplexusparese.** Dieser bevorzugt im Zusammenhang mit Unfällen vorkommende schwerste Schädigungstyp betrifft die gesamte Arm- und Schultergürtelmuskulatur mit einem entsprechend ausgebreiteten elektromyographischen Nachweis von Denervierungs- und Verlust von Willküraktivität. Da vielfach nicht nur das Armnervengeflecht selbst, sondern auch einzelne zugehörige Zervikalwurzeln verletzt sind, umfasst die elektromyographische Ableitung auch die monosegmental innervierten Nackenmuskeln. Lassen sich dort z. B. in den Segmenten C6 und C7 Fibrillationen und steile positive Wellen registrieren, stellt dies einen Hinweis auf einen Ausriss der 6. und 7. Zervikalwurzel dar, was die Prognose und die Indikation zu einem etwaigen operativen Vorgehen negativ beeinflusst.

Darüber hinaus spielt die sensible Neurographie eine wichtige Rolle bei der Differenzierung zwischen einer Plexusläsion im eigentlichen Sinn und

**Tabelle 1.3. Diagnostik von Armplexusparesen**

| |
|---|
| **EMG-Ableitung bei oberer Armplexusparese** |
| ▌ M. deltoideus |
| ▌ M. biceps brachii |
| ▌ M. infraspinam |
| **EMG-Ableitung bei unterer Armplexusparese** |
| ▌ M. abductor digiti minimi |
| ▌ M. abductor pollicis brevis |
| ▌ M. abductor pollicis longus |
| **Sensible Neurographie** |
| ▌ Sensibles Nervenaktionspotenzial des N. medianus nach Daumenstimulation bei oberer Armplexusparese erniedrigt |
| ▌ SNAP des N. ulnaris nach Kleinfingerstimulation bei unterer Armplexusparese erniedrigt |
| ▌ Bei isolierten Wurzelausrissen normale SNAP trotz bestehender Anästhesie; außerdem Nachweis von Denervierungsaktivität in der paravertebralen Muskulatur der betroffenen Segmente |

*SNAP* sensible Nervenaktionspotenziale

einer radikulären Läsion (Wurzelausriss), sodass beispielsweise ein normales SNAP nach Stimulation eines anästhetischen Hautareals die supraganglionäre (radikuläre) Läsion belegt (s. Abb. 1.9) (Tabelle 1.3).

▌ **N. tibialis.** Der N. tibialis wird am häufigsten an der relativ exponierten Stelle hinter dem Malleolus medialis durch Traumen, Operationen oder exogene Druckeinwirkungen geschädigt (Abb. 1.19). Bei Weichteiltraumen mit sekundären Vernarbungen kann sich ein posttraumatisches *Tarsaltunnelsyndrom* entwickeln, das sehr selten auch als spontanes Engpasssyndrom auftritt. In allen Fällen resultieren Paresen der tibialisinnervierten Fußmuskulatur, die mit klinischen Mitteln schwer zu erkennen sind, während eine EMG-Ableitung, z. B. aus dem M. abductor hallucis, den Nachweis der partiellen oder kompletten Denervierung zu erbringen vermag. Zur Objektivierung der Sensibilitätsstörungen im Versorgungsbereich der Nn. plantares medialis und lateralis dient die sensible Neurographie, die allerdings technische Schwierigkeiten bereiten kann, wobei die Anwendung der SEP-Technik (s. Kap. 3) weiterhilft. Beim spontanen oder posttraumatischen Tarsaltunnelsyndrom ist typischerweise die distale motorische Latenzzeit zum M. abductor hallucis verlängert und die sensible NLG der Nn. plantares medialis und lateralis herabgesetzt.

Die seltenen weiter proximal lokalisierten N.-tibialis-Läsionen sind durch die Einbeziehung der Zehenbeuger und ggf. des M. triceps surae gekennzeichnet, was sich durch die klinische und ggf. elektromyographische Untersuchung verifizieren lässt.

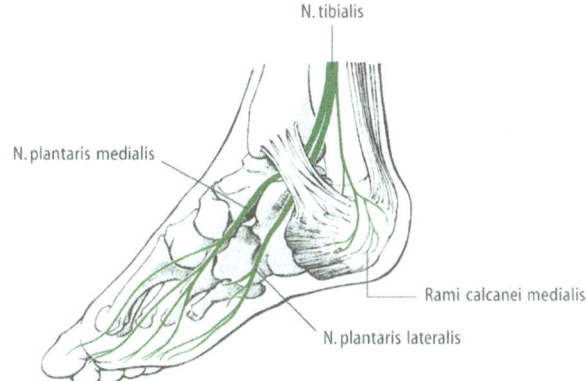

N. tibialis

N. plantaris medialis

Rami calcanei medialis

N. plantaris lateralis

**Abb. 1.19. Distale Verlaufs-
strecke des N. tibialis**

▌ **N. ischiadicus.** Der N. peronaeus wird mit Abstand am häufigsten oberhalb seiner Aufzweigung in den R. profundus und den R. superficialis in
Höhe des Fibulaköpfchens geschädigt (Abb. 1.20). Bei einem typischen klinischen Ausfallsmuster beschränkt sich die elektromyographische Diagnostik auf eine EMG-Ableitung aus dem M. tibialis anterior, um einerseits
Denervierungszeichen zu erfassen und andererseits die Frage nach einem
partiellen oder kompletten Ausfall der Willkürinnervation zu klären. Sofern klinisch nur die Fuß- und Zehenheber eine Schwäche aufweisen, beweist der elektromyographische Nachweis von Denervierungszeichen im
M. peronaeus longus die Mitbeteiligung des R. superficialis und schließt
damit eine isolierte R.-profundus-Läsion aus. Sofern differenzialdiagnostisch eine Schädigung des Peronaeusanteils des N. ischiadicus infrage

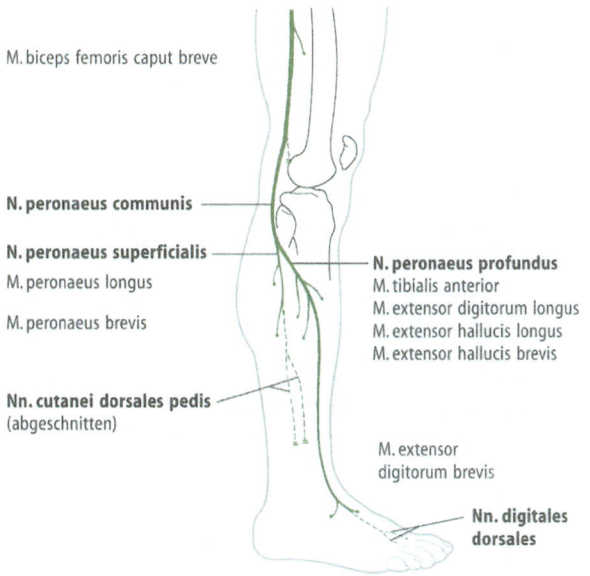

M. biceps femoris caput breve

**N. peronaeus communis**

**N. peronaeus superficialis**
M. peronaeus longus

M. peronaeus brevis

**N. peronaeus profundus**
M. tibialis anterior
M. extensor digitorum longus
M. extensor hallucis longus
M. extensor hallucis brevis

**Nn. cutanei dorsales pedis**
(abgeschnitten)

M. extensor
digitorum brevis

**Nn. digitales
dorsales**

**Abb. 1.20. N. peronaeus
communis**

kommt, weist ein pathologischer EMG-Befund im Caput breve des M. biceps femoris auf diese Lokalisation hin.

Bevorzugt zum Nachweis eines bei exogenen Druckschäden häufig bestehenden Leitungsblocks folgt die motorische Neurographie des N. peronaeus in Form einer Stimulation distal und proximal des Fibulaköpfchens, wobei die Ableitung vom M. extensor digitorum brevis und – falls dort kein EMAP mehr ableitbar ist – vom M. tibialis anterior erfolgt (s. Abb. 1.15).

Die sensible Neurographie des N. peronaeus superficialis dient in erster Linie dem differenzialdiagnostischen Ausschluss eines L5-Syndroms; ein im Seitenvergleich um > 50 % erniedrigtes SNAP belegt den infraganglionären Sitz der Schädigung, schließt also ein radikuläres Syndrom weitgehend aus. In Zweifelsfällen hilft hierbei außerdem ein unauffälliger EMG-Befund in den Mm. tibialis posterior, glutaeus medius und multifidus (L5), die zwar zum Myotom L5, aber nicht zum Innervationsbereich des N. peronaeus communis zählen (Tabelle 1.4).

▮ N. ischiadicus. Eine N.-ischiadicus-Parese entspricht einer Kombination von N.-tibialis- und N.-peronaeus-Parese mit zusätzlicher Beteiligung der ischiokruralen Muskulatur (Abb. 1.21). Die elektromyographische Diagnostik besteht damit aus den bereits bei den N.-tibialis- und N.-peronaeus-Läsionen dargestellten Maßnahmen, mit ergänzender EMG-Ableitung aus der ischiokruralen Muskulatur, z. B. dem M. semitendinosus.

Differenzialdiagnostisch ist in manchen Fällen – insbesondere bei den forensisch bedeutsamen Spritzenschäden des N. ischiadicus – an eine kombinierte Läsion der Nervenwurzeln L5 und S1 zu denken, wobei in einem solchen Fall pathologische EMG-Befunde in der glutealen und paravertebralen Muskulatur sowie normale SNAP trotz bestehender Sensibilitätsstörungen zu erwarten sind.

**Tabelle 1.4. Diagnostik von N.-peronaeus-Paresen**

**EMG-Ableitung**
▮ M. tibialis anterior
▮ M. peronaeus longus
▮ Ggf. M. biceps femoris – Caput breve (s. Text)

**Motorische Neurographie**
▮ Ableitung M. extensor digitorum brevis, Stimulation in Höhe des Sprunggelenks sowie distal und proximal des Fibulaköpfchens
▮ Bei fehlendem EMAP im M. extensor digitorum brevis Bestimmung der Überleitungszeit zum M. tibialis anterior nach Stimulation distal und proximal vom Fibulaköpfchen

**Sensible Neurographie**
▮ Ableitung vom medialen Fußrücken, Stimulation an der ventrolateralen Seite des distalen Unterschenkels

*EMAP* evozierte Muskelaktionspotenziale

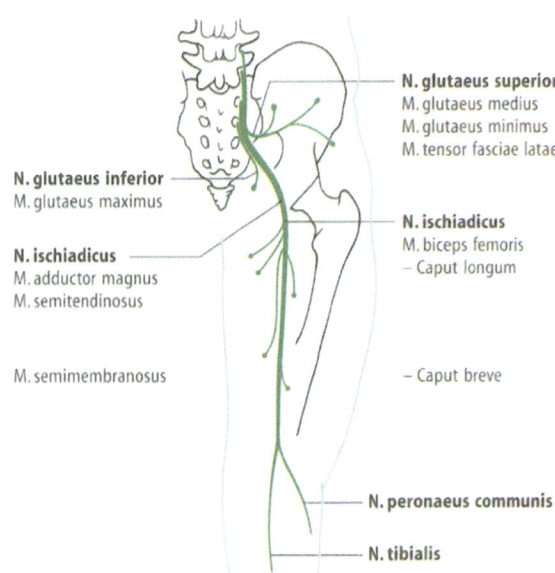

**N. glutaeus superior**
M. glutaeus medius
M. glutaeus minimus
M. tensor fasciae latae

**N. glutaeus inferior**
M. glutaeus maximus

**N. ischiadicus**
M. biceps femoris
– Caput longum

**N. ischiadicus**
M. adductor magnus
M. semitendinosus

M. semimembranosus

– Caput breve

**N. peronaeus communis**

**N. tibialis**

**Abb. 1.21. Verlauf des N. ischiadicus** mit Abgang der Äste zur ischiokruralen Muskulatur

▌ N. femoralis. Eine N.-femoralis-Läsion in Höhe des Leistenbandes führt zu einer Quadrizepsparese mit entsprechend pathologischem EMG-Befund in diesem Muskel, außerdem zu Sensibilitätsstörungen im Versorgungsbereich des N. saphenus mit erniedrigtem oder ausgefallenem SNAP bei der Saphenusneurographie.

Bei intrapelvinen Femoralisschädigungen besteht darüber hinaus ein pathologischer Befund im M. iliopsoas (Abb. 1.22).

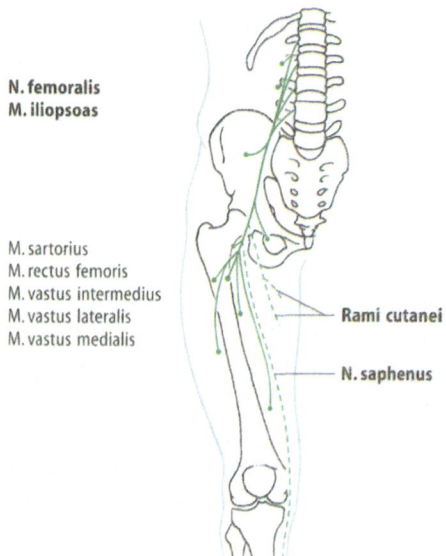

**N. femoralis**
**M. iliopsoas**

M. sartorius
M. rectus femoris
M. vastus intermedius
M. vastus lateralis
M. vastus medialis

**Rami cutanei**

**N. saphenus**

**Abb. 1.22. N. femoralis**

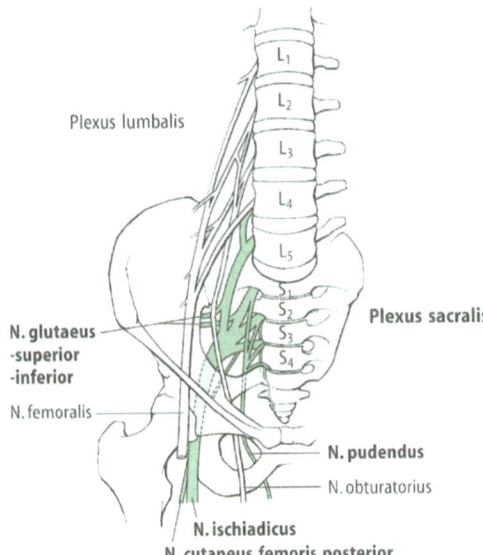

Plexus lumbalis

$L_1$
$L_2$
$L_3$
$L_4$
$L_5$

$S_2$
$S_3$
$S_4$

Plexus sacralis

N. glutaeus
-superior
-inferior

N. femoralis

N. pudendus
N. obturatorius
N. ischiadicus
N. cutaneus femoris posterior

**Abb. 1.23. Beinplexus.** Der Plexus lumbalis entlässt die Nn. femoralis und obturatorius, der Plexus sacralis die Nn. ischiadicus, glutaeus superior und inferior

**Beinplexus.** Beinplexusparesen gelten zu Unrecht als selten und kommen sowohl nach Beckentraumen als auch nach Hüftoperationen des Öfteren vor. Dabei wird eine Plexus-sacralis-Läsion oft als N.-ischiadicus- oder gar als N.-peronaeus-Lähmung verkannt, was auf der untersuchungstechnischen Vernachlässigung der Glutealmuskulatur beruht. In den Gesäßmuskeln nachweisbare Denervierungsaktivität ist ein sicheres Indiz für eine über den N. ischiadicus hinausgehende Läsion.

In ähnlicher Weise werden Plexus-lumbalis-Paresen vielfach als N.-femoralis-Paresen verkannt. Elektromyographisch findet man jedoch nicht nur in den femoralisinnervierten Muskeln pathologische Befunde, sondern auch in der vom N. obturatorius versorgten Adduktorengruppe (Abb. 1.23).

### 1.2.3 Nervenwurzelläsionen

Die elektromyographische Diagnostik von Radikulopathien verläuft analog zur klinischen Untersuchung, bei der nach Paresen in den Kennmuskeln des jeweiligen Myotoms gesucht wird – z. B. in den Mm. tibialis anterior, tibialis posterior, extensor hallucis longus und glutaeus medius bei V. a. ein L5-Syndrom. Ein Vorteil der EMG-Untersuchung besteht darin, dass hiermit auch klinisch latente Veränderungen aufgedeckt werden können und dass keine Befundverfälschungen durch Pseudoparesen, z.B. infolge Schmerzschonung, vorkommen. Außerdem lassen sich elektromyographisch auch die monosegmental durch den R. dorsalis des jeweiligen Spinalnerven innervierten paravertebralen Muskeln mit in die Untersuchung einbeziehen, was besonders für die differenzialdiagnostische Abgrenzung gegenüber Neuro- und Plexopathien von größter Bedeutung ist.

Die motorische Neurographie spielt in der Diagnostik von Radikulopathien keine Rolle; die sensible Neurographie hat nur eine negative Bedeutung, insofern normale SNAP trotz Sensibilitätsstörungen im Hautareal des getesteten Nerven für einen supraganglionären – also meist radikulären – Sitz der Schädigung sprechen. Da sich die meisten Nervenwurzelläsionen proximal des Spinalganglions abspielen (mit Ausnahme z. B. der extraforaminalen Bandscheibenvorfälle), bleiben die SNAP beim Gros der Nervenwurzelsyndrome regelrecht (s. Abb. 1.9).

Gelegentlich können die in vorwiegend monosegmental innervierten Muskeln registrierten F-Wellen zur Diagnose beitragen, wenn im Vergleich zur Gegenseite eine Verlängerung der minimalen F-Wellen-Latenz, eine reduzierte F-Wellen-Persistenz oder eine vermehrte Streubreite in den Latenzen konsekutiver F-Wellen vorliegen. So kann eine pathologische F-Antwort im M. extensor digitorum brevis auf eine L5-, eine solche im M. abductor hallucis auf eine S1-Läsion hinweisen.

Schließlich können SEP-Untersuchungen in unklaren Fällen herangezogen werden. Die den einzelnen Nervenwurzeln zugeordneten Stimulationsorte sind aus den Tabellen 1.5 und 1.6 ersichtlich.

**EMG-Ableitung bei C6-Syndrom**
- M. biceps brachii
- M. brachioradialis
- Paravertebrale Ableitung in Höhe HWK 5/6

**EMG-Ableitung bei C7-Syndrom**
- M. triceps brachii
- M. flexor carpi radialis
- M. extensor carpi radialis
- Paravertebrale Ableitung in Höhe HWK 6/7

**EMG-Ableitung bei C8-Syndrom**
- M. abductor digiti minimi
- M. abductor pollicis brevis
- M. abductor pollicis longus
- Paravertebrale Ableitung in Höhe HWK 7/BWK 1

**SEP-Diagnostik**
- C6 – Daumenstimulation
- C7 – Mittelfingerstimulation
- C8 – Stimulation am kleinen Finger oder am N. ulnaris in Höhe des Handgelenks

**Tabelle 1.6. Diagnostik lumbosakraler Nervenwurzelläsionen**

**EMG-Ableitung bei L4-Syndrom**
▌ M. vastus medialis
▌ Paravertebrale Ableitung in Höhe LWK 4/5

**EMG-Ableitung bei L5-Syndrom**
▌ M. tibialis anterior oder extensor hallucis longus
▌ M. glutaeus medius
▌ Paravertebrale Ableitung in Höhe LWK 5/SWK 1
▌ (Evtl. F-Antworten im M. extensor digitorum brevis)

**EMG-Ableitung bei S1-Syndrom**
▌ M. gastrocnemius medialis
▌ M. glutaeus maximus
▌ Paravertebral SWK 1/2
▌ (Evtl. F-Antworten im M. abductor hallucis oder H-Reflex im M. soleus)

**SEP-Diagnostik**
▌ L4 – N. saphenus in Höhe des Malleolus medialis
▌ L5 – N. peronaeus superficialis in Höhe des ventralen Sprunggelenks
▌ S1 – N. suralis in Höhe des Malleolus lateralis

Die in den meisten Fällen aufschlussreichste Diagnostik stellt die Nadel-elektromyographie dar. Der hiermit mögliche Nachweis von Denervie-rungszeichen oder – in chronischen Fällen – einem neurogenen Umbau in myotomaler Verteilung erlaubt die zuverlässigste Identifikation der jeweils betroffenen Nervenwurzel. Abbildung 1.24 zeigt am Beispiel des C6-Syn-droms, wie durch pathologische EMG-Befunde im Myotom C6 und norma-le Befunde in Muskeln, die anderen Segmenten zugehören, diese Diagnose erhärtet werden kann. Die Kennmuskeln der klinisch relevanten Myotome sind aus den Tabellen 1.5 und 1.6 ersichtlich.

## 1.2.4 Fazialisparese

Eine periphere Fazialislähmung ist in aller Regel anhand des neurologi-schen Untersuchungsbefundes zu diagnostizieren, sodass die EMG-Ablei-tung nur selten zur Diagnosefindung eingesetzt werden muss. Wichtig ist die elektrophysiologische Diagnostik dagegen bei der Differenzierung der verschiedenen möglichen Ursachen und bei der frühzeitigen Ermittlung der Prognose.

Für die *ursächliche Abklärung einer peripheren Fazialislähmung* ist die zisternale (kanalikuläre) Magnetstimulation von Bedeutung. Resultiert in-nerhalb der ersten 3 Tage ein Verlust der zisternalen Erregbarkeit, so liegt entweder eine idiopathische Fazialislähmung oder ein Zoster oticus vor. Ein solcher Ausfall oder zumindest eine ausgeprägte Amplitudenreduktion

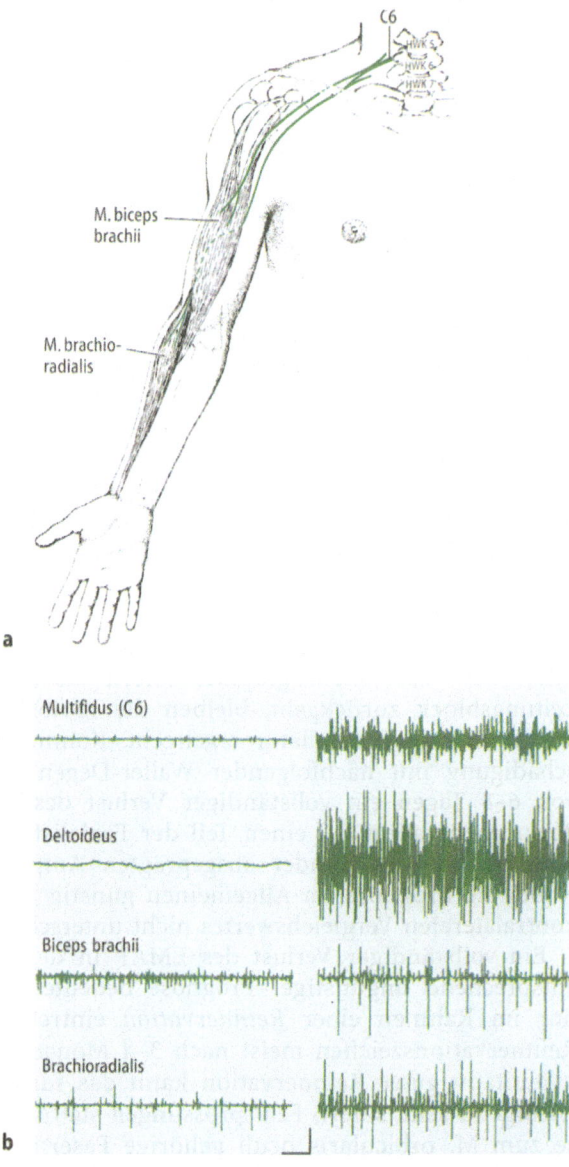

**Abb. 1.24 a, b. EMG-Diagnostik bei C6-Syndrom. a** Kennmuskeln des Myotoms C6; **b** pathologischer Befund in den Mm. biceps brachii und brachioradialis sowie bei paravertebraler Ableitung im Segment C6 bei normalem Befund im M. deltoideus als charakteristischer Befund einer Läsion der Nervenwurzel C6

des Antwortpotenzials nach kanalikulärer Stimulation ist auch bei inkompletten Paresen die Regel und kann selbst bei guter Rückbildungstendenz monatelang persistieren. Es handelt sich somit bei diesem Test um eine sehr sensitive Methode zur Lokalisierung des Schädigungsortes im Bereich des Canalis facialis, während dieser für die prognostische Beurteilung ungeeignet ist.

Bei erhaltener kanalikulärer Erregbarkeit des N. facialis ist ein Läsionsort rostral des Canalis facialis anzunehmen, z.B. eine nukleäre oder hirnstammnahe Schädigung, eine Neuroborreliose oder ein Guillain-Barré-Syndrom. In allen diesen Fällen sind die Befunde nach kortikaler Magnetstimulation pathologisch, wobei diese Messung allerdings mit methodischen Problemen behaftet ist. Einfacher lässt sich eine Impulsleitungsstörung zwischen Fazialiskerngebiet und Canalis facialis mit Hilfe des Orbicularis-oculi-Reflexes nachweisen, wobei typischerweise eine Verzögerung bzw. ein Ausfall der frühen und späten Reflexantworten bei Ableitung vom M. orbicularis oculi der betroffenen Seite resultiert. Bei Neuroborreliose und Guillain-Barré-Syndrom zeigen sowohl die kortikale Magnetstimulation als auch die Messung des Orbicularis-oculi-Reflexes öfter eine klinisch latente Mitbeteiligung der Gegenseite als Hinweis auf einen weiter ausgebreiteten Prozess.

Die *Feststellung der Prognose* bei kompletten Fazialisparesen ist eine Domäne der Fazialisneurographie. Sofern die Lähmung lediglich auf einen Leitungsblock zurückgeht, bleiben die motorischen Antwortpotenziale in der mimischen Muskulatur regelrecht. Kommt es dagegen zu einer Axonschädigung mit nachfolgender Waller-Degeneration, resultiert im Verlauf von 6–8 Tagen ein vollständiger Verlust des EMAP. Beschränkt sich die Axondegeneration auf einen Teil der Fazialisfasern, kommt es lediglich zu einer mehr oder minder ausgeprägten Amplitudenreduktion des EMAP, wobei die Prognose im Allgemeinen günstig ist, wenn ein Wert < 10% des kontralateralen Vergleichswertes nicht unterschritten wird (Abb. 1.25).

Ein vollständiger Verlust des EMAP in der mimischen Muskulatur mit entsprechend ungünstiger Prognose bedeutet, dass eine Befundbesserung nur im Rahmen einer *Reinnervation* eintreten kann, wobei beginnende Reinnervationszeichen meist nach 3–4 Monaten erkennbar sind. Selbst bei quantitativ guter Reinnervation kann das funktionelle Endergebnis unbefriedigend sein, sofern Fehlsprossungen stattfinden, also wenn beispielsweise zum M. orbicularis oculi gehörige Fasern in die periorale Muskulatur einwachsen, sodass jeder Lidschlag von einer Zuckung des Mundwinkels begleitet ist. Solche pathologischen Kokontraktionen (Synkinesien) lassen sich exakt durch simultane EMG-Ableitungen aus mehreren mimischen Muskeln erfassen und vom *Spasmus hemifacialis* abgrenzen, bei dem simultane Entladungen („bursts") in der ipsilateralen mimischen Muskulatur spontan auftreten.

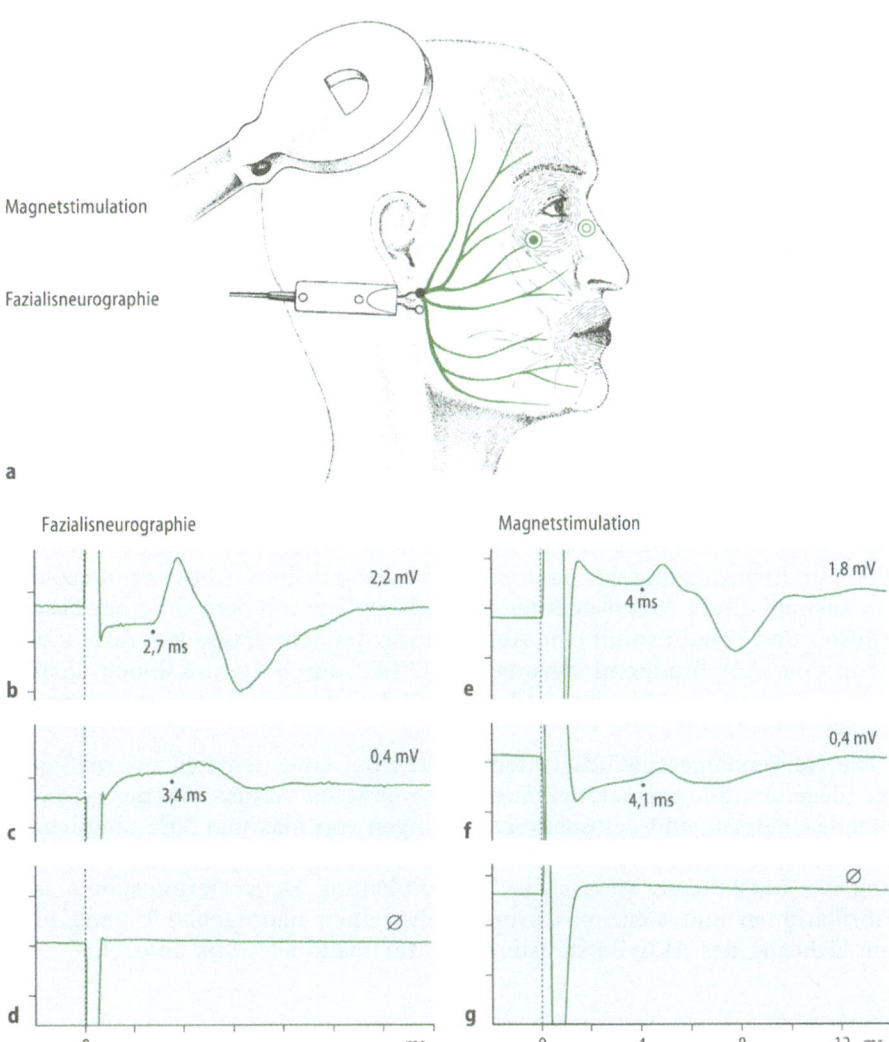

**Abb. 1.25 a–g. Fazialisdiagnostik mittels kanalikulärer Magnetstimulation und Fazialisneu-rographie. a** Ableittechnik. Ein Ausfall der kanalikulären Erregbarkeit (**g**) oder eine ausgeprägte Amplitudenreduktion (**f**) ist typisch für die idiopathische Fazialisparese sowie für Fazialislähmungen beim Zoster oticus, während erhaltene Reizantworten (**e**) für proximal des Canalis facialis lokalisier-te Läsionen sprechen. Die Prognose einer peripheren Fazialislähmung lässt sich etwa 1 Woche nach Symptombeginn zuverlässig durch die Fazialisneurographie ermitteln. Eine normale Amplitude (**b**) spricht für das Vorliegen eines bloßen Leitungsblocks. Eine deutliche Amplitudenminderung, die jedoch 10% des kontralateralen Vergleichswertes nicht unterschreitet (**c**), spricht trotz der ein-getretenen Degeneration zahlreicher Fazialisaxone in der Regel ebenfalls für eine günstige Prog-nose. Ein Ausfall der Reizantwort (**d**) bedeutet eine Degeneration sämtlicher Fazialisaxone. Eine Besserung der Lähmung ist hier nur durch Reinnervation möglich, die mindestens 3 Monate in An-spruch nimmt; außerdem resultiert bei dieser Konstellation meist eine Fehlsprossung mit entspre-chendem Verlust der differenzierten Innervation einzelner mimischer Muskeln

## 1.2.5 Polyneuropathien

Polyneuropathien zählen zu den häufigsten Indikationen für eine elektromyographische Untersuchung. Diese dient nicht nur dazu, die klinische Verdachtsdiagnose zu bestätigen, sondern soll v.a. behandelbare Ursachen (wie z.B. entzündliche und immunologische Formen) aufdecken.

Wie aus Tabelle 1.7 hervorgeht, lassen sich Polyneuropathien aufgrund von unterschiedlichen morphologischen Veränderungen und deren verschiedenartiger Lokalisation in 8 Untergruppen einteilen, innerhalb derer nach der jeweiligen Ursache gefahndet werden kann. Bei dieser Einteilung spielen die im Folgenden dargelegten elektrophysiologischen Befunde eine ausschlaggebende Rolle.

Einschränkend ist zu betonen, dass die Small-fibre-Neuropathien ebenso wie die autonomen Neuropathien durch die konventionelle elektrophysiologische Diagnostik nicht erfasst werden.

**Axondegeneration.** Jede Degeneration motorischer und sensibler Axone führt zur Erniedrigung der motorischen bzw. sensiblen Antwortpotenziale. Das Ausmaß dieser Amplitudenreduktion korreliert mit dem Grad des Faserverlustes und erlaubt somit eine Abschätzung des Schweregrades (Abb. 1.26).

Um eine Amplitudenminderung des EMAP durch Leitungsblock auszuschließen, muss die Nervenstimulation möglichst muskelnah vorgenommen werden.

Die Nervenleitgeschwindigkeiten bleiben bei einer leichten bis mäßigen Axondegeneration normal; bei einem ausgeprägten Verlust, v.a. der schnellleitenden Fasern, sind Leitungsverzögerungen von maximal 30% möglich.

Die Degeneration motorischer Fasern bedingt eine partielle Denervierung der Muskulatur, sodass die EMG-Ableitung Denervierungspotenziale (Fibrillationen und steile positive Wellen), einen neurogenen Umbau und eine Lichtung des Aktivitätsmusters bei Maximalinnervation aufdeckt.

**Demyelinisierung.** Als Hinweis auf einen demyelinisierenden Prozess finden sich bei der motorischen Neurographie insgesamt 3 hierfür typische Veränderungen. Bei akut verlaufenden Prozessen – z.B. während der ersten Tage eines Guillain-Barré-Syndroms – dominieren *Leitungsblockierungen*, die durch normale EMAP bei Stimulation distal der Läsion, erniedrigte EMAP bei Stimulation proximal davon charakterisiert sind (s. Abb. 1.5). Ein proximal des Unterarms bzw. Unterschenkels lokalisierter Leitungsblock wird durch die konventionelle motorische Neurographie nicht erfasst. Als indirekter Hinweis gilt ein Ausfall der F-Wellen, die proximale Anteile des peripheren Nervensystems passieren. Ein weniger verlässliches Indiz für die proximale Leitungsblockierung stellt eine reduzierte F-Wellen-Persistenz dar; dies ist der Fall, wenn 10 repetitive Reize weniger als 5 F-Antworten aktivieren. Der direkte Nachweis eines proximal gelegenen Leitungsblocks gelingt durch die Hochvoltstimulation (Abb. 1.27).

**Tabelle 1.7. Polyneuropathieformen – Einteilung nach morphologischen Veränderungen und deren Lokalisation**

| Morphologie | Demyelinisierung | Kombination aus Demyelinisierung und Axondegeneration | Axondegeneration — neuronal (Nervenzellen) | Axondegeneration — Axon (distal) | Axondegeneration — fokal (multifokal) |
|---|---|---|---|---|---|
| **Lokalisation des Prozesses** | systemisch (distal betont); segmental | systemisch (distal) | | | |
| **Betroffene Faserpopulation** | gemischt (sensomotorisch); sensibel; motorisch mehr als sensibel | gemischt (sensomotorisch) | sensibel; motorisch | gemischt | gemischt |
| **Wichtige Formen** | HMSN I+III (neurale Muskelatrophie); Anfangsstadien von diabetischer Polyneuropathie; Guillain-Barré-Syndrom, chronische Polyneuroradiculitis, Gammopathien, multifokale motorische Neuropathie, AIDS (Frühstadium) | Diabetes, Urämie | Friedreich, HSN, akute sensible Neuronopathie, Cisplatin, Neoplasmen; Spinale Muskelatrophie (ALS) | Intoxikationen (Alkohol), HMSN II, AIDS (Spätstadium), Porphyrie | Diabetische Schwerpunktneuropathie, Kollagenosen, Lepra, AIDS, Borreliose |

*HMSN* hereditäre motorisch-sensible Neuropathie, *HSN* hereditäre sensible Neuropathie, *ALS* amyotrophe Lateralsklerose

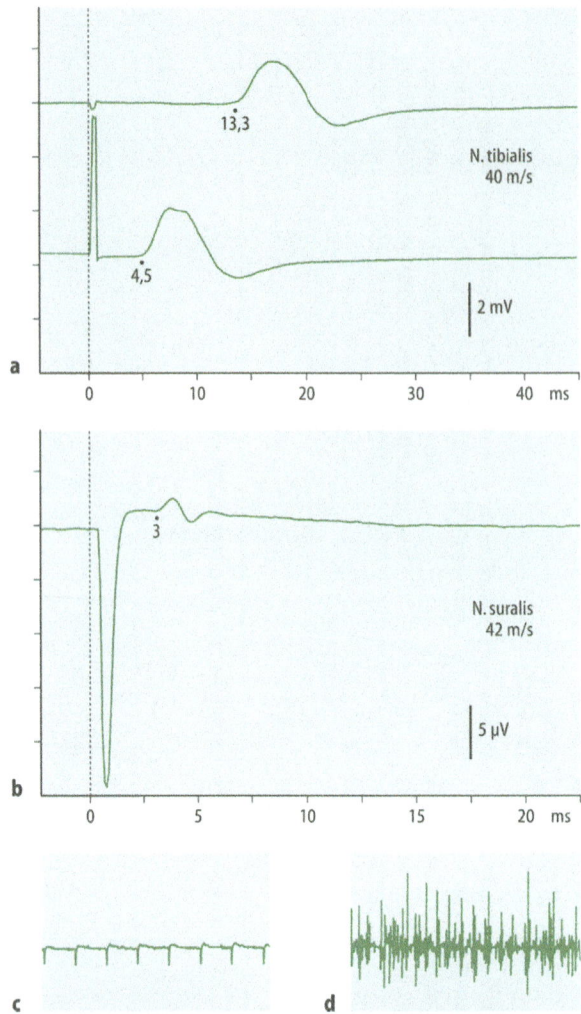

**Abb. 1.26a–d. Axonale Polyneuropathie.** Bei axonalen Polyneuropathien finden sich normale Nervenleitgeschwindigkeiten, jedoch erniedrigte. motorische und sensible Antwortpotenziale (**a, b**). Die EMG-Ableitung deckt die Zeichen der partiellen Denervierung auf: Fibrillationen und/oder steile positive Wellen (**c**), neurogener Umbau und Ausfall motorischer Einheiten mit gelichtetem Aktivitätsmuster bei maximaler Willkürinnervation (**d**)

Das Phänomen der *temporalen Dispersion* (s. Abb. 1.6) beruht auf einem unterschiedlich schweren Betroffensein der einzelnen Fasern eines peripheren Nerven. Dadurch leiten wenig oder nicht betroffene Fasern die Aktionspotenziale mit normaler Geschwindigkeit, stärker betroffene Fasern dagegen verzögert, sodass die Impulswelle desynchronisiert im Zielmuskel eintrifft. Als Konsequenz hieraus ergibt sich ein aufgesplittertes, verlängertes und erniedrigtes EMAP.

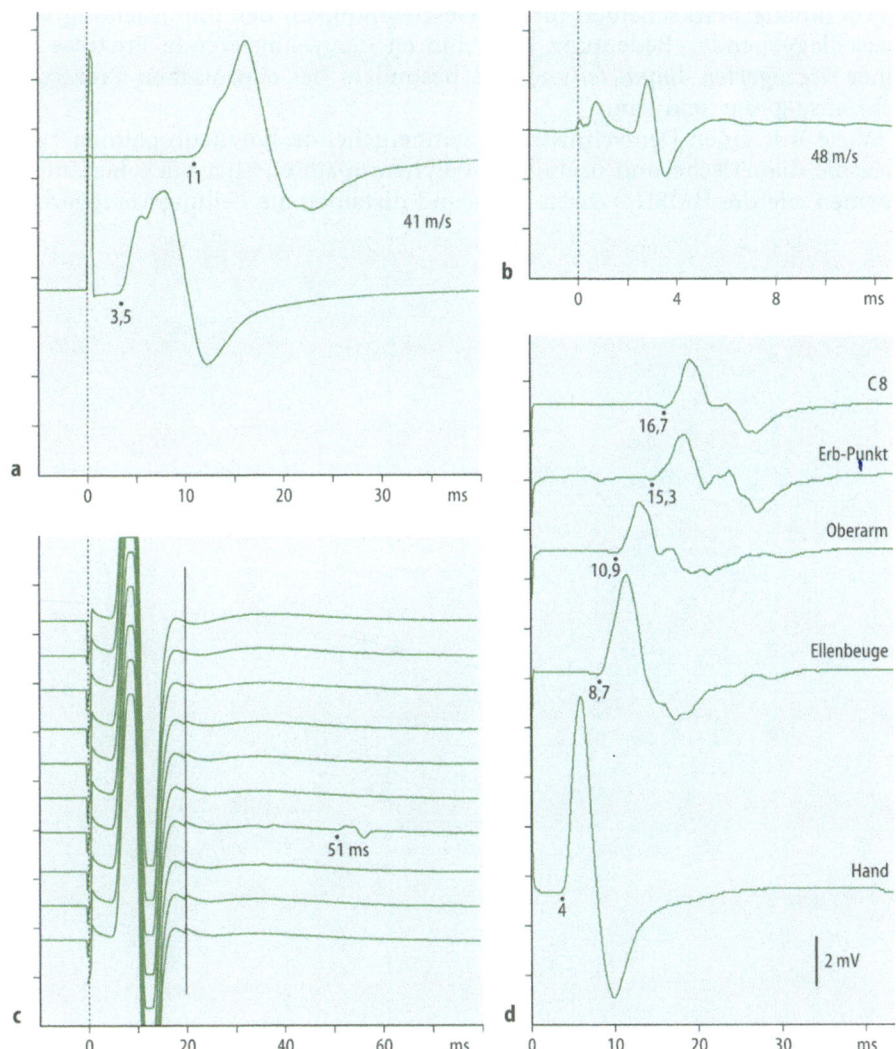

**Abb. 1.27 a–d. Elektrophysiologische Befunde beim Guillain-Barré-Syndrom.** Die elektrophysiologische Diagnostik eines akuten Guillain-Barré-Syndroms umfasst folgende Messungen: **a** motorische Neurographie an den oberen und unteren Extremitäten; dabei sind die gemessenen motorischen Nervenleitgeschwindigkeiten initial häufig normal oder grenzwertig. Bei distal lokalisierter Demyelinisierung kann ein Leitungsblock auftreten. **b** Sensible Neurographie der Nn. medianus und suralis. Die sensiblen Nervenleitgeschwindigkeiten und Antwortpotenziale sind in der Regel normal. **c** Indirekte Überprüfung proximaler Nervenabschnitte mittels F-Antworten. Die F-Wellen sind bereits initial oft ausgefallen oder zeigen eine verminderte Persistenz (im vorliegenden Beispiel eine Persistenz von 10%, d. h. eine registrierbare F-Welle bei 10 konsekutiven Nervenreizungen). **d** Bei diagnostischer Unklarheit erfolgt die direkte Messung des gesamten Nervenverlaufs mittels einer Hochvoltstimulation. Im vorliegenden Beispiel findet sich ein Leitungsblock zwischen Handgelenk und Ellenbeuge von 47%, ein weiterer zwischen Ellenbeuge und Oberarm von 51%. Oft sind die Leitungsblockierungen weiter proximal lokalisiert und damit nur mittels Hochvoltstimulation erfassbar

Da intakte Markscheiden für die Geschwindigkeit der Impulsleitung von ausschlaggebender Bedeutung sind, führen demyelinisierende Prozesse zu einer *verzögerten Impulsleitung*, die besonders bei chronischen Prozessen sehr ausgeprägt sein kann.

Viele mit einer Demyelinisierung einhergehende Polyneuropathien (wie z. B. die diabetische und urämische Polyneuropathie), aber auch hereditäre Formen wie die HMSN, weisen bein- und distalbetonte Leitungsverzögerun-

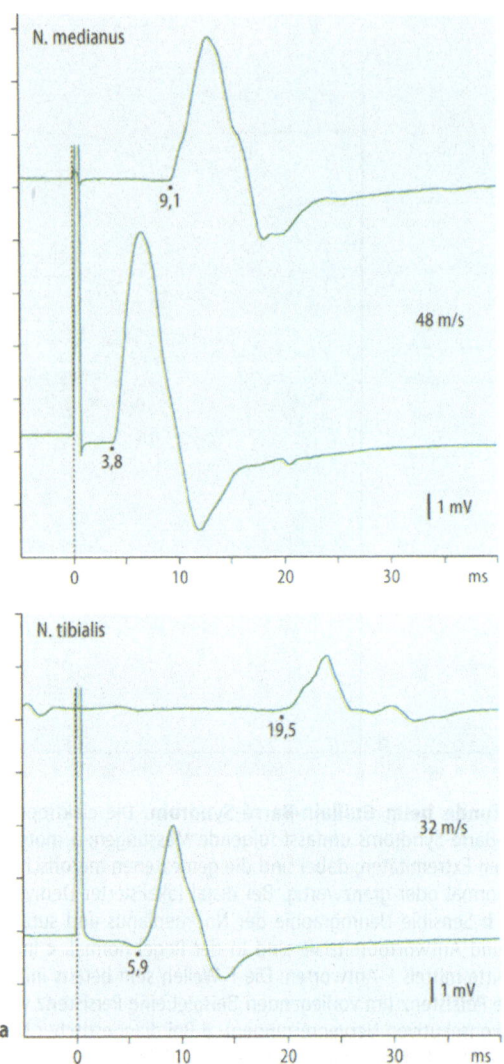

**Abb. 1.28 a, b. Polyneuropathie vom demyelinisierenden Typ. a** Grenzwertige motorische Nervenleitgeschwindigkeit (*NLG*) des N. medianus und deutlich herabgesetzte motorische NLG des N. tibialis bei Plasmozytom. Zusätzlich Leitungsblockierung des N. tibialis 50%

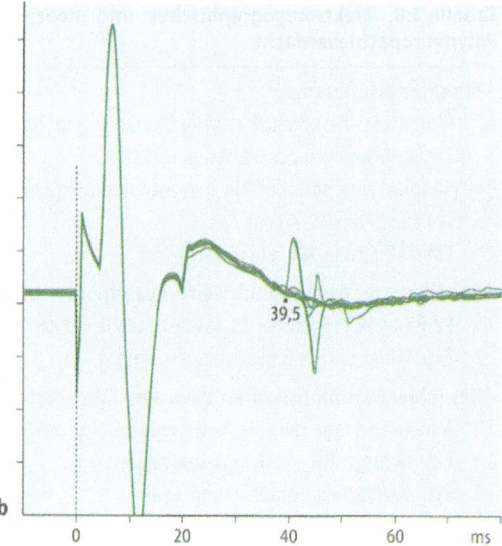

39,5

b

0          20          40          60     ms

**Abb. 1.28. b** Deutliche Verlängerung der minimalen F-Wellen-Latenz im M. abductor pollicis brevis
auf 39,5 ms sowie reduzierte
F-Wellen-Persistenz von 30% als
Hinweise auf eine proximale Impulsleitungsstörung

gen auf, sodass an den unteren Extremitäten früher neurographische Veränderungen aufgedeckt werden können (Abb. 1.28 a).

Zum Nachweis der verlangsamten Impulsleitung in proximalen Nervenabschnitten dienen F-Wellen-Untersuchungen (Abb. 1.28 b), sowie die Mag-
net- oder Hochvoltstimulation. Beim Mitbetroffensein sensibler Faseranteile
können auch SEP-Untersuchungen (s. Kap. 3) herangezogen werden.

Die zur elektrophysiologischen Abklärung einer Polyneuropathie erfor-
derlichen Untersuchungen sind in Tabelle 1.8 zusammengestellt.

Aufgrund der therapeutischen Konsequenzen besonders wichtig ist die Erkennung chronischer *Immunneuropathien*, die in verschiedenen Manifestati-
onsformen vorkommen. Die *CIDP* (*chronische immunologische demyelinisierende Polyneuropathie*) stellt eine chronisch-progrediente, vorwiegend motorische Fasern betreffende Erkrankung mit oft ausgeprägten Leitungsverzögerungen dar, wobei diese an den Armen gleich oder sogar stärker ausgeprägt sein können als an den Beinen (Abb. 1.29). Die *multifokal-motorische
Neuropathie (MMN)* manifestiert sich zunächst fokal an distalen Abschnitten
einzelner Nerven, um schließlich ein multifokales Ausfallsmuster hervor-
zurufen. Die Neurographie befallener Nervenabschnitte zeigt als charakteristischen Befund einen persistierenden Leitungsblock. Die *dysproteinämischen
Formen* ähneln meist einer CIDP, wobei teilweise sensible Ausfallserscheinungen dominieren und das Bild der sensiblen Ataxie hervorrufen können. Entsprechend ausgeprägt sind in solchen Formen die Leitungsverzögerungen bei
der sensiblen Neurographie bzw. der SEP-Diagnostik.

**Tabelle 1.8. Elektromyographisches und neurographisches Untersuchungsprogramm bei Polyneuropathieverdacht**

**Standardprogramm**

▮ Motorische Neurographie Nn. peronaeus und tibialis

▮ F-Antworten Nn. peronaeus und tibialis

▮ Sensible Neurographie Nn. peronaeus und suralis

▮ H-Reflex zum M. soleus

▮ EMG-Ableitung (M. tibialis anterior)

**Bei Normalbefunden und weiterbestehender Verdachtsdiagnose**

▮ Sensible Neurographie N. suralis (Fußabschnitt)

▮ EMG-Ableitung Fußmuskulatur (s. Text)

**Bei fehlenden motorischen bzw. sensiblen Antwortpotenzialen**

▮ Motorische und sensible Neurographie Nn. medianus und ulnaris

▮ F-Antworten Nn. medianus und ulnaris

▮ Evtl. Fazialisneurographie und OoR

▮ EMG Handmuskulatur; evtl. auch paraspinale Ableitung

**Bei proximaler Schwerpunktbildung** (z. B. Polyradiculitis)

▮ SEP

▮ MEP (nach elektrischer oder magnetischer Stimulation)

*OoR* Orbicularis-oculi-Reflex, *SEP* somatosensibel evozierte Potenziale, *MEP* motorisch evozierte Potenziale

## 1.2.6 Vorderhornerkrankungen

Zu den Vorderhornerkrankungen zählen die seltenen progressiven spinalen Muskelatrophien und die Poliomyelitis sowie das postpoliomyelitische Syndrom, das noch Jahrzehnte nach der Akuterkrankung zu fortschreitenden atrophischen Paresen führt. Alle diese Erkrankungen sind durch einen oft ausgeprägten neurogenen Umbau und Ausfall motorischer Einheiten gekennzeichnet; pathologische Spontanaktivität in Form von Fibrillationen, positiven Wellen und/oder Faszikulationen kann besonders bei schleichend verlaufenden Fällen fehlen, ist aber häufig nachweisbar.

▮ **Amyotrophe Lateralsklerose (ALS).** Die wichtigste zur Degeneration motorischer Vorderhornzellen führende Erkrankung ist die ALS, die typischerweise das 1. und 2. Motoneuron betrifft, aber auch längere Zeit ausschließlich mit Symptomen vonseiten des peripheren Motoneurons einhergehen kann, sodass differenzialdiagnostisch an eine chronische Polymyositis oder an Immunneuropathien, aber auch an polyradikuläre Syndrome im Zervikal- und Lumbalbereich gedacht werden muss.

Der wichtigste elektromyographische Befund zur Stützung der Diagnose einer ALS ist der Nachweis von Faszikulationen und/oder Fibrillationen

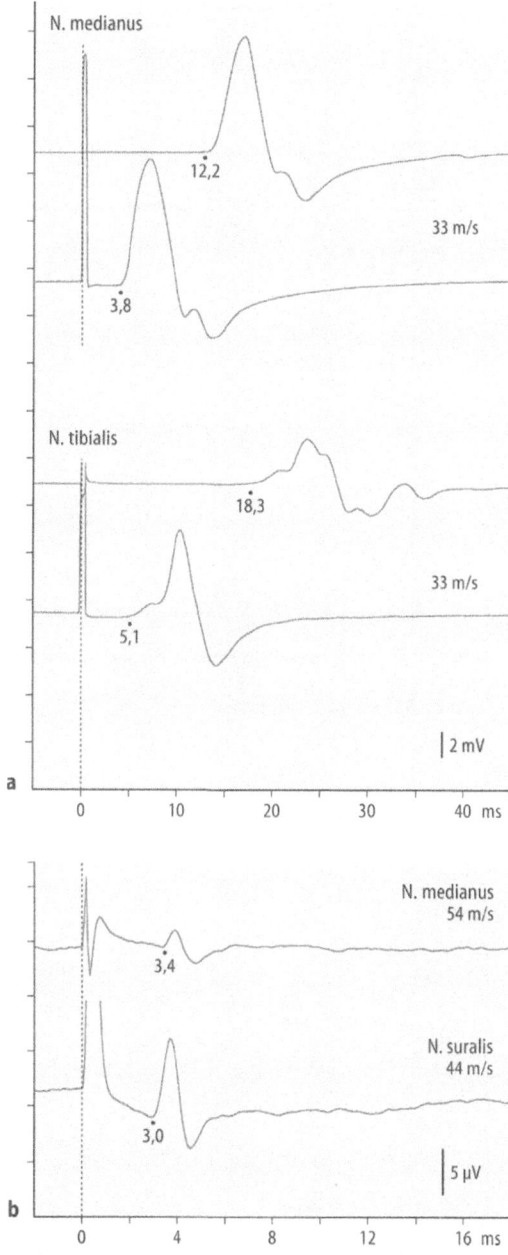

**Abb. 1.29 a–d. Elektrophysiologische Befunde bei chronischer inflammatorischer demyelinisierender Polyneuropathie** (*CIDP*). **a** Motorische NLg der Nn. medianus und tibialis in gleichem Ausmaß herabgesetzt; **b** sensibles Nervenaktionspotenzial (*SNAP*) des N. medianus von niedrigerer Amplitude als das des N. suralis

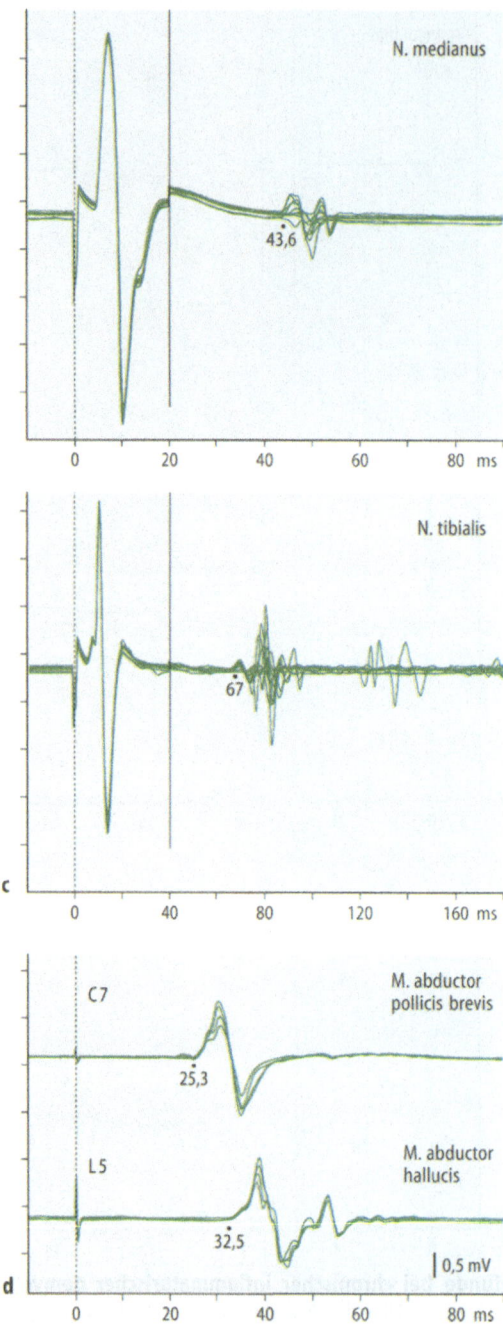

**Abb. 1.29. c** Die minimale F-Wellen-Latenz zum M. abductor pollicis brevis ist relativ stärker verlängert als die zum M. abductor hallucis; **d** bei spinaler Magnetstimulation relativ ausgeprägtere Latenzverlängerung zum M. abductor pollicis brevis im Vergleich zum M. abductor hallucis. Ausgeprägtere Leitungsstörungen im Bereich der oberen Extremitäten sind typisch für eine CIDP, jedoch kommen hierbei selbstverständlich auch beinbetonte Impulsleitungsstörungen vor

und positiven Wellen in zervikalen, thorakalen und lumbalen Segmenten, da hierdurch der generalisierte Vorderhornbefall aufgedeckt wird. Außer pathologischer Spontanaktivität weisen die betroffenen Muskeln einen neurogenen Umbau und Ausfall motorischer Einheiten auf, wobei die Umbauvorgänge wegen des meist raschen Verlaufs geringer ausgeprägt sind als bei den langsam-progredienten Vorderhornerkrankungen. Sofern sich in Frühstadien nur regionale Veränderungen finden, wird eine Verlaufskontrolle in 6–8 Wochen meist den Nachweis des generalisierten Vorderhornbefalls erlauben.

Zur EMG-Diagnostik einer ALS sind nicht alle Muskeln gleichermaßen geeignet; vielmehr sollte die Ableitung vorzugsweise von solchen Muskeln erfolgen, die in einem besonders hohen Prozentsatz betroffen sind (Tabelle 1.9). Besonders wichtig ist der Nachweis von pathologischer Spontanaktivität in der thorakalen paravertebralen Muskulatur, da sich deren Befall klinisch meist nicht nachweisen lässt und vertebragene Schädigungen thorakaler Nervenwurzeln selten sind (im Gegensatz zu den zervikalen und lumbosakralen Abschnitten). Sofern in allen 3 Etagen passende pathologische Befunde zu erheben sind, kann die Diagnose einer generalisierten Vorderhornerkrankung als weitgehend gesichert gelten. Sofern dies nicht der Fall ist, können ergänzende Ableitungen aus der Zungen- und Kaumuskulatur diagnostisch weiterhelfen, wobei allerdings die Häufigkeit pathologischer Befunde in diesem Bereich relativ niedrig liegt (Tabelle 1.9).

Bei Patienten ohne klinisch nachweisbare Pyramidenbahnzeichen kann die Mitbeteiligung des zentralen Motoneurons öfter durch die Magnetstimulation aufgedeckt werden. Können auch hiermit keine Hinweise auf eine Pyramidenbahnbeteiligung gefunden werden, muss intensiv nach anderen Ursachen, insbesondere nach den gut behandelbaren Immunneuro-

**Tabelle 1.9. Häufigkeit von Fibrillationen und steilen positiven Wellen in verschiedenen Muskeln bei Patienten mit amyotropher Lateralsklerose (ALS)** (mod. n. Kunci et al. 1988)

| Muskel | Prozentsatz von Fibrillationen und positiven Wellen |
|---|---|
| Tibialis anterior | 89 |
| Interosseus dorsalis I | 83 |
| Abductor pollicis brevis | 82 |
| Deltoideus | 79 |
| Paravertebrale Muskulatur (thorakal) | 78 |
| Gastrocnemius | 74 |
| Quadriceps femoris | 53 |
| Biceps brachii | 53 |
| Zunge | 27 |
| Mimische Muskeln | 25 |
| Masseter | 13 |

**Tabelle 1.10. EMG-Diagnostik bei Verdacht auf amyotrophe Lateralsklerose (ALS)**

**Nadel-EMG** aus mindestens einem Arm- und Beinmuskel und aus der thorakalen Rückenmuskulatur (oder auch Bauchmuskulatur) (z. B. Mm. interosseus dorsalis I, tibialis anterior
und paravertebrale Muskulatur in mittleren Thorakalsegmenten beiderseits)
Evtl. ergänzende Ableitung aus der Zunge oder der Kaumuskulatur
Zu fordern sind Faszikulationen und/oder Denervierungszeichen in mind. 3 Etagen
(zervikal – thorakal – lumbosakral bzw. kaudaler Hirnnervenbereich)

**Motorische Neurographie**

Mindestens 4 motorische NLG-Messungen unter Einbeziehung der proximalen Abschnitte
(F-Wellen, H-Reflex, evtl. MEP) zum Ausschluss einer multifokalen motorischen Neuropathie
(Leitungsblock) bzw. einer chronischen Polyneuroradiculitis (Leitungsblock, temporale Disper-
sion, segmentale Impulsleitungsverzögerungen)

**Sensible Neurographie**

Mindestens 4 sensible NLG-Messungen zum Ausschluss einer (klinisch latenten) Mitbeteiligung sensibler Axone an einer chronischen Polyneuroradiculitis
Im Zweifelsfall Einbeziehung proximaler Nervenabschnitte mittels SEP mit peripherer
und spinaler Ableitung

*MEP* motorisch evozierte Potenziale, *SEP* somatosensibel evozierte Potenziale, *NLG* Nervenleitgeschwindigkeit

pathien gefahndet werden. Hierzu dienen motorische und sensible Nerven-
leitgeschwindigkeitsmessungen an allen Extremitäten, um Leitungsblockierungen (wie bei der MMN) oder Impulsleitungsverzögerungen (wie bei der
CIDP und den dysproteinämischen Polyneuropathien) zu erfassen. Die
motorische Neurographie sollte dabei möglichst an Nerven erfolgen, deren
Zielmuskeln atrophische Paresen aufweisen. Da sich derartige Veränderungen selektiv oder schwerpunktmäßig in proximalen Nervenabschnitten abspielen können, müssen diese mitüberprüft werden (indirekt durch
F-Wellen-Untersuchungen, direkt durch Magnet- oder besser Hochvoltstimulation). Eine Zusammenfassung der bei ALS-Verdacht indizierten
elektrophysiologischen Diagnostik zeigt Tabelle 1.10.

## Weiterführende Literatur

Conrad B, Bischoff C (1998) Das EMG-Buch. Thieme, Stuttgart New York
Kimura J (1989) Electrodiagnosis in diseases of nerve and muscle: principles and
    practises, 2nd edn. Davis, Philadelphia
Ludin HP (1997) Praktische Elektromyographie, 5. Aufl. Enke, Stuttgart
Mumenthaler M, Stöhr M, Müller-Vahl H (2002) Läsionen peripherer Nerven und
    radikuläre Syndrome, 8. Aufl. Thieme, Stuttgart New York
Stöhr M (1998) Atlas der klinischen Elektromyographie und Neurographie, 4. Aufl.
    Kohlhammer, Stuttgart
Stöhr M, Riffel B (1989) Nerven- und Nervenwurzel-Läsionen. VCH, Weinheim

# KAPITEL 2

**Klinische
Elektroenzephalographie (EEG)**

## 2.1 Einführung

Bei der Elektroenzephalographie (EEG), welche erstmals durch H. Berger 1929 bei Kaninchen angewendet wurde, handelt es sich um die älteste der neurophysiologischen Untersuchungen. Sie verlor nach der Einführung moderner bildgebender Verfahren in vielen Fragestellungen an diagnostischer Bedeutung. Der Stellenwert des EEG in der klinischen Diagnostik zerebraler Funktionsstörungen und deren Verlaufsbeobachtung ist jedoch unumstritten. Das EEG ermöglicht Rückschlüsse auf den Schweregrad einer Funktionsstörung, kann Hinweise auf die Prognose geben und ist die einzige Untersuchungsmethode, die eine erhöhte zerebrale Erregbarkeit aufdeckt. So wird das EEG heute v. a. in der Diagnostik der Epilepsien, der Differenzialdiagnose von Enzephalopathien (metabolisch, toxisch, entzündlich, vaskulär), der Demenzen sowie im intensivmedizinischen Bereich (Monitoring des Krankheitsverlaufes, des Medikamenteneffektes bei Status epilepticus) und zur Hirntoddiagnostik eingesetzt.

Im Folgenden werden nach einer kurzen Darstellung der technischen Grundlagen der EEG-Ableitung sowie einer Einführung in die EEG-Auswertung die EEG-Befunde geordnet nach Krankheitsbildern und ihrer praktischen Relevanz dargestellt.

Bei den abgebildeten EEG-Ableitungen handelt es sich in der Regel um digital aufgezeichnete Oberflächen-EEG mit 16 Kanälen. Häufig wurden Teildarstellungen der EEG-Ableitungen vorgenommen, um wesentliche Befunde darzustellen. Auf die Darstellung von Kinder-EEG wurde verzichtet, da dies den Umfang des EEG-Kapitels überschreiten würde.

## 2.2 Technische Grundlagen des EEG

### 2.2.1 Ableitprogramme

Bei der EEG-Registrierung handelt es sich um die Ableitung von Spannungsdifferenzen zwischen 2 Elektroden. Die Elektroden können beide spannungsaktiv sein (bipolare Ableitung) oder aus einer elektrisch aktiven und einer inaktiven Elektrode bestehen (unipolare, bei Restaktivität der „inaktiven" Elektrode auch „pseudounipolare" Ableitung genannt).

Grundsätzlich unterscheidet man folgende 2 Ableitformen:

▌ Bipolare Ableitung (Abb. 2.1)

Messung von Potenzialdifferenzen zwischen je 2 benachbarten spannungsaktiven Elektroden (z.B. in Form bipolarer Längs- und Querreihenableitungen)

▌ Bezugs- oder Referenzableitung (Abb. 2.2)

Ableitung der Potenzialdifferenzen zwischen einer aktiven und einer gemeinsamen am Patienten angebrachten Bezugselektrode, die aktiv oder inaktiv sein kann (z.B. Cz oder Ohrelektrode) oder zwischen einer aktiven Elektrode und einer technisch hergestellten Referenz in Form einer Durchschnitts- bzw. Mittelwertreferenz oder einer Quellenreferenz.

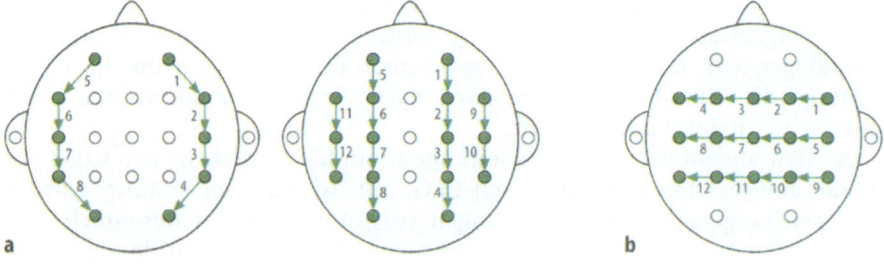

**Abb. 2.1 a, b. Bipolare Ableitungen. a** Längsreihenableitungen und **b** Querreihenableitung

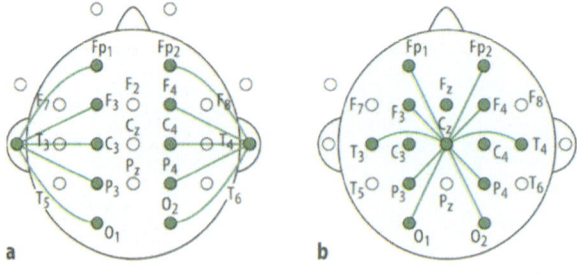

**Abb. 2.2 a, b. Referenz- und Bezugsableitungen. a** Referenzableitung zum ipsilateralen Ohr; **b** Referenzableitung zur Cz-Elektrode

In der Regel wird bei Referenzableitungen eine Ohrelektrode, die allerdings eine elektrische Restaktivität aufweisen kann, gewählt. Verwendet man als Referenz eine Elektrode außerhalb des Kopfbereiches, so streuen zu viele Artefakte (z. B. EKG-Aktivität) ein.

Bei der *Durchschnittsreferenzableitung* werden sämtliche Elektroden an der Kopfhaut über große Widerstände (> 1 MOhm) zu einer gemeinsamen Leitung zusammengeschlossen. Der Mittelwert dient als Bezugspotenzial, welches mit dem Potenzial der aktiven Elektrode verglichen wird. Dieses Verfahren ist erst bei Ableitungen mit 16 Kanälen und mehr sinnvoll.

Bei der *Quellenableitung* – auch toposelektive Ableitung genannt – wird eine technisch errechnete Referenz als Bezugspunkt verwendet: Eine Elektrode (Quelle) wird mit jeweils allen umliegenden benachbarten Elektroden (lokale Referenz) in Beziehung gesetzt.

Während einer EEG-Ableitung sind sowohl bipolare Ableitungen als auch pseudounipolare Ableitschemata zu durchlaufen (jedes mit einer mindestens zweiminütigen Registrierung), da jedes Ableitschema in der EEG-Auswertung Vor- und Nachteile mit sich bringt (Tabelle 2.1).

*Phasenumkehr* (Abb. 2.3): Tritt dieselbe Wellenform in 2 benachbarten Ableitkreisen auf, so entsteht sie in der Nähe der gemeinsamen Elektrode und wird von beiden Verstärkerkanälen spiegelverkehrt, d. h. mit umgekehrter Phasenrichtung, angegeben.

**Tabelle 2.1.** Vor- und Nachteile verschiedener Ableitschemata in der EEG-Auswertung

| Ableitprogramm | Vorteile | Nachteile |
|---|---|---|
| ▌ **Bipolare Ableitung** | Gute Eingrenzbarkeit eines Herdes, v. a. durch die sog. Phasenumkehr. Aufgrund dieser sind auch Artefakte leicht zu erkennen | Die Differenz der Amplituden zweier aktiver Elektroden ist oft sehr niedrig, bis hin zur Auslöschung |
| ▌ **(Pseudo-)unipolare Referenzschaltung** | Amplitudenvergleiche sind zwischen den einzelnen Ableitpunkten besser möglich. Durch die Höhe der Amplitude kann der Ursprung einer bestimmten Welle lokalisiert werden | Artefakte im Bereich der Referenz stören in allen Ableitungen. Bei Restaktivität der Ohrreferenz ist diese Ableitung für temporale Herdstörungen weniger geeignet |
| ▌ **Durchschnitts- und Mittelwertreferenz** | Allgemein korrekte Darstellung der EEG-Aktivitäten | Ausgeprägte lokale EEG-Veränderungen erscheinen rechnerisch auch in der Referenz und verfälschen alle Ableitungen |
| ▌ **Quellenableitung** | Eng begrenzte Herdstörungen werden akzentuiert verschärft dargestellt | Ausgedehnte EEG-Aktivitäten lassen sich schlecht abgrenzen oder werden verfälscht lokalisiert |

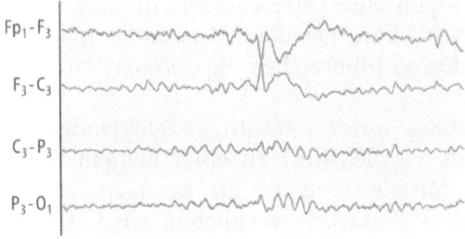

**Abb. 2.3. Phasenumkehr** im Bereich der frontalen Elektrode links (F3) (bipolare Längsreihenableitung)

### 2.2.2 Elektrodenplatzierungen

Da die Spannungsdifferenzen mit der Größe der Elektrodenabstände steigen, sollte zum besseren Vergleich der Abstand zwischen den einzelnen aktiven Elektroden gleich sein. Bei der Oberflächen-EEG-Ableitung verwendet man zur Elektrodenplatzierung (19 Konvexitäts- und Temporalelektroden) das sog. *internationale 10–20-System nach Jaspers* (Abb. 2.4):
- Gemessen wird von bestimmten definierten Punkten
  longitudinal: Nasion bis Inion, transversal: vom linken zum rechten Ohr sowie der Kopfumfang in Höhe FZ, OZ und temporale Elektroden
- Die Messstrecken werden prozentual aufgeteilt in 10%- und 20%-Schritten und die Elektroden in gleichen Abständen positioniert.

Über die prozentuale Abstandsbestimmung der Ableitpunkte wird für den jeweiligen Schädel eine individuelle, aber hinsichtlich der relativen Abstände klar definierte Elektrodenpositionierung erreicht.

Die *Elektrodenpositionen* sind nach den entsprechenden Hirnregionen bezeichnet (Abb. 2.5):
*F* frontal (F3, F4, F7, F8, auch frontopolar FP1, FP2)
*Z* zentral (Cz, C3, C4)
*T* temporal (T3, T4, T5, T6 und T1, T2)
*P* parietal (Pz, P3, P4)
*O* okzipital (Oz, O1, O2).

Nach der Definition werden die Elektroden im Bereich der rechten Kopfhälfte mit geraden, die der linken mit ungeraden Zahlen benannt. Im deutschsprachigen Raum beginnen die Ableitprogramme mit den rechten Elektroden.

Da die temporobasale Hirnregion durch die im 10–20-System definierten temporalen Elektroden nur ungenügend erfasst wird, werden bei Patienten mit komplexfokalen Anfällen temporalen Ursprungs zusätzliche anteriortemporale Elektroden 2 cm unterhalb der Verbindungslinie zwischen F7–T3 bzw. F8–T4 empfohlen (T1- und T2-Elektrode).

**Polarität der Potenziale.** Definitionsgemäß zeigen in der EEG-Kurve negative Potenziale nach oben, positive Potenziale nach unten.

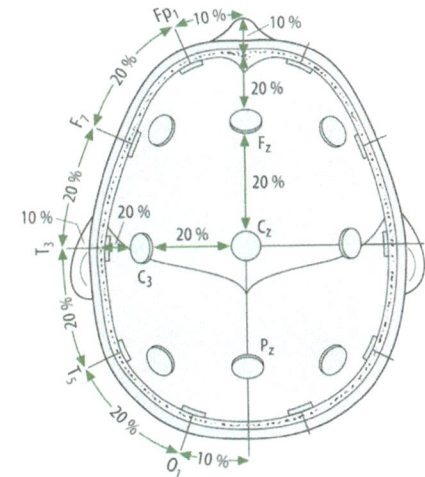

**Abb. 2.4.** Elektrodenplatzierungen nach dem internationalen 10–20-System

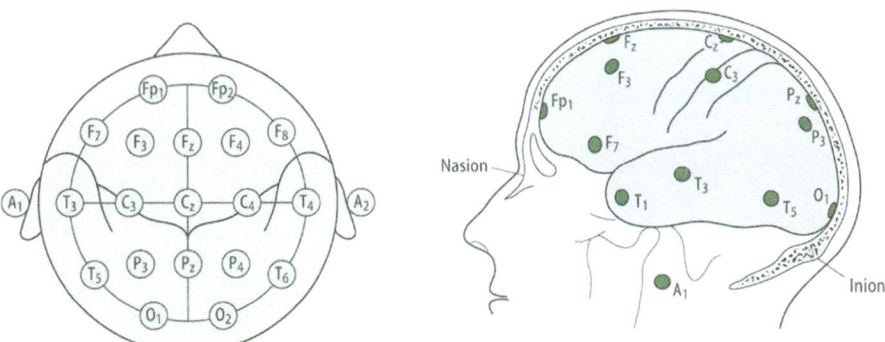

**Abb. 2.5.** Elektrodenpositionen der 19 Oberflächenelektroden und der Ohrelektroden

## 2.2.3 Veränderungen des EEG durch apparative Parameter

### Zeitkonstante (ZK) und Frequenzfilter

Physiologische und klinisch wichtige Potenziale sollen während der EEG-Registrierung ausreichend verstärkt, Artefakte (Bewegungs- und Muskelartefakte, Schwitzartefakte) aber möglichst unterdrückt werden. Um die verschiedenen Frequenzbereiche unterschiedlich zu gewichten, verwendet man Differenzverstärker, deren Frequenzeinstellung über die Zeitkonstante und den Frequenzfilter gewählt wird (s. Abb. 2.6).

Unter der *Zeitkonstante* versteht man diejenige Zeit, in der der Eichimpuls auf 37% (genauer gesagt: 1/e-fachen Teil) seines Ursprungswertes absinkt.

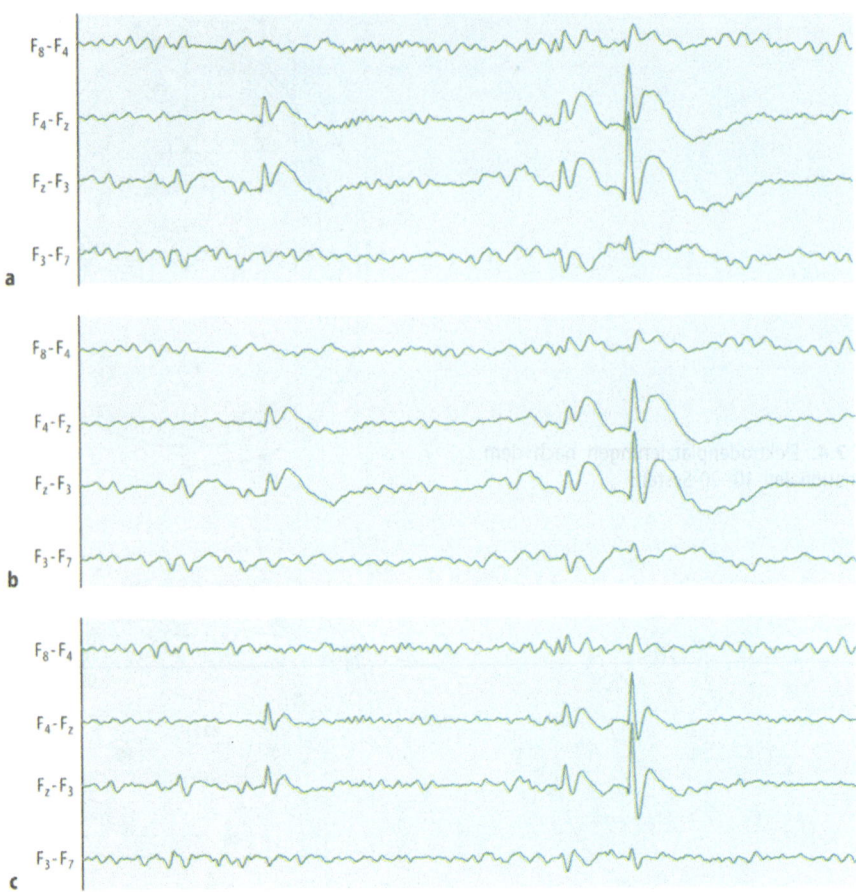

**Abb. 2.6 a–c. Variabilität des EEG durch Änderung des Frequenzfilters und der Zeitkonstante. a** Frequenzfilter 70 Hz, Zeitkonstante 0,3 s; **b** Frequenzfilter 15 Hz, Zeitkonstante 0,3 s; **c** Frequenzfilter 70 Hz, Zeitkonstante 0,03 s

Bei der Wahl einer hohen ZK werden langsame Schwankungen, bei der Wahl einer kleinen ZK Potenzialschwankungen, die sich in kurzer Zeit ausbilden, verstärkt.

Über eine Formel kann der untere Grenzfilter errechnet werden:

$$\text{Untere Grenzfrequenz} = \frac{1}{2\pi \cdot \text{Zeitkonstante}}$$

Die Filterwerte (z. B. 70 Hz, 30 Hz, 15 Hz) entsprechen den oberen Grenzfrequenzen des EEG-Verstärkers, bei denen die Amplitude um 30% vermindert wird (*Frequenzfilter*).

Je größer die Hertzzahl des gewählten Filters ist, desto besser können schnelle Frequenzen wiedergegeben werden. Bei niedriger Frequenzzahl (z. B. 30-Hz- oder 15-Hz-Filter) werden hochfrequente Muskelartefakte gut herausgefiltert, aber man läuft Gefahr, auch wichtige pathologische Potenziale (z. B. Spikes) zu unterdrücken.

Moderne EEG-Geräte besitzen zur Unterdrückung von Netzfrequenzstörungen (sog. „Brummsignale") einen zusätzlichen 50-Hz-Filter (Notchfilter), der nur Signale um 50 Hz unterdrückt. Auch dieser Filter sollte nur im Notfall eingesetzt werden, da Brummsignale oft auf schlechte Elektrodenwiderstände Hinweisen und diese bei Einsatz des Filters nicht entdeckt werden.

### Empfindlichkeit oder Amplitudenverstärkung

Die Wahl der Verstärkung hängt von den Amplituden des abgeleiteten EEG ab. In der Regel entsprechen 50 μVolt 7 mm. Bei hochamplitudigen EEG-Ableitungen (z. B. Kinder-EEG) sollte die Empfindlichkeit geringer gewählt werden.

### Laufgeschwindigkeit

Die übliche Durchlaufgeschwindigkeit des Papiers beträgt 30 mm/s. Für lange Ableitungen (z. B. Schlafableitungen) wählt man (zur besseren Übersicht und Papierersparnis) langsamere Geschwindigkeiten (15 mm/s).

### Elektrodenwiderstände

Prinzipiell sollten möglichst niedrige symmetrische Übergangswiderstände (zwischen 5 und 10 kOhm) erreicht werden, da höhere Widerstände zu erheblichen Ableitungsverfälschungen und Artefakteinstreuungen führen.

### 2.2.4 Mindestanforderungen für eine Standard-EEG-Ableitung

Nach den Richtlinien der Deutschen EEG-Gesellschaft (1985) werden folgende Mindestanforderungen für die Durchführung von EEG-Ableitungen in Klinik und Praxis festgelegt:

*Mindestanforderungen für eine Standard-EEG-Ableitung:*

- Elektrodenplatzierung nach dem 10–20-System
- Dokumentation der Elektrodenübergangswiderstände vor und nach der Ableitung: alle Elektroden unter 10 kOhm (einheitlich)
- Die Ableitung muss Referenzschaltungen und bipolare Längs- und Querreihen enthalten
- Registrierung mit folgenden Verstärker- und Filtereinstellungen:
  - Empfindlichkeit: 70 μVolt = 1 cm
  - Zeitkonstante: 0,3 s (untere Grenzfrequenz = 0,53 Hz)
  - Filter (obere Grenzfrequenz): 70 Hz
  - nur in Ausnahmefällen Abweichungen, wenn möglich kein 50-Hz-Filter
- Eichung des Gerätes vor und nach der Ableitung

▌ Prüfung der sensoriellen Reaktivität
(z. B. Augenöffnen, Klatschen, bei komatösen Patienten auch Schmerzreize)
▌ Wenn notwendig und nach dem Zustand des Patienten auch möglich
Durchführung von Provokationsmethoden:
- Hyperventilation (HV) 3–5 Minuten Dauer, anschließend noch mind.
2 Minuten Post-HV-Ableitung
- Photostimulation
▌ Falls erforderlich, Mitregistrierung von EKG, EMG und EOG
▌ Artefakte müssen bezeichnet und – soweit möglich – korrigiert werden
▌ Dauer der reinen EEG-Ableitung (bei Papier-EEG) mind. 20 Minuten
▌ Beschriftung der Kurven mit allen für die Auswertung wichtigen Angaben.

## 2.3 Richtlinien zur Beschreibung und zur Beurteilung des EEG

Ein vollständiger EEG-Befund setzt sich aus einer Beschreibung des Kurvenbildes sowie einer Beurteilung der EEG-Tätigkeit mit möglicher Stellungnahme anhand der klinischen Daten zusammen. Um bei den EEG-Befunden eine
einheitliche Sprache zu verwenden, wurden durch die Kommission der Deutschen EEG-Gesellschaft Richtlinien zur Beschreibung und zur Beurteilung
des EEG (1994) erarbeitet, die im folgenden Abschnitt dargestellt werden.

### 2.3.1 Beschreibung des EEG

Die Beschreibung des EEG sollte im Hinblick auf folgende Punkte erfolgen:
- Grundtätigkeit
- Auftreten von lokalisierten oder generalisierten EEG-Tätigkeiten
- Auftreten von besonderen Wellenformen
- EEG-Veränderungen unter Provokation.

#### ▌ Beschreibung der Grundtätigkeit (GT)

Als GT wird allgemein jede relativ kontinuierliche EEG-Tätigkeit bezeichnet. Da sie für die einzelnen Hirnregionen verschieden ist, sollte sie getrennt beschrieben werden. In der Regel wird jedoch nur die Ruhegrund-
aktivität, die im Wachzustand bei geschlossenen Augen parietookzipital ableitbar ist und den sog. Grundrhythmus prägt, genauer dargestellt. Die Beschreibung der GT sollte nach folgenden Kriterien erfolgen:

▌ Frequenz (Wellen/s). Folgende mit griechischen Buchstaben benannte Fre-
quenzbereiche werden unterschieden (Abb. 2.7):
Alphabereich (Alphawellen): 7,5–12 (13)/s
Betabereich (Betawellen):    (13) 14–40/s

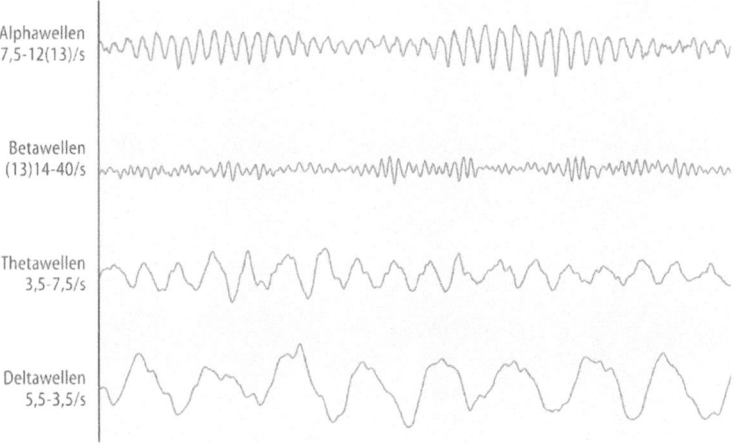

**Abb. 2.7.** Frequenzbereiche der EEG-Wellen

Thetabereich (Thetawellen):  3,5–7,5/s
Deltabereich (Deltawellen):   0,5–3,5/s

▌ **Amplitude.** Anzugeben sind die Amplitudenmaxima und -minima in den einzelnen Frequenzbereichen:
niedrigamplitudig:  bis 20 μVolt
mittelhoch:         um 50 μVolt
hoch:               100 μVolt und darüber.

In Bezug auf die Alphawellen werden abweichend von den genannten Grenzen gelegentlich Amplituden zwischen 20–60 μVolt als mittelhoch und über 60 μVolt als hoch bezeichnet.

▌ **Potenzialform.** Die einzelnen Wellen können monomorph (gleichartig), polymorph (amplituden- und frequenzunregelmäßig), biphasisch, triphasisch oder polyphasisch konfiguriert sein. Sie können als sinusförmige oder arkadenförmige Gruppierungen auftreten.

▌ **Ausprägung.** Der Begriff Ausprägung bezieht sich auf den prozentualen Anteil der EEG-Wellen von beschriebenen Frequenzbereichen in einem repräsentativen Kurvenabschnitt. In Hinblick auf die Ausprägung der Alphawellen ist definiert:
gut ausgeprägt:      Auftreten > 80% der Ableitung
mäßig ausgeprägt:    Auftreten um 50% der Ableitung
schlecht ausgeprägt: Auftreten < 30% der Ableitung.

▌ **Modulation.** Als Modulation bezeichnet man das Anwachsen und Abnehmen der Amplituden und z. T. auch Frequenzen im Bereich von Sekunden.

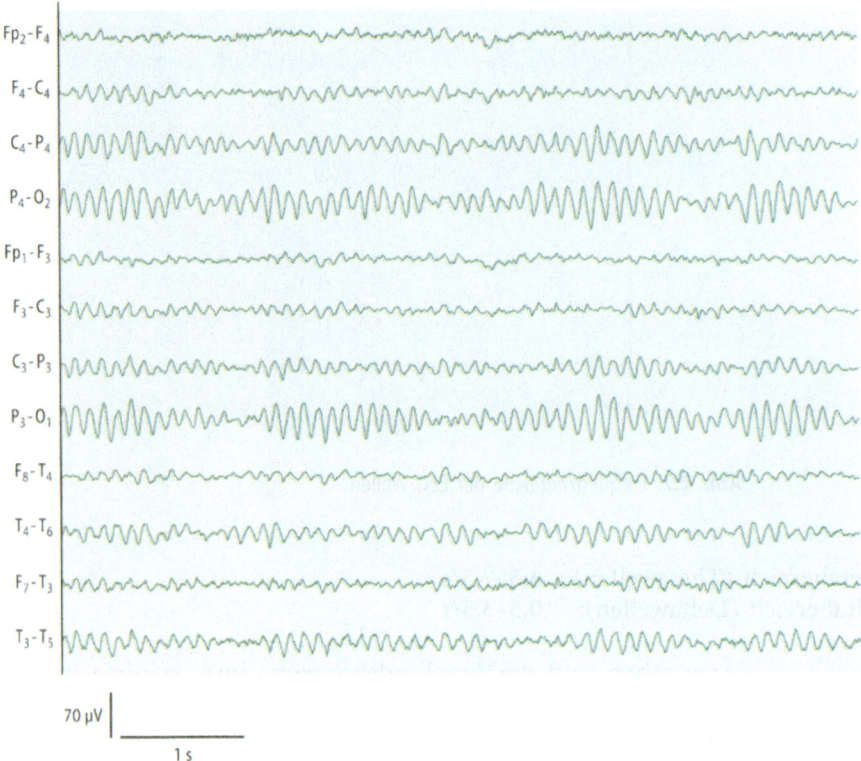

**Abb. 2.8. Regelrechtes Alpha-EEG** eines 42-jährigen Patienten mit Synkopen; Alpha-Grundtätig-keit *(GT)*: gut ausgeprägte, normalverteilte, symmetrische, regelmäßige, spindelig modulierte 9/s-Alpha-GT mit okzipitalen Amplituden bis 70 µVolt

▌ **Symmetrie.** Die Übereinstimmung der EEG-Tätigkeit über homologen Hirnregionen zur gleichen Zeit wird geprüft.

▌ **Reagibilität.** Die Änderung des EEG auf Sinnesreize oder physiologische Tätigkeiten ist als Reagibilität zu beschreiben, z. B.
– Blockadereaktion der Alphatätigkeit nach Augenöffnen (Abb. 2.11),
– Reagibilität auf Photostimulation („photic driving") (Abb. 2.31).

▌ **Beschreibung der Grundtätigkeit anhand eines Beispiels** (Abb. 2.8).

▌ **Lokalisierte oder generalisierte EEG-Tätigkeiten**

Die Beschreibung sich vom Grundrhythmus abhebender lokalisierter oder generalisierter EEG-Tätigkeiten erfolgt nach den Kriterien der GT (hinsichtlich der Frequenz, Amplitude, Ausprägung der Wellen). Zusätzlich sollten die genaue örtliche Verteilung und die zeitliche Abfolge der EEG-Tätigkeiten genannt werden (s. auch Kap. 2.6 und 2.7):

- *Lokalisation:* fokal, regional, lateralisiert, generalisiert
- *Zeitliche Abfolge:* kontinuierlich, intermittierend, episodisch, periodisch, rhythmisch.

### Auftreten von besonderen Wellenformen

Zu beschreiben sind z. B.

- *epilepsietypische Potenziale* (Spike, Sharp wave, Komplexe aus spitzen bzw. steilen Wellen mit nachfolgender langsamer Welle (SSW-Komplexe) (s. Kap. 2.8),
- *Graphoelemente des Schlafes* (Vertexwellen, K-Komplexe, positive okzipitale Transienten des Schlafes (s. Kap. 2.10),
- *definierte Wellenformen mit typischer zeitlicher und örtlicher Verteilung* (z. B. $\mu$-Rhythmen (Abb. 2.9, „Delta de la jeunesse" Abb. 2.10).

Als *$\mu$-Rhythmus* (Abb. 2.9) werden über der Zentralregion auftretende regelmäßige, häufig arkadenförmige Alphawellen um 9 Hz bezeichnet, die dem spontanen Rhythmus dieser Region entsprechen und bei Faustschluss, nicht aber bei Augenöffnen oder Photostimulation, blockiert werden.

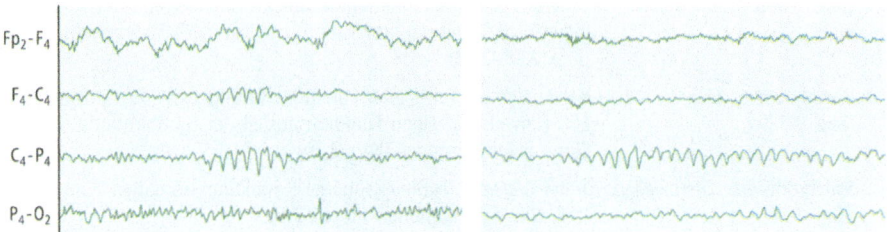

**Abb. 2.9. μ-Rhythmus über der rechten Zentralregion**

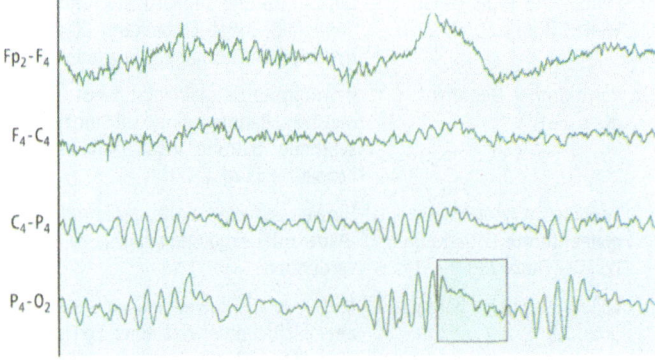

**Abb. 2.10. „Delta de la jeunesse"** (okzipitale Deltawellen der Jugend). Deltawellen in der Okzipitalregion; EEG eines 19-jährigen gesunden Jugendlichen

*„Delta de la jeunesse" oder auch „posterior slow wave of youth"* (Abb. 2.10) sind im Alter zwischen 14–18 Jahren, aber auch bis zu 10% bei jungen Erwachsenen noch nachweisbare Deltawellen (3–2/s, 300–500 ms Dauer) okzipital, die einzeln oder in kurzen Serien auftreten und keinen Krankheitswert haben.

## EEG-Veränderungen unter Provokation

Zu beschreiben sind
- morphologische, örtliche und zeitliche Veränderungen der GT unter Provokation (z.B. Hyperventilation (HV) und Photostimulation (s. Kap. 2.9)),
- das Auftreten von besonderen Wellenformen (z.B. von steilen Theta-Delta-Wellen unter HV (Abb. 2.30), von frontalbetonten SSW-Komplexen unter Photostimulation).

**Tabelle 2.2.** Zusammenfassung wichtiger EEG-Veränderungen

| EEG-Veränderungen | Beurteilung und klinische Einordnung |
| --- | --- |
| Allgemeinveränderung (Kap. 2.5) | Unspezifischer Befund bei diffusen Hirnschädigungen verschiedener Grade (z.B. Enzephalopathien und Enzephalitis, SHT) (Kap. 2.14–2.17) |
| „Burst-suppression-Muster" (Kap. 2.7) | Schwere bilaterale Funktionsstörungen unterschiedlicher Ätiologie (u.a. Barbituratintoxikation, Hypoxie, SHT, Enzephalitis) (Kap. 2.15–2.18) |
| Isoelektrisches EEG (Kap. 2.7.4) | Bei Ausschluss reversibler Funktionsstörungen ist das Nulllinien-EEG Hinweis auf einen Funktionsausfall der Großhirnrinde im Sinne eines Hirntodes (Kap. 2.19) |
| Synchronisierte Deltawellen (Kap. 2.7) | Tiefer liegende, subhemisphärielle Funktionsstörungen (z.B. Hirnstammläsionen (Kap. 2.7.5) |
| Intermittierend rhythmische Deltaaktivität (IRDA) (Kap. 2.7) | Subkortikale Hirnfunktionsstörungen mit Einbeziehung mittelliniennaher Strukturen, oft in Kombination mit einer Allgemeinveränderung (z.B. auch Kap. 2.14) |
| Periodische triphasische Wellen (Kap. 2.7) | Diffuse Störung subkortikaler und kortikaler Areale, z.B. bei Creutzfeldt-Jakob-Erkrankung (Kap. 2.13.2), metabolischen, hypoxischen Störungen, Enzephalitis (Kap. 2.14, 2.16.2, 2.18) |
| Polymorpher Deltaherd (Kap. 2.6) | Polymorphe Deltaaktivität weist auf einen kortexnahen Herd meist im Rahmen einer substanziellen Hirnschädigung, z.B. bei zerebraler Blutung, Insult (Kap. 2.12), Enzephalitis (Kap. 2.16.2), Kontusion (Kap. 2.17) |
| Periodische lateralisierte epileptiforme Entladungen (PLEDs) (Kap. 2.8) | Hinweis auf eine akute strukturelle hemisphärische Läsion (Akut- oder Erholungsphase), zu 70% mit epileptischen Anfällen verbunden |
| Epilepsietypische Potenziale (Kap. 2.8) | In der Regel Hinweis auf eine erhöhte zerebrale Erregbarkeit, aber nicht immer mit einer Epilepsie verbunden (z.B. bei Migräne (Kap. 2.12.6) oder bei Kindern ohne Epilepsie) |

*SHT* Schädel-Hirn-Trauma

## 2.3.2 Beurteilung des EEG

Die Beurteilung des EEG hat unter klinischen Gesichtspunkten zu erfolgen. Besondere Beachtung bei der Abgrenzung zu pathologischen Befunden haben die sog. Normvarianten sowie Wellenformen ohne krankheitswertige Bedeutung.

## 2.4 Grundtätigkeit (GT) und Grundrhythmus (GR)

Beim wachen Menschen zeigt jede Hirnregion eine bestimmte Form einer lokalen, kontinuierlichen EEG-Tätigkeit, die als Grundtätigkeit bezeichnet wird. Sie ist in den vorderen Hirnabschnitten weniger strukturiert (frontal und zentral vermehrt Betawellen, zentral μ-Rhythmen). In den hinteren sog. sensorischen Hirnabschnitten wird die vorhandene spontane Aktivität, bestehend aus Betawellen, durch einen bestimmten thalamokortikal generierten Ruhegrundrhythmus im Alphabereich ersetzt. Da das Ruhe-EEG bei den meisten Erwachsenen (weltweit 85% der Erwachsenen) durch diese parietookzipital abzuleitende Alphaaktivität dominiert wird, wird in der Regel der in den hinteren Hirnabschnitten erfasste Grundrhythmus als Grundtätigkeit des EEG bezeichnet.

### 2.4.1 Grundrhythmusformen

Die im Bereich der hinteren Hirnabschnitte auftretenden Wellenformen bestimmen auch den sog. Grundrhythmustyp. Nach den Kriterien von Kubicki und Höller (1980) werden 3 Grundrhythmusformen als Normtypen unterschieden:
- Alphagrundrhythmus (Abb. 2.8)
  - Auftreten bei 85% der Erwachsenen
  - Frequenz 8–13 Hz, Häufigkeitsgipfel bei 10 Hz
  - Amplitude meist 10–50 μVolt, < 20 μVolt bei 25%, < 10 μVolt bei 5%
  - Potenzialform: regelmäßig, annähernd sinusförmig bis hin zur unregelmäßigen Form (15% der Erwachsenen, oft verbunden mit Frequenzlabilität)
- Betagrundrhythmus (Abb. 2.11)
  - Auftreten bei ca. 7% der Erwachsenen
  - Frequenz 14–18 Hz, Amplitude oft niedriggespannter
  - Topographie, Modulation, Reagibilität ähnlich dem Alpha-GR-Typ
- Grundrhythmus vorherrschend im Thetabereich
  - Auftreten bei ca. 6% der Erwachsenen
  - Frequenz liegt überwiegend innerhalb der Thetabande (4–7 Hz)
  - Amplituden flacher, Potenzialform unregelmäßiger.

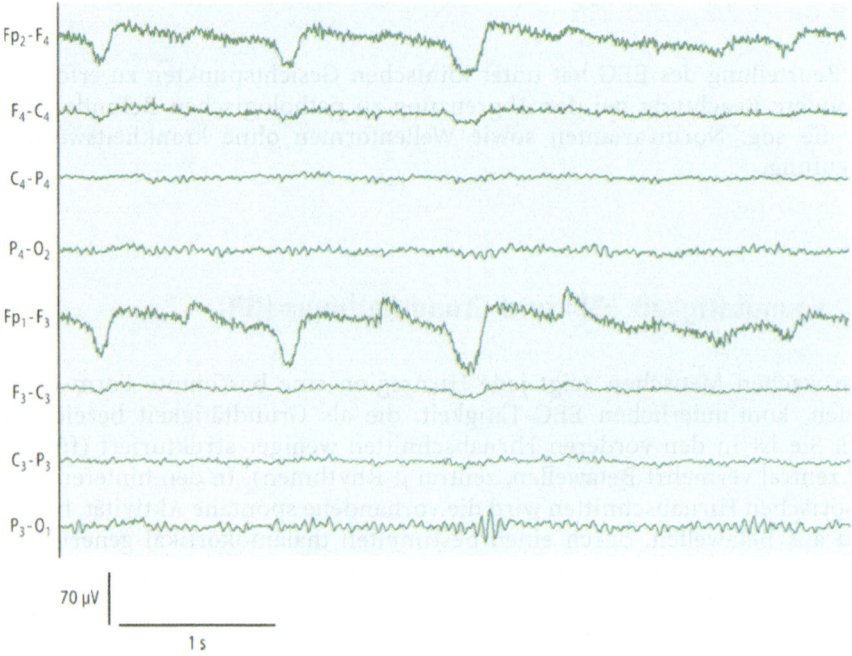

**Abb. 2.11. Betagrundrhythmus.** 18/s-Betawellen mit topographischer Verteilung wie beim Alphagrundrhythmus. EEG einer 40-jährigen Patientin mit Migräne

Früher glaubte man, die Alphafrequenz nehme mit steigendem Alter stetig ab. Neuere Untersuchungen haben aber gezeigt, dass die niedrigste Frequenz im Alter von 58 Jahren erreicht wird und dass im hohen Lebensalter (80–100 Jahren) die Frequenz durchschnittlich bei 8,6 Hz liegt (Hubbard et al. 1976). Die Frequenz der Alpha-GT eines Individuums bleibt lebenslang relativ konstant. Sofern unter gleichartigen Bedingungen abgeleitet wird, zeigen sich intraindividuelle Frequenzschwankungen nur unterhalb 1/s.

## 2.4.2 Blockade der Alphatätigkeit

Durch Augenöffnen oder mentale Tätigkeit wird der Alpha-GR „blockiert" und durch eine niedrigamplitudigere, höherfrequente Tätigkeit ersetzt. Die visuelle Blockadereaktion wird auch als Berger-Effekt bezeichnet (Abb. 2.12).
Auch bei sog. angespannter Wachheit wird die bei entspannter Wachheit zu registrierende Alpharuheaktivität häufig durch eine unregelmäßige, niedriggespannte Grundtätigkeit mit höherer Frequenz abgelöst. Diese EEG-Tätigkeit ist nicht als Beta-GR misszuverstehen.

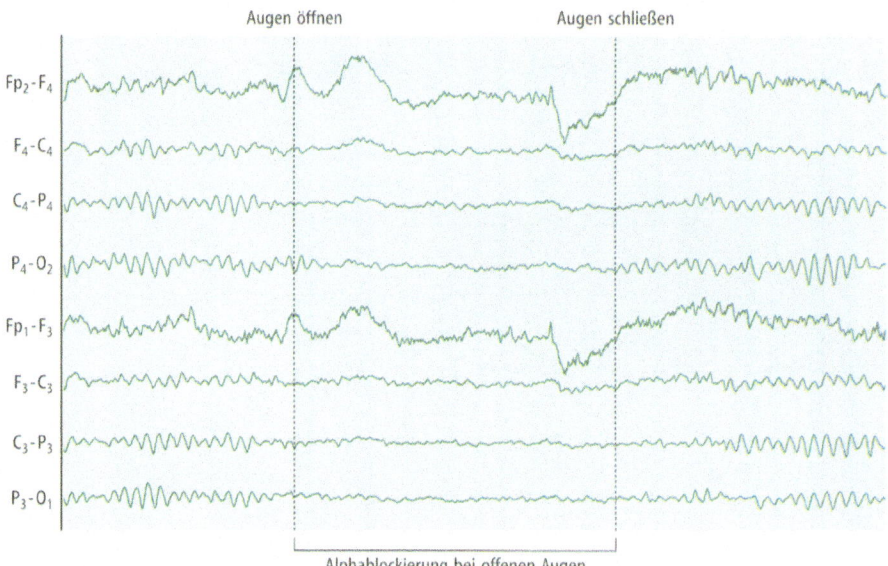

**Abb. 2.12. Visuelle Blockadereaktion** (Berger-Effekt)

### 2.4.3 Niederspannungs-EEG

Das Niederspannungs-EEG, welches bei ca. 3–9% der Erwachsenen zu finden ist, enthält keine EEG-Aktivität über 20 µVolt. Es wird dominiert durch niedrigamplitudige, unregelmäßige Wellen verschiedener Frequenzen (Alpha-Beta-Theta-Bereich), wobei Alphawellen nur sporadisch oder nur kurzzeitig nach Augenschluss auftreten. Es handelt sich nicht um einen einheitlichen GR-Typ, jedoch ist er bei einem Teil der Betroffenen genetisch bedingt (Abb. 2.13).

Oft ist ein flaches EEG aber Ausdruck einer ungenügenden Entspannung und nicht als Normvariante anzusehen. In diesen Fällen tauchen nach Lidschluss sowie während und nach Hyperventilation längerstreckige Alpharhythmen auf. Auch kann eine Abflachung der EEG-Tätigkeit Zeichen einer Schläfrigkeit des Patienten sein (Übergang in Schlafstadium I). Die paradoxe Alphareaktion bei Augenöffnen oder Weckreizen bestätigt den Verdacht.

### 2.4.4 Mischformen

Einige EEG-Bilder lassen sich nicht den genannten GR-Formen zuordnen. Hierzu zählen EEG-Ableitungen mit niedriggespannter Alpha-Beta-Mischaktivität (oft jedoch Ausdruck der schlechten psychischen Entspannung) sowie das frequenzlabile EEG, welches jedoch selten als Normtyp auftritt, sondern meist als Zeichen einer allgemeinen Funktionsstörung, z.B. bei vaskulären Enzephalopathien, einzuordnen ist.

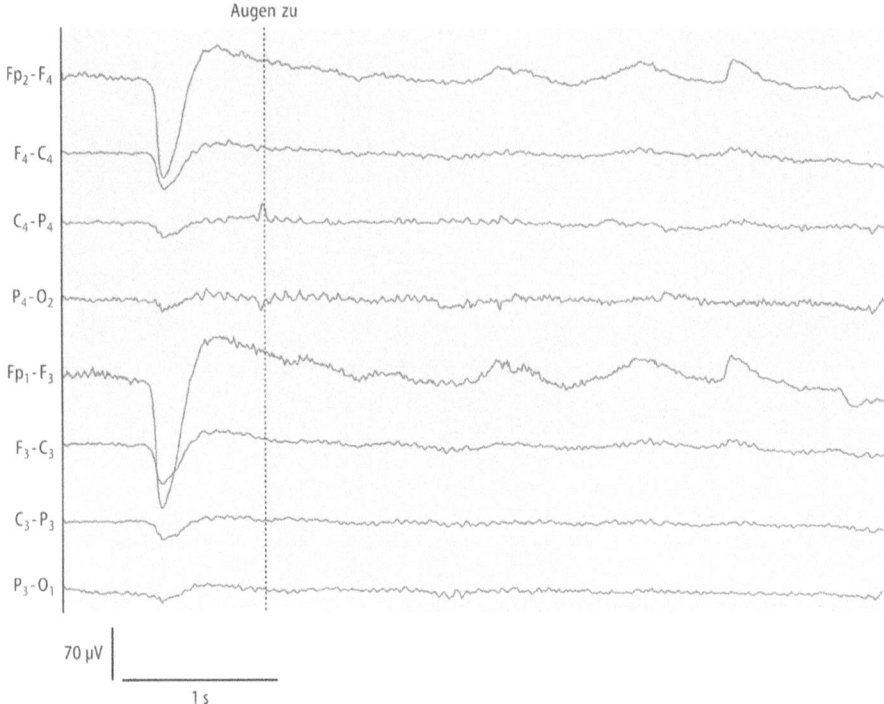

**Abb. 2.13. Niederspannungs-EEG**

### 2.4.5 Alphavariante als GR-Variante

Alphavarianten zeigen einen zeitweiligen Wechsel zwischen regulären Alphawellen und Wellen mit Frequenzen um 5–6/s (langsame Alphavariante) bzw. 16–18/s (schnelle Alphavariante). Das Frequenzverhältnis ist mit 2:1 bzw. 1:2 definiert. Hinsichtlich der Topographie, der Reaktivität und der Abhängigkeit von der Vigilanz entsprechen sie dem regulären Alpharhythmus. Aus diesem Grund nimmt man an, dass ähnliche Generatoren zugrunde liegen. Die Alphavariante ist genetisch determiniert und zeigt eine Häufigkeit unter 1%.

### 2.4.6 Langsame 4/s-Grundrhythmus-Variante

Hierbei handelt es sich um eine genetisch bedingte seltene GR-Variante (<0,5–1%), mit langsamer 3- bis 5/s- (meist 4/s-) Theta-GT, die wie die normale Alpha-GT verteilt ist und eine prompte Blockade auf Augenöffnen sowie meist eine ausgeprägte Reagibilität auf Photostimulation zeigt (Abb. 2.14).

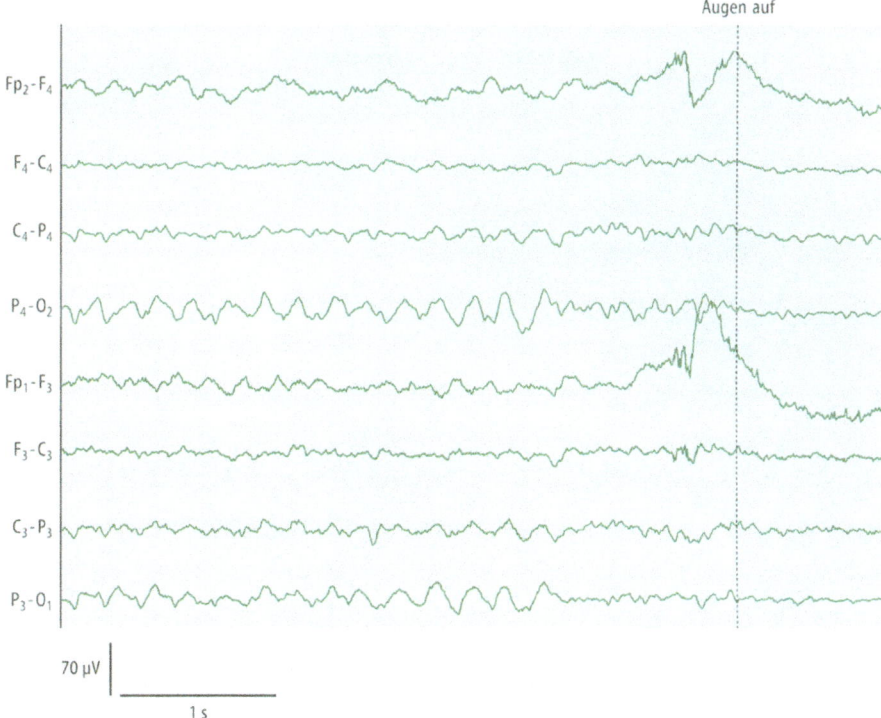

Augen auf

Fp₂-F₄

F₄-C₄

C₄-P₄

P₄-O₂

Fp₁-F₃

F₃-C₃

C₃-P₃

P₃-O₁

70 µV

1 s

**Abb. 2.14. Langsame 4/s-Grundrhythmus-Variante.** 22-jährige Patientin mit Cephalgien

## 2.5 Veränderungen der Grundaktivität

### 2.5.1 Allgemeinveränderungen (AV)

Als Allgemeinveränderung bezeichnet man eine diffuse Vermehrung der langsamen Komponenten der Grundaktivität und/oder eine abnorme Verlangsamung des GR selbst. Neben der Frequenzverlangsamung zeigen sich bei Zunahme der AV in der Regel auch eine zunehmende Frequenzlabilität, eine verminderte Reagibilität sowie eine Veränderung der topographischen Verteilung des Grundrhythmus.

Das Ausmaß der AV wird in 3 Schweregraden angegeben:
▌ leichte Allgemeinveränderung (Abb. 2.15)
– noch erhaltener Alpha-GR mit normaler Reaktivität
– geringgradige Verlangsamung der Frequenz (8)7–6/s
– Einstreuung von Thetawellen, aber Alpha- ≫ Theta-Wellen
▌ mittelschwere Allgemeinveränderung (Abb. 2.16)
– Alphawellen nur sporadisch nachweisbar

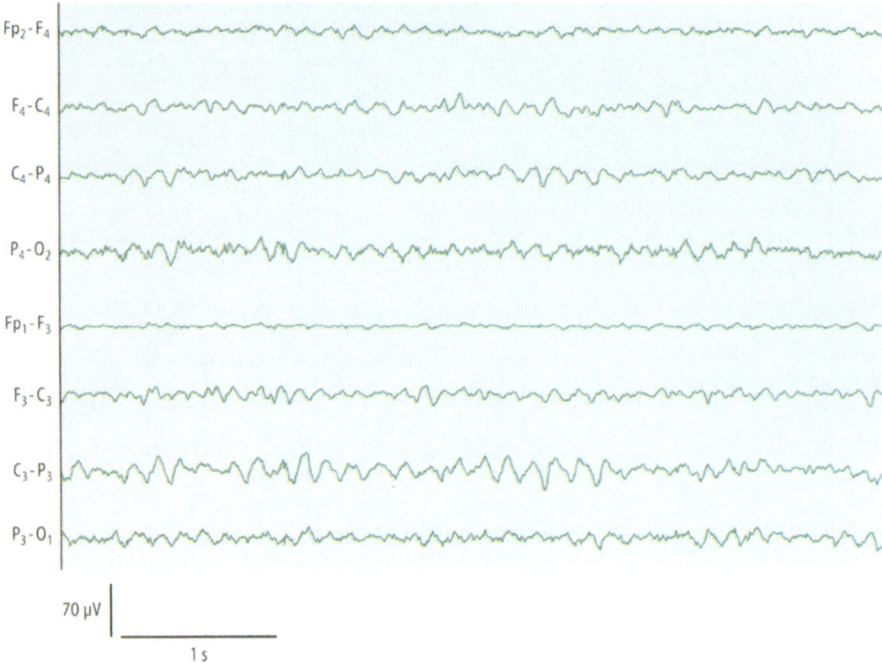

**Abb. 2.15. Leichte Allgemeinveränderung.** EEG eines 70-jährigen Patienten mit M. Parkinson

- GR ist von Thetawellen (4–7/s) geprägt, Theta- ≫ Alphawellen
- GR bis in die Frontalregion ausgedehnt, Modulation geht verloren schwere Allgemeinveränderung (Abb. 2.17)
- keine Alphawellen mehr
- GR vorwiegend aus kontinuierlichen, polymorphen Deltawellen
- zunehmende Einstreuung von Subdeltawellen (unter 0,5/s)
- in der Regel keine Reaktion durch Außenreize.

Der Begriff der Allgemeinveränderung ist in englischsprachigen Lehrbüchern nicht zu finden und wird auch bei uns häufig unscharf verwendet. Sie ist ein wichtiger Hinweis auf eine diffuse Hirnfunktionsstörung. Die Übergänge zwischen den Schweregraden der AV sind fließend.

Da die gleiche Frequenzzusammensetzung bei einem Erwachsenen eine andere Bedeutung als beim Schulkind oder Kleinkind hat, muss das Alter bei der Beurteilung unbedingt berücksichtigt werden. Wichtig ist auch die Beurteilung des GR im individuellen Verlauf. Besteht bei einem Erwachsenen ursprünglich eine Alpha-GT um 10/s, so ist eine Verlangsamung auf 8/s als leichte AV zu werten.

Die AV ist ein EEG-Symptom ohne krankheitsspezifische Bedeutung. Sie tritt bei verschiedensten Krankheitsbildern (metabolischen, toxischen Enzephalopathien, zerebraler Hypoxie, Enzephalitis, Hirnkontusionen, bei um-

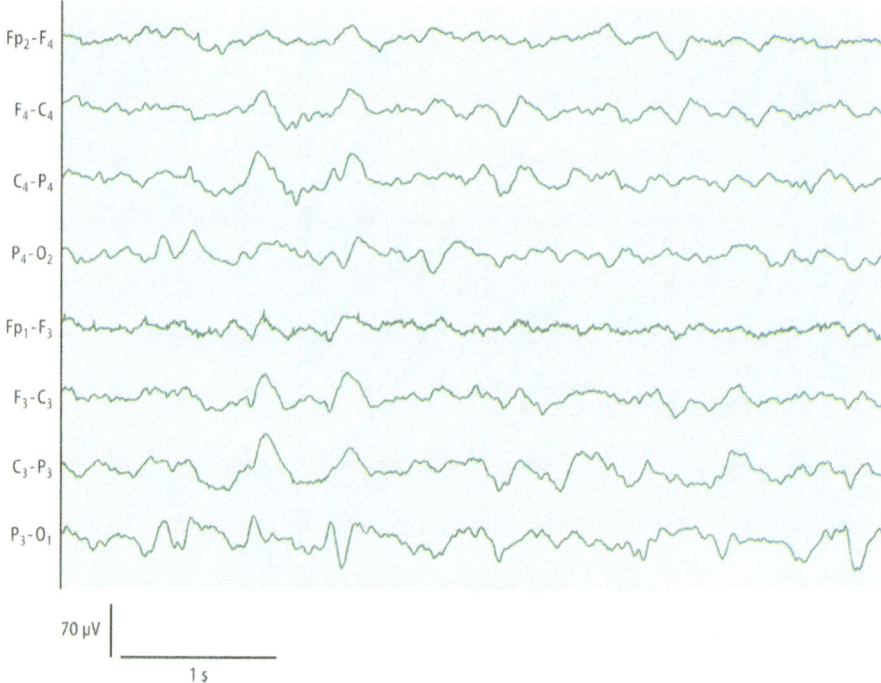

$Fp_2$-$F_4$

$F_4$-$C_4$

$C_4$-$P_4$

$P_4$-$O_2$

$Fp_1$-$F_3$

$F_3$-$C_3$

$C_3$-$P_3$

$P_3$-$O_1$

70 µV

1 s

**Abb. 2.16. Mittelschwere Allgemeinveränderung.** 47-jähriger Patient mit einer septischen Enzephalopathie

schriebenen Prozessen mit Mittellinienverlagerungen, bei degenerativ atrophischen Prozessen und postiktual bei Epilepsien) auf und weist auf ein Betroffensein des Gehirns oder eine zerebrale Beteiligung im Rahmen einer allgemeinen Erkrankung hin. Das Ausmaß der AV wird neben der Schwere der Hirnschädigung auch von der Geschwindigkeit der Entwicklung des Krankheitsbildes bestimmt (je akuter, desto schwerer die AV). Die Zunahme der AV im Krankheitsverlauf weist auf eine Verschlechterung hin. Im Fall der klinischen Besserung kann der Rückgang der AV im EEG verzögert auftreten.

### 2.5.2 Frequenzlabiles EEG

Das frequenzlabile EEG zeigte einen steten Frequenzwechsel des GR, ohne dass über einen längeren Zeitabschnitt ein einheitlicher GR ausgezählt werden kann. Man findet meist Alphawellen von 7,5–13 Hz, Betawellen um 14–16, z.T. bis 20/s sowie eingestreute unregelmäßige Thetawellen. Insgesamt herrschen also schnellere Frequenzen vor und es besteht keine AV im Sinne einer GR-Verlangsamung. Bei der Frequenzlabilität handelt es sich um einen unspezifischen Befund, der bei vegetativer Labilität, bei zerebra-

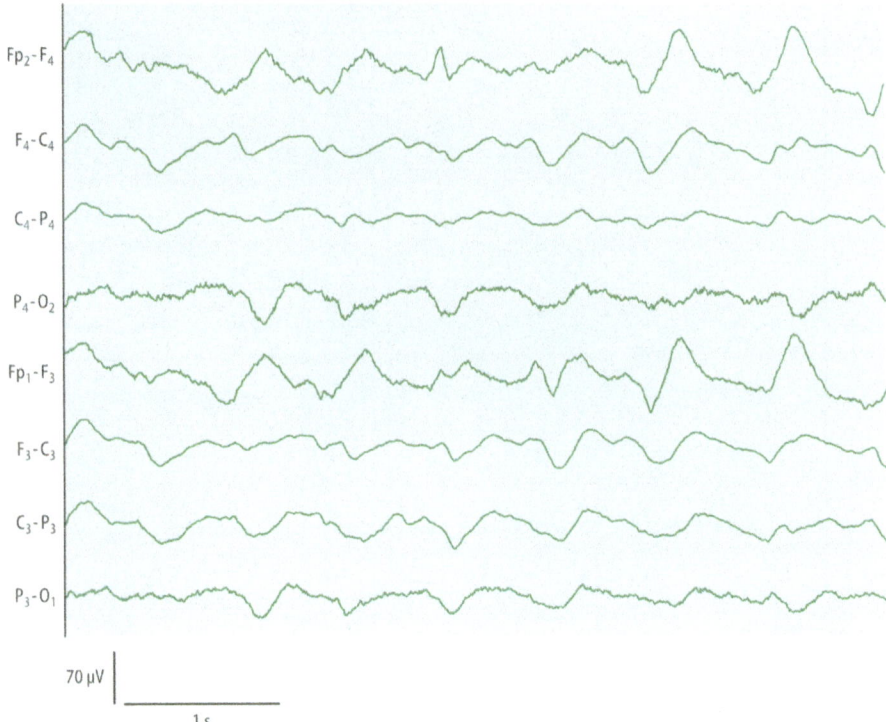

**Abb. 2.17. Schwere Allgemeinveränderung.** 54-jährige Patientin mit Valproatenzephalopathie; vorbekannte Epilepsie, Anfallshäufung, progrediente Vigilanzabnahme. EEG bei Aufnahme. Unter Phenobarbiturat- und Valproattherapie Ammoniakspiegel 612 mmol/l (5 Tage nach Absetzen des Valproat klinisch deutlich gebessert und Normalisierung des EEG)

len Durchblutungsstörungen, bei arterieller Hypertonie, bei Medikamenteneinnahmen, aber auch bei Migräne auftreten kann.

## 2.6 Herdveränderungen im EEG

### 2.6.1 Definition herdförmiger EEG-Veränderungen

Fokale EEG-Veränderungen, die nur ein bestimmtes Areal einer Hemisphäre betreffen, z. B. im Sinne einer lokal begrenzten GT-Verlangsamung oder einer fokalen Amplitudenabflachung, sind als Herdbefunde zu bezeichnen. Herdbefunde im EEG können sich in verschiedenen Formen äußern und im Krankheitsverlauf ineinander übergehen. Der Schweregrad eines Herdbefundes ist abhängig von der Lokalisation und dem Ausmaß einer Läsion sowie von der Geschwindigkeit der Krankheitsentwicklung (je rascher die Prozessentwicklung, desto schwerer der Herdbefund). Der typische Herdbefund besteht in Form eines polymorphen Deltaherdes und ist in der Regel Ausdruck einer strukturellen Schädigung. Jedoch ermöglichen herdförmige Funktionsstörungen im EEG keinen sicheren Rückschluss auf die Art des zugrunde liegenden Prozesses.

### 2.6.2 Fokale Änderung der Alphatätigkeit unter Beibehaltung einer Alphafrequenz

Ein Herdbefund kann sich auch in Form einer fokalen Änderung der Alphatätigkeit unter Beibehaltung der Frequenz äußern. Hierzu zählen eine fokale Alphaminderung oder Alphaaktivierung.

- Fokale Alphaminderung
  Verminderte Ausprägung im Vergleich zur Gegenseite um mind. 15% und/ oder Amplitudenreduktion um mind. 50% (bei verminderter Amplitude über der nichtdominanten Hemisphäre auch 30–50% als Grenzbefund)
- Fokale Alphaaktivierung
  Seltenes Herdzeichen mit Amplitudenzunahme gegenüber der Gegenseite, meist in Verbindung mit fokaler Verlangsamung um 1,5/s und fehlender Blockadereaktion.

Fokale Änderungen der Alphagrundtätigkeit sind häufig schwierig von Normalbefunden abzugrenzen. Bei Konstanz des Befundes weisen sie auf leichte fokale Funktionsstörungen hin.

### 2.6.3 Herdbefund mit Auftreten von langsamen Wellen

Die meisten Herdbefunde zeigen sich in Form einer fokalen Verlangsamung und sind häufig – aber keinesfalls regelmäßig – mit einer Hirnschädigung verbunden. Je nach Schweregrad des Herdbefundes treten Thetawellen und/ oder Deltawellen, evtl. mit gleichzeitiger Kurvenabflachung, auf.

- Thetaherd
  Einstreuung von meist unregelmäßigen, polymorphen 4- bis 7/s-Thetawellen; ein reiner Thetaherd ist selten (gelegentlich bei epileptischem Fokus), oft in Kombination mit Deltawellen: Theta-Delta-Herd
- Deltaherd
  Starke Verlangsamung (0,5–3/s) und unregelmäßige Wellen sprechen für eine strukturelle Läsion (z.B. Hirntumor mit perifokalem Ödem, intrazerebrale Blutung, frische Ischämie, Enzephalitis, gelegentlich postiktual)
- Verlangsamung mit fokaler Abflachung (umschriebene Suppression)
  Als schwerer Herdbefund zu deuten; Zeichen der Minderung der Hirnaktivität, z.B. bei zerebralem Tumor oder großem subduralen Hämatom.

Patienten über 50 Jahren weisen im EEG häufig (meist linksseitig) temporal eingestreute Thetawellen auf, die nicht als pathologisch zu werten sind, solange sie einzeln oder in kurzen Gruppen auftreten.

Bei Hirntumoren zeigt sich die fokale Verlangsamung um so stärker, je rindennäher der Tumor liegt, je maligner er ist und je ausgedehnter das peritumoröse Ödem ist (s. auch Abb. 2.18).

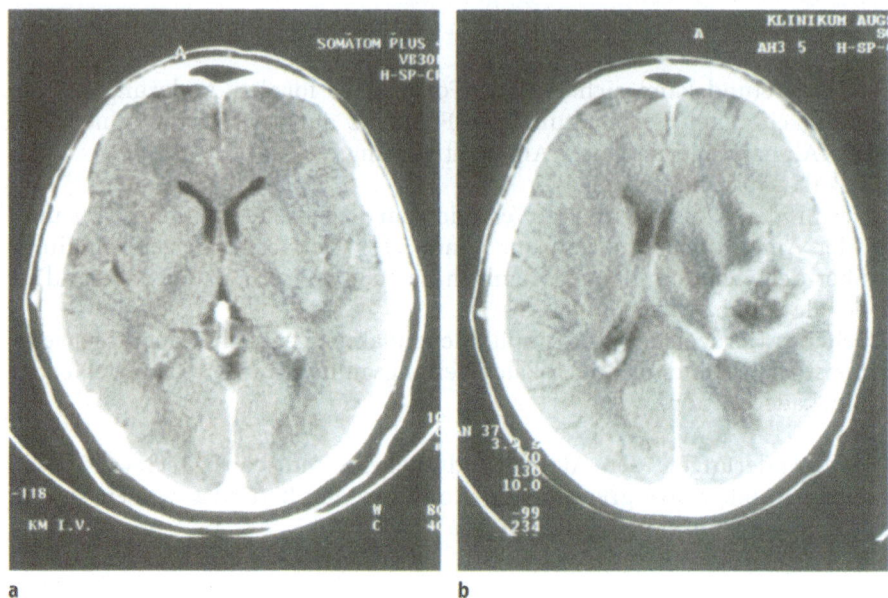

a                                              b

**Abb. 2.18 a–e. 55-jähriger Patient mit linkszerebralem Glioblastom.** CCT (**a, b**) und EEG im Krankheitsverlauf (**c–e**). **a** CCT im März 1998: 1 cm große kontrastmittelaufnehmende Raumforderung im hinteren Anteil der Capsula interna; **b** CCT im November 1998: 5 x 3 cm große Raumforderung mit randständiger, girlandenförmiger Kontrastmittelaufnahme und fingerförmigem Marklagerödem; (Mit freundlicher Genehmigung der Klinik für Diagnostische Radiologie und Neuroradiologie des Zentralklinikums Augsburg); **c** EEG im März 1998: Noch kein Herdbefund erkennbar; **d** EEG im Juli 1998 unregelmäßiger Alpha-Theta-Herd linksfrontozentral mit Phasenumkehr bei F3 und leichter Allgemeinveränderung; **e** EEG im November 1998: nach temporal ausgedehnter polymorpher (Theta-)Deltaherd

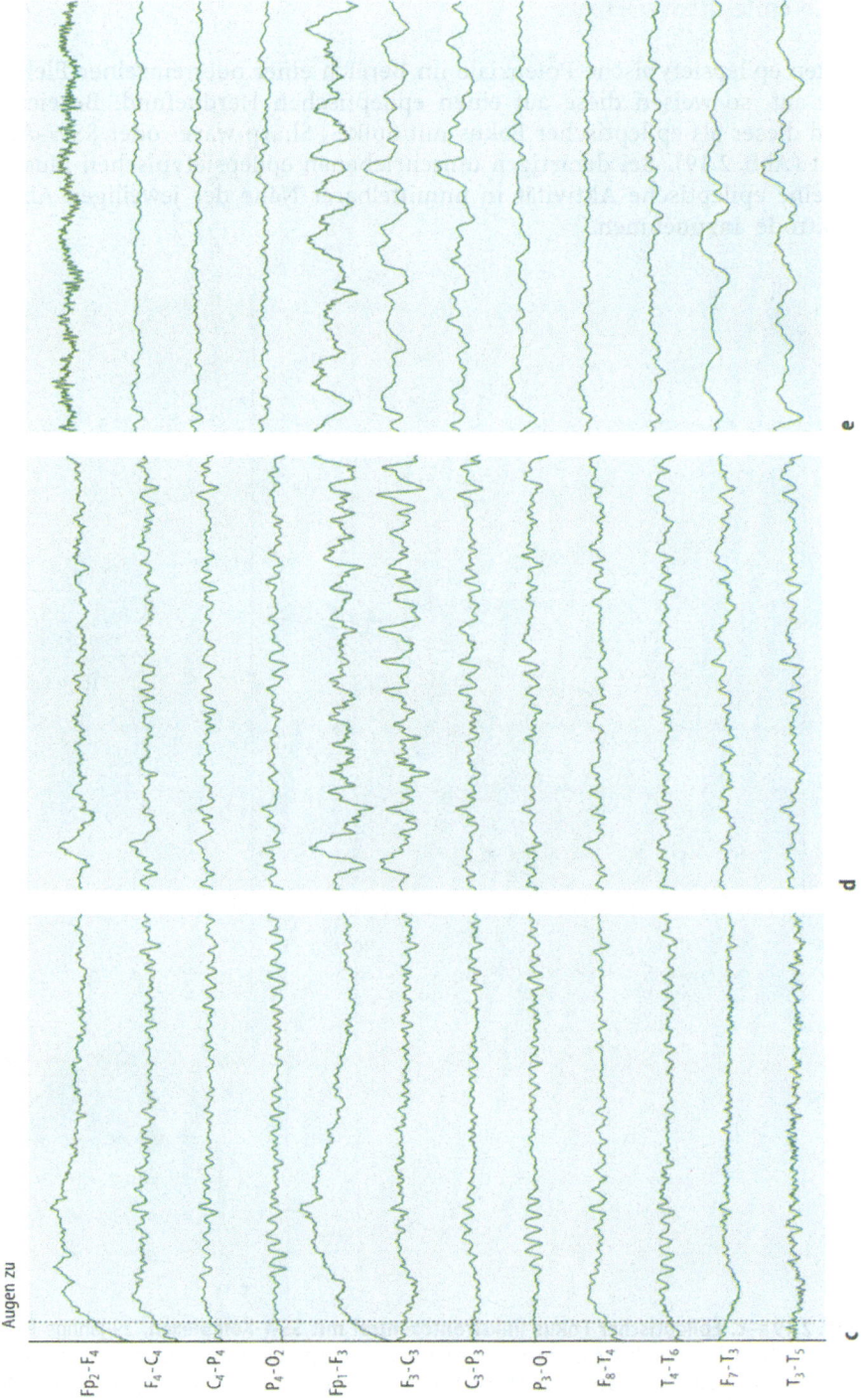

## 2.6.4 Epileptischer Fokus

Treten epilepsietypische Potenziale im Bereich einer oder einzelner Elektroden auf, so weisen diese auf einen epileptischen Herdbefund. Bezeichnet wird dieser als epileptischer Fokus mit Spike-, Sharp-wave- oder SSW-Aktivität (Abb. 2.19). Bei derartigen umschriebenen epilepsietypischen Mustern ist eine epileptische Aktivität in unmittelbarer Nähe der jeweiligen Ableitelektrode anzunehmen.

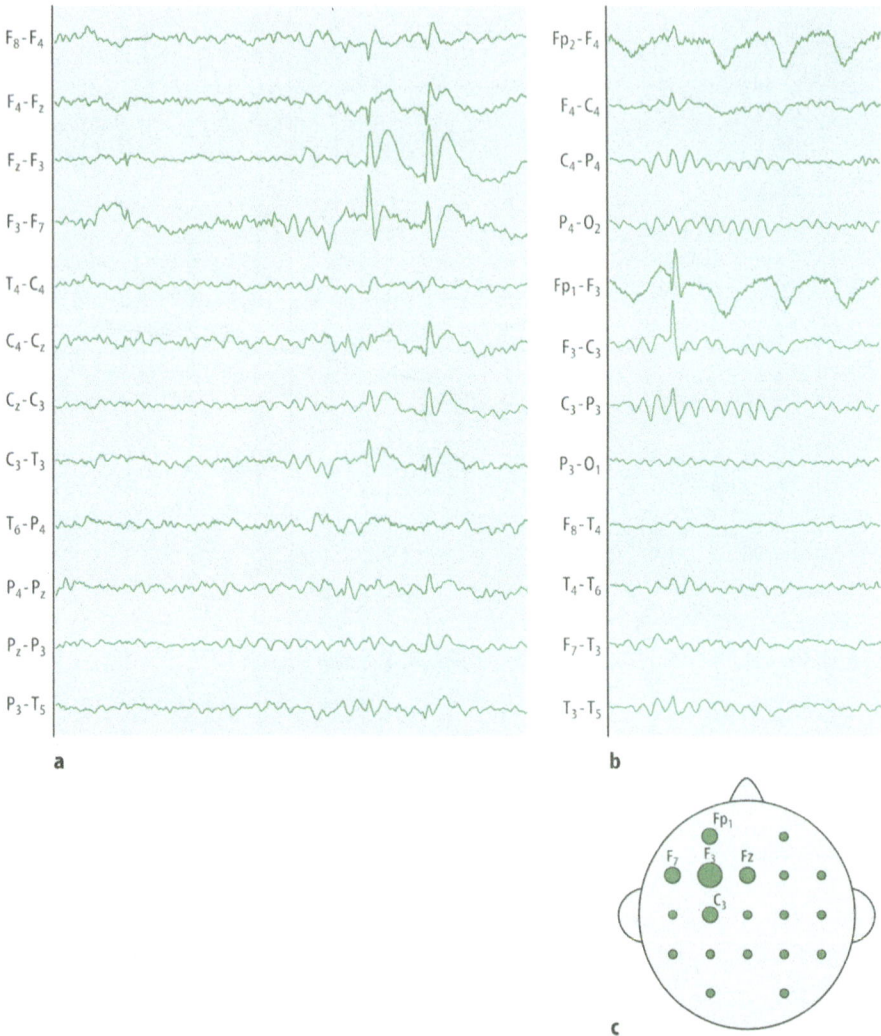

**Abb. 2.19 a–c. Epileptischer Fokus linksfrontozentral mit SSW-Komplexen.** 29-jährige Patientin mit fokaler Epilepsie bei Z. n. Operation eines linksfrontozentralen Astrozytoms. Darstellung des epileptischen Fokus: **a** In der Querreihenableitung, **b** in der Längsreihenableitung. **c** Betroffene Oberflächenelektroden in unmittelbarer Nähe des epileptischen Fokus

## 2.6.5 Darstellung von Herdbefunden in Abhängigkeit von der Ableittechnik

Die Darstellung eines Herdbefundes gelingt am besten in der bipolaren Reihenableitung mit Hilfe der Phasenumkehr. Aufgrund von Fehlermöglichkeiten ist es jedoch wichtig, den Herdbefund in unterschiedlichen Ableitprogrammen darzustellen (Tabelle 2.3, Abb. 2.20).

## 2.6.6 Herdstörungen in Abhängigkeit von der Prozesslokalisation

In Abhängigkeit von der Lokalisation des zugrunde liegenden Prozesses finden sich unterschiedliche Herdstörungen (Tabelle 2.4).

**Tabelle 2.3.** Vor- und Nachteile verschiedener Ableittechniken zur Darstellung von Herdbefunden

| | Vorteil | Nachteil |
|---|---|---|
| Bipolare Ableitung | Gute topographische Darstellung eng umschriebener Herdstörungen | Ausgedehnter EEG-Aktivitäten sind schlecht lokalisierbar |
| Bezugsableitung (gegen Ohrreferenz) | Betonung ausgedehnter Aktivitäten | Umschriebene Veränderungen, besonders in der Temporalregion schlechter erkennbar |
| Durchschnitts-referenzableitung | In der Regel korrekte Darstellung der EEG-Aktivität | Bei ausgeprägten und ausgedehnten Herden erscheint die pathologische Aktivität auch in den Ableitungen außerhalb des Herdes |
| Quellenableitung | Eng begrenzte Herdbefunde werden verstärkt dargestellt | Ausgedehnte Störungen werden oft falsch lokalisiert |

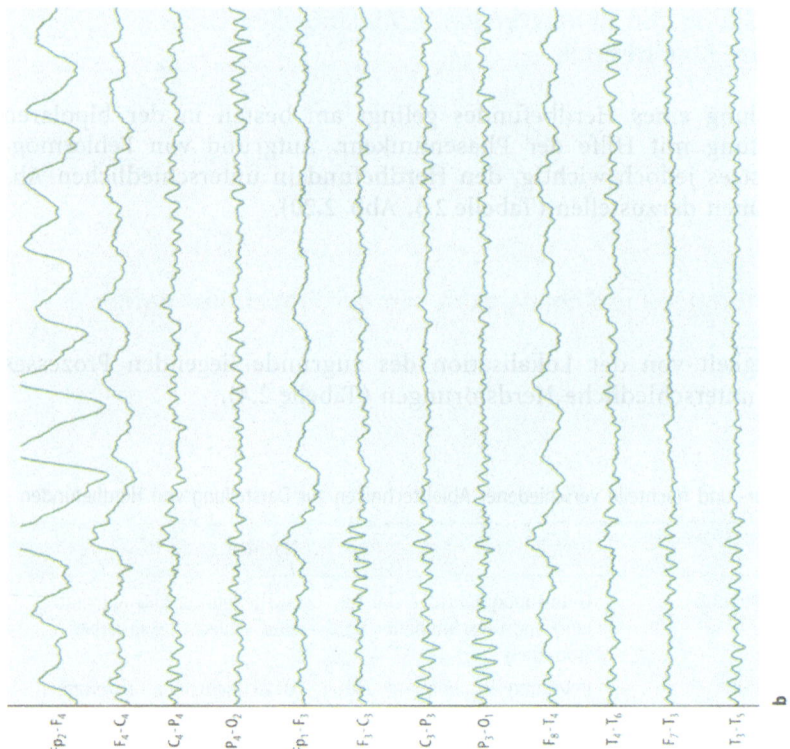

**Abb. 2.20 b–d. EEG: Herdbefund in Abhängigkeit der Ableitprogramme.** Darstellung synchroner EEG-Sequenzen in der Längsreihen- und Querreihenableitung sowie Referenzableitung zum Ohr. **b** Längsreihenableitung

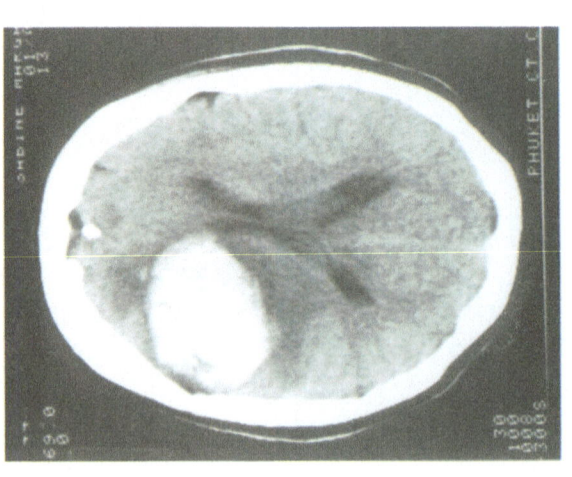

**Abb. 2.20 a–d. 36-jährige Patientin mit rechtsfrontaler Hirnparenchymblutung,** aufgetreten 4 Tage nach Lysetherapie mit Streptokinase bei Beckenvenenthrombose. **a** CCT: hochfrontotemporale, raumfordernde Blutung mit Resorptionsödem und Kompression des Seitenventrikelvorderhorns sowie Mittellinienverlagerung

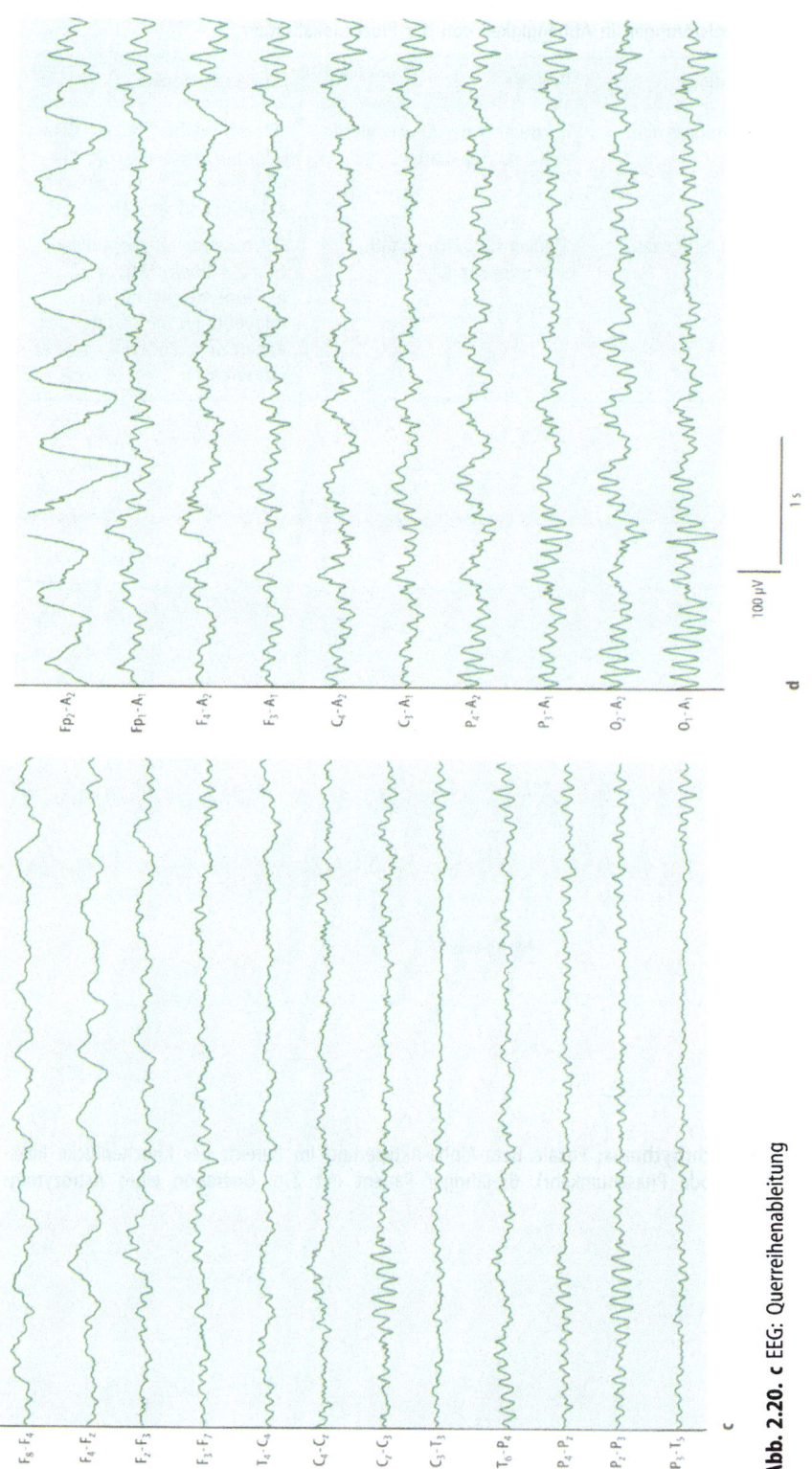

**Abb. 2.20. c** EEG: Querreihenableitung

**Abb. 2.20. d** EEG: Referenzableitung zum Ohr

**Tabelle 2.4.** Herdstörungen in Abhängigkeit von der Prozesslokalisation

| Prozesslokalisation | Beispiel | EEG-Veränderungen |
|---|---|---|
| ▌ Umschriebene kortikale Läsion | Im Bereich der Knochenlücke bei Z. n. Trepanation | „Breach-rhythm", fokale Beta-(Alpha-)Aktivierung, oft steil und rhythmisch, nicht reagibel auf Augenöffnen (Abb. 2.21) |
| ▌ Hemisphärieller Prozess | Mediainsult, Enzephalitis, Kontusionsherd | Polymorpher, oft kontinuierlicher Deltaherd (Abb. 2.22), fehlende Reagibilität auf Augenöffnen, bei zusätzlicher Allgemeinveränderung schwer abzugrenzen |

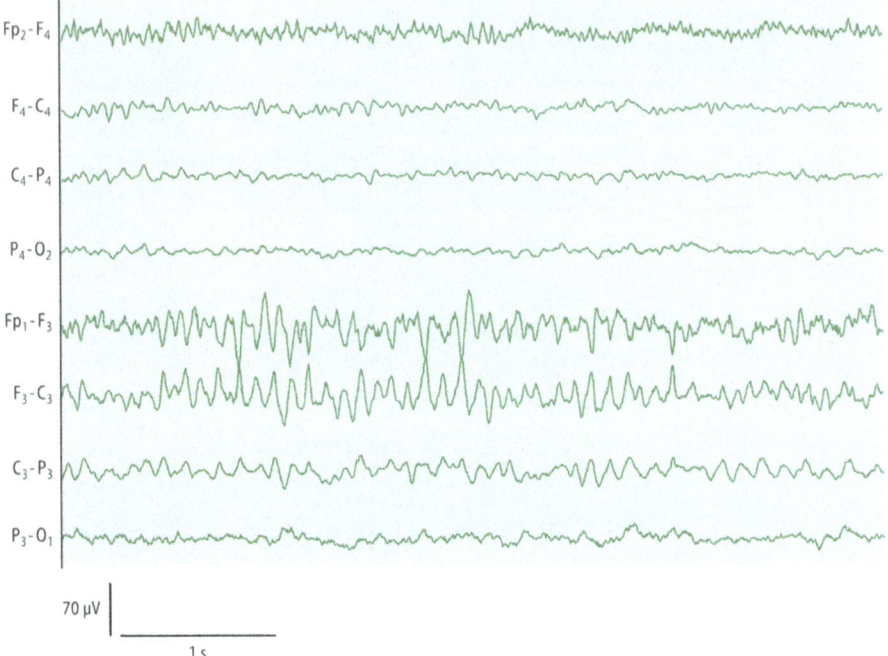

**Abb. 2.21. Breachrhythmus:** Fokale Beta-Alpha-Aktivierung im Bereich der Knochenlücke linksfrontal (F3-Elektrode Phasenumkehr). 63-jähriger Patient mit Z. n. Operation eines Astrozytoms linksfrontal

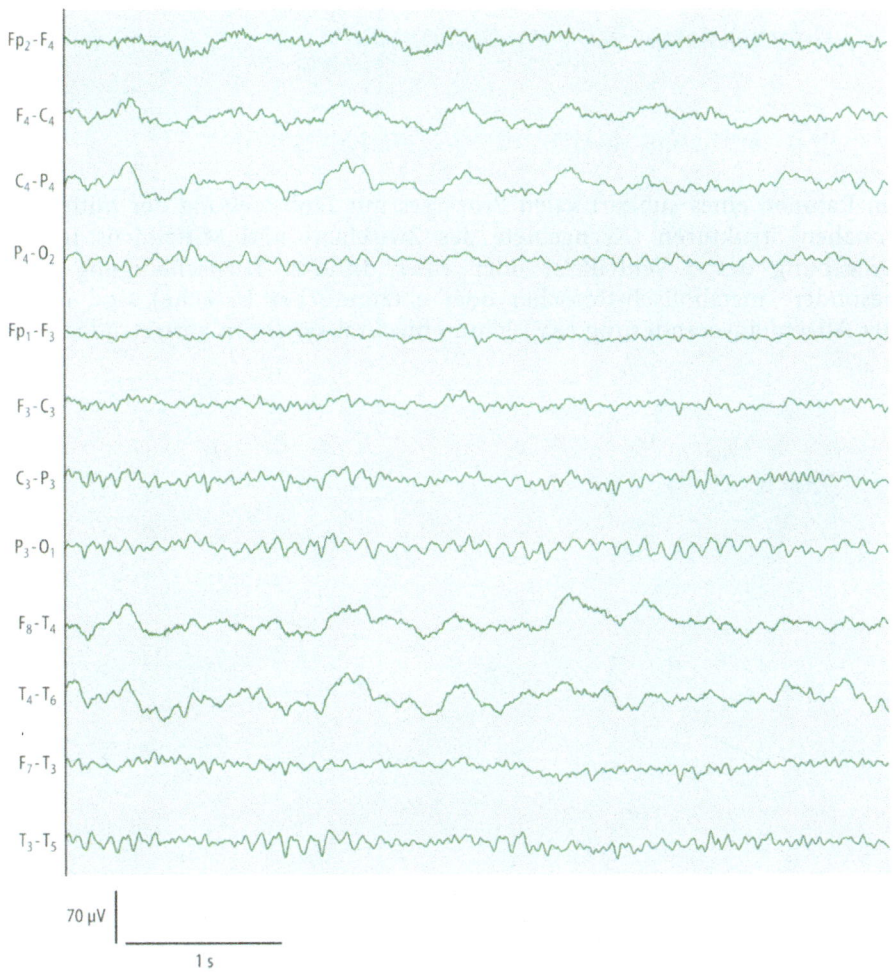

**Abb. 2.22. Polymorpher Deltafokus bei ausgedehntem rechtszerebralen Insult im A.-cerebri-media-Versorgungsgebiet rechts** (58-jähriger Patient)

## 2.7 Generalisierte EEG-Veränderungen

### 2.7.1 Intermittierend rhythmische Deltaaktivität (IRDA)

Im Rahmen eines subkortikalen Prozesses mit Einbeziehung der mittellini-ennahen Strukturen (Kerngebiete des Zwischen- und Mittelhirns in der Umgebung des 3. Ventrikels) oder einer diffusen Hirnschädigung (insbesondere metabolisch-toxischer oder entzündlicher Ursache) sind neben der Allgemeinveränderung (AV) häufig bilateral synchron auftretende, fron-

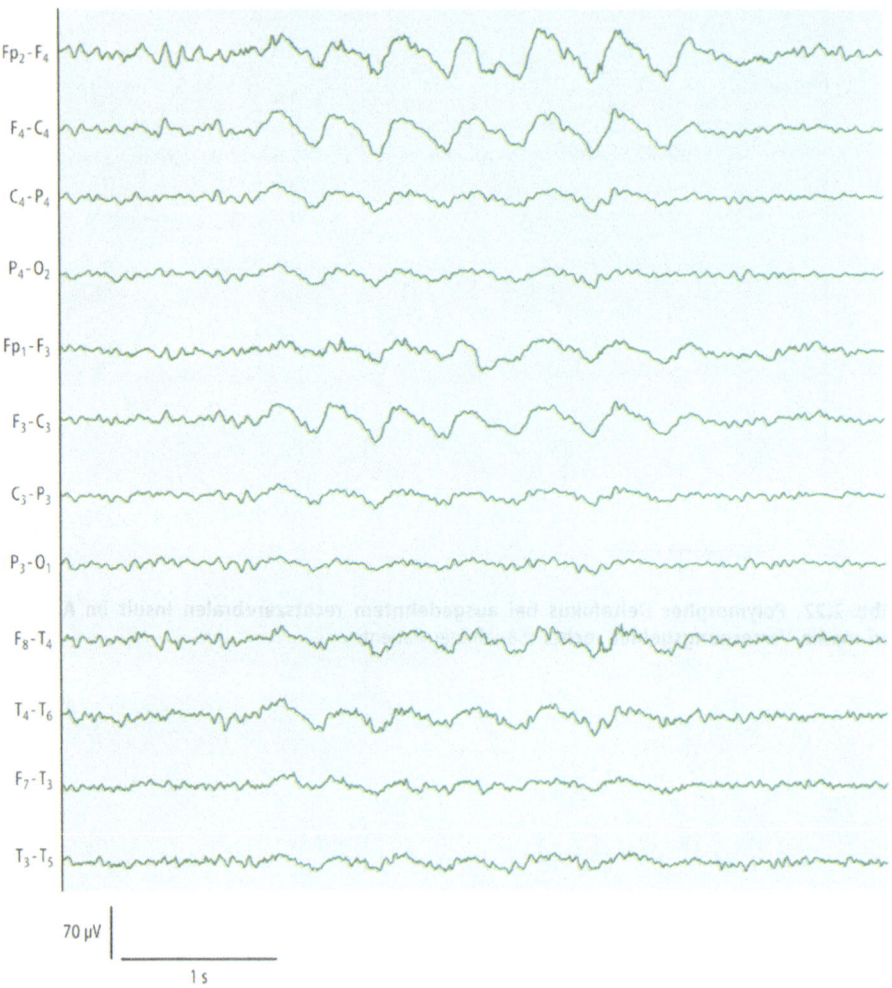

**Abb. 2.23. Frontalbetonte intermittierend rhythmische Deltaaktivität (FIRDA).** 47-jähriger Patient mit hirnorganischem Psychosyndrom unklarer Ätiologie

talbetonte rhythmische 2- bis 3/s-Deltawellen – eine sog. frontalbetonte intermittierend rhythmische Deltaaktivität (FIRDA, Abb. 2.23) – im EEG zu
finden. Generalisierte intermittierend auftretende Verlangsamungen zeigen
häufig eine wechselnde Seitenbetonung. Ein supratentorieller Herd (auf der
Seite der höheren Amplitude) ist nur dann anzunehmen, wenn die Seitenbetonung konstant ist. Bei Kindern unter 10 Jahren mit einer Veranlagung
zu primär generalisierten Epilepsien ist die IRDA in den hinteren Hirnregionen zu finden und wird als okzipitalbetonte intermittierend rhythmische Deltaaktivität (OIRDA, Abb. 2.24) bezeichnet.

> **IRDA**
> Intermittierend rhythmische Deltaaktivität um 2–3/s
>   bei frontaler Betonung: FIRDA (Abb. 2.23)
>   bei okzipitaler Betonung: OIRDA (Abb. 2.24)
> Reagibel auf Sinnesreize
> Hinweis auf Einbeziehung mittelliniennaher Strukturen

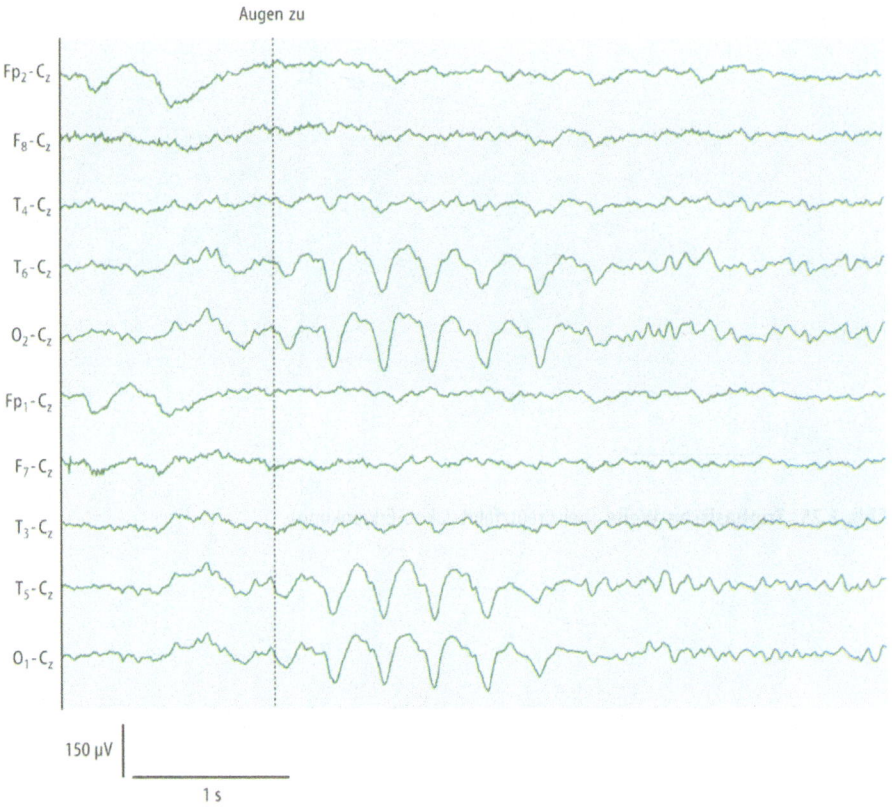

**Abb. 2.24. Okzipitalbetonte intermittierend rhythmische Deltaaktivität (*OIRDA*).** 16-jährige
Patientin mit Cephalgien

Abzugrenzen gegenüber der FIRDA bei diffuser Hirnschädigung sind die bei Kindern und Jugendlichen unter Hyperventilation (HV) auftretenden generalisierten langsamen steilen Theta- und Deltawellen, die einer IRDA ähneln, aber ohne pathologische Bedeutung sind, wenn sie nach Abbruch der HV nicht mehr als 1 Minute überdauern. Außerdem zu unterscheiden sind die bei Patienten mit Epilepsie auftretenden 2–3/s steilen Deltawellen als Zeichen erhöhter zerebraler Erregbarkeit sowie die bei komatösen Patienten mit Hirnstammfunktionsstörungen auf Schmerzreize festzustellende paradoxe Deltaaktivierung.

## 2.7.2 Generalisierte periodische scharfe Wellen

Repetitiv sich wiederholende, steile, bilateral meist symmetrisch auftretende Wellen weisen in der Regel auf eine diffuse Hirnschädigung hin. Treten diese scharfen Wellen in Form von triphasischen Wellen auf, so ist eine metabolisch-toxische Enzephalopathie sehr wahrscheinlich (meist hepatisch oder ischämisch bedingt, gelegentlich auch bei urämischen Enzephalopathien oder Elektrolytentgleisungen) (Abb. 2.25).

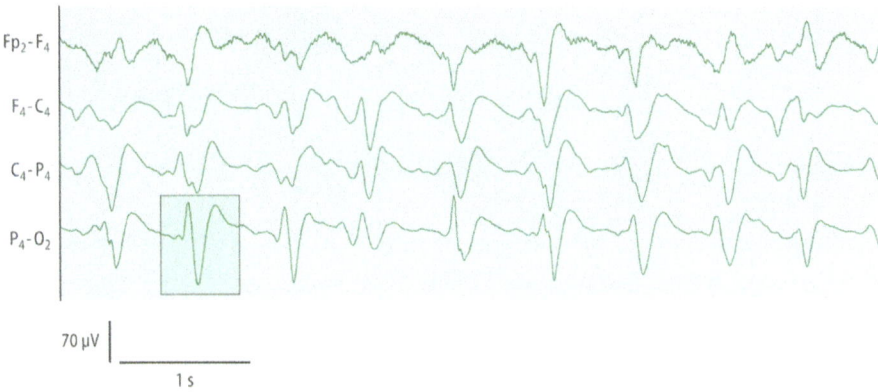

**Abb. 2.25. Triphasische Welle** (bei Creutzfeldt-Jakob-Erkrankung)

---

**Triphasische Welle**
▮ Triphasische (negativ-positiv-negative) Welle mit abnehmender Steilheit der aufeinanderfolgenden Potenziale
▮ Hochamplitudige (> 70 µVolt) Welle, Hauptkomponente positiv
▮ Repetitionsrate meist 1–2 Hz
▮ Bei bipolarer Längsreihe Latenzverzögerung von vorne nach hinten darstellbar (sog. Wanderwelle)

---

Allerdings sind repetitive periodische triphasische Wellen auch bei Erkrankungen anderer Ätiologie zu finden (z. B. charakteristisches Merkmal der Creutzfeld-Jakob-Erkrankung, bei Patienten mit einem Status epilepticus).

### 2.7.3 Burst-suppression-Muster

Als Burst-suppression-Muster bezeichnet man den periodischen Wechsel zwischen Gruppen aus generalisierter polymorpher, oft steiler Theta-Delta-(z. T. auch Alpha-)Aktivität und hochgradiger Kurvenabflachung (<10 µVolt als Ausdruck einer Suppression der Hirnrindentätigkeit bis hin zu isoelektrischen Strecken) (Abb. 2.26). Dieses Muster ist Ausdruck einer bilateralen schweren (vorwiegend kortikalen) Hirnfunktionsstörung verschiedenster Ursache (z. B. bei hypoxischer, medikamentöser, metabolischer oder entzündlicher Hirnschädigung, SHT mit Kontusionen). Bei medikamentösen Intoxikationen wird es v. a. bei hochdosierten Barbituraten gefunden. Entsprechend ihrer Ätiologie ist das Burst-suppression-Muster, welches von manchen Autoren auch als schwerste AV eingeordnet wird, oft, aber nicht immer (z. B. bei Intoxikationen), mit einer sehr schlechten Prognose verbunden. Bei einem schweren hypoxischen Hirnschaden geht das Burst-suppression-Muster im Verlauf häufig in eine isoelektrische Linie über und weist auf eine infauste Prognose hin.

---

**Burst-suppression-Muster**
▮ Periodischer Wechsel von Gruppen steiler Theta-Delta-Tätigkeit mit Perioden nahezu isoelektrischer Aktivität
▮ Ausdruck schwerster diffuser Hirnschädigung (z. B. bei Hypoxie)
▮ Häufig schlechte Prognose, außer z. B. bei Intoxikationen und anderen reversiblen Funktionsstörungen

---

### 2.7.4 Isoelektrisches EEG

Als isoelektrisches EEG wird das sog. Nulllinien-EEG verstanden. Es tritt auf bei schwersten Hirnfunktionsstörungen im Rahmen von Intoxikationen, metabolischen Entgleisungen, Hypothermie und zerebraler Hypoxie. Nach

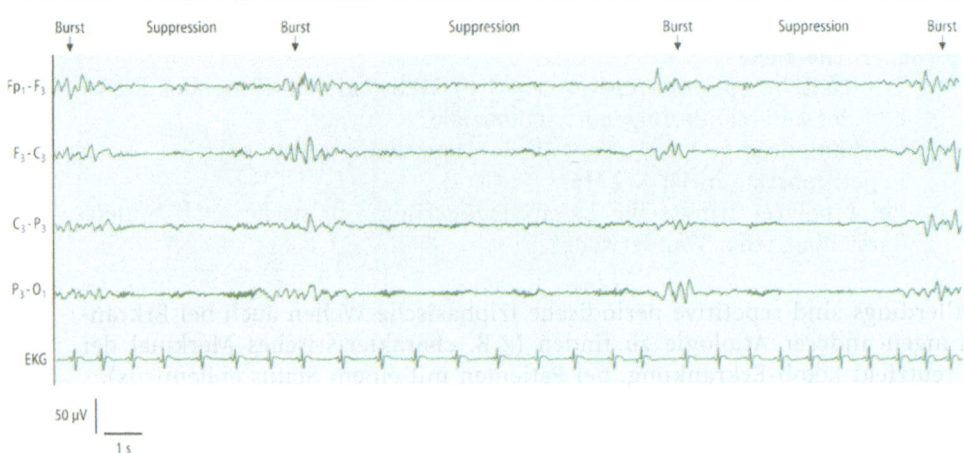

**Abb. 2.26. Burst-suppression-Muster** einer 75-jährigen Patientin mit zerebraler Hypoxie

Ausschluss reversibler Funktionsstörungen und unter der Voraussetzung einer passenden klinischen Befundkonstellation (Hirnstammareflexie, Koma, Apnoe) belegt das isoelektrische EEG den Funktionsausfall der Großhirnrinde und bestätigt damit den Hirntod.

### 2.7.5 EEG-Befunde bei Hirnstammfunktionsstörungen

Betrifft eine Hirnstammläsion bilateral die Brücken- und Mittelhirnhaube, so führt dies zur Unterbrechung des aufsteigenden retikulären Systems mit Verlust des Bewusstseins und hiermit korrelierten EEG-Veränderungen (auch dann, wenn die Großhirnrinde intakt bleibt).

> **EEG-Befunde bei Hirnstammfunktionsstörungen**
> - Generalisierte Verlangsamung
> - Bilaterale (evtl. seitenbetonte) Synchronisierung
> - Häufiger Wechsel zwischen bilateral synchron auftretenden Deltawellen und einer Frequenzbeschleunigung
> - Schlafähnliche EEG-Veränderungen

Eine erhaltene Reaktionsfähigkeit auf Außenreize – z. B. im Sinne einer Frequenzbeschleunigung, aber auch im Sinne einer sog. paradoxen Verlangsamung (Auftreten abnormer Deltawellen, ähnlich den K-Komplexen) – weist bei komatösen Patienten auf eine verbliebene Restfunktion des Mittelhirns hin.

Im Gegensatz zu Läsionen im Bereich der Mittelhirn- und Brückenhaube verursachen Schädigungen der Medulla und der kaudalen (ventralen) Brücke meist keine EEG-Veränderungen.

## 2.8 Epilepsietypische Potenziale und epilepsieverdächtige Muster

### 2.8.1 Definition epilepsietypischer Potenziale

Der Begriff „epilepsietypische Potenziale" folgt dem Vorschlag der internationalen Föderation für klinische Neurophysiologie. Unter epilepsietypischen Potenzialen sind steile Potenziale zu verstehen, die sich deutlich von der Grundtätigkeit abgrenzen lassen und durch folgende Eigenschaften auszeichnen:
- paroxysmales Auftreten, Abheben vom Hintergrund
- abrupte Änderung der Polarität während weniger Millisekunden
- Dauer von weniger als 200 ms
- physiologische Verteilung im EEG
- Hauptkomponente meist negativ
- häufig von langsamen Wellen gefolgt.

Grundsätzlich gilt: Epilepsietypische Muster gehen zwar häufig mit einer Epilepsie einher, beweisen diese aber nicht. Sie können auch bei anderen Erkrankungen ohne epileptische Anfälle (z. B. Migräne) und bei Angehörigen von Patienten mit Epilepsien auftreten.

### 2.8.2 Epilepsietypische Graphoelemente

Definitionsgemäß lassen sich folgende epilepsietypischen Potenziale abgrenzen:
Spike (Spitze) (Abb. 2.27 a)
- Dauer 20–70 ms
- mehrphasisch, meist triphasisch
- meist hochamplitudig
- Hauptkomponente negativ
- evtl. langsame Nachschwankung
- Auftreten fokal oder generalisiert, einzeln oder gruppiert oder auch kontinuierlich (tonische Phase beim Grand mal)
Sharp wave (steile Welle) (Abb. 2.27 b)
- längere Dauer als Spikes (70–200 ms)
- meist biphasisch
- Hauptkomponente negativ
- evtl. langsame Nachschwankung
- Auftreten fokal oder generalisiert
Spike-wave-Komplexe (Abb. 2.27 c)
- Wellenkomplex aus Kombination von einem Spike oder mehreren Spikes mit einer langsamen Welle

- fokal oder generalisiert (oft frontalbetont)
- meist 3–4/s (z. B. 3-Hz-SSW-Komplex-Muster bei Absencen)
- seltener 1,5–2/s („slow variant"), z. B. bei atypischen Absencen, tonischen Anfällen, akinetischen Anfällen
- Polyspike-wave-Komplexe bei Impulsiv-petit-mal.

Hinsichtlich der Aussagefähigkeit zwischen Spikes und Sharp waves ergeben sich keine Unterschiede. Ein Polyspikemuster besteht aus 3 oder mehr hintereinander auftretenden Spikes (Frequenz >10 Hz) und wird bei Patienten mit primär generalisierter Epilepsie mit Impulsiv-petit-mal-Anfällen und Grand maux gesehen (z. B. bei dem Epilepsiesyndrom mit Absencen, Impulsiv-petit maux und Aufwach-grand maux, dem sog. Janz-Syndrom) (Abb. 2.27).

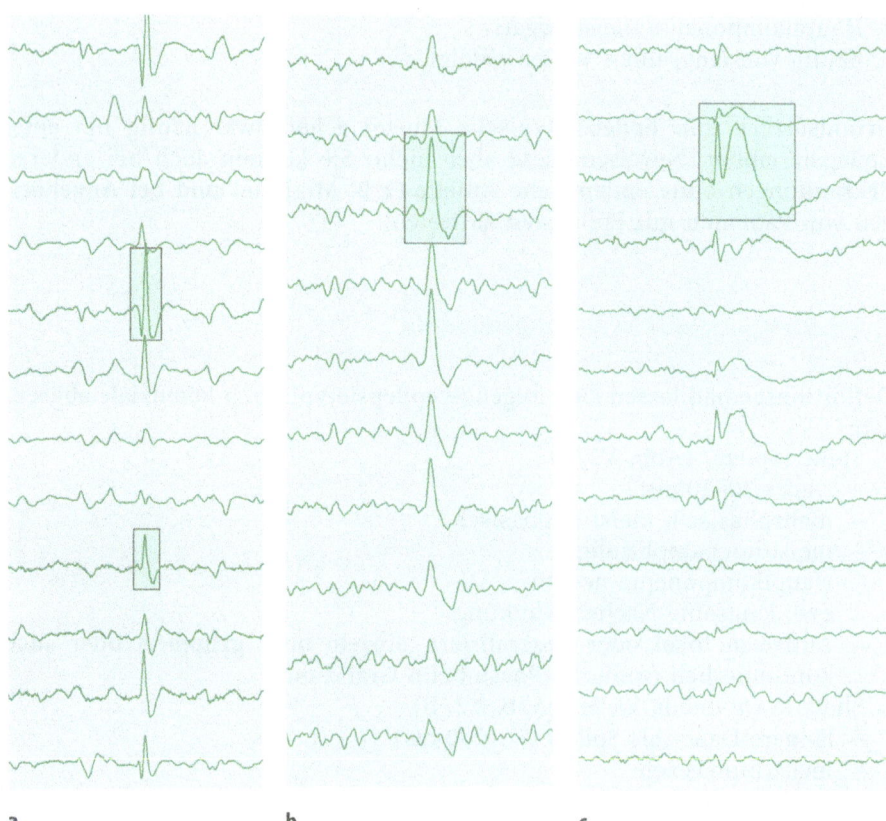

a              b            c

**Abb. 2.27 a–c. Epilepsietypische Potenziale. a** Spikes, **b** Sharp waves, **c** Spike-wave-Komplexe

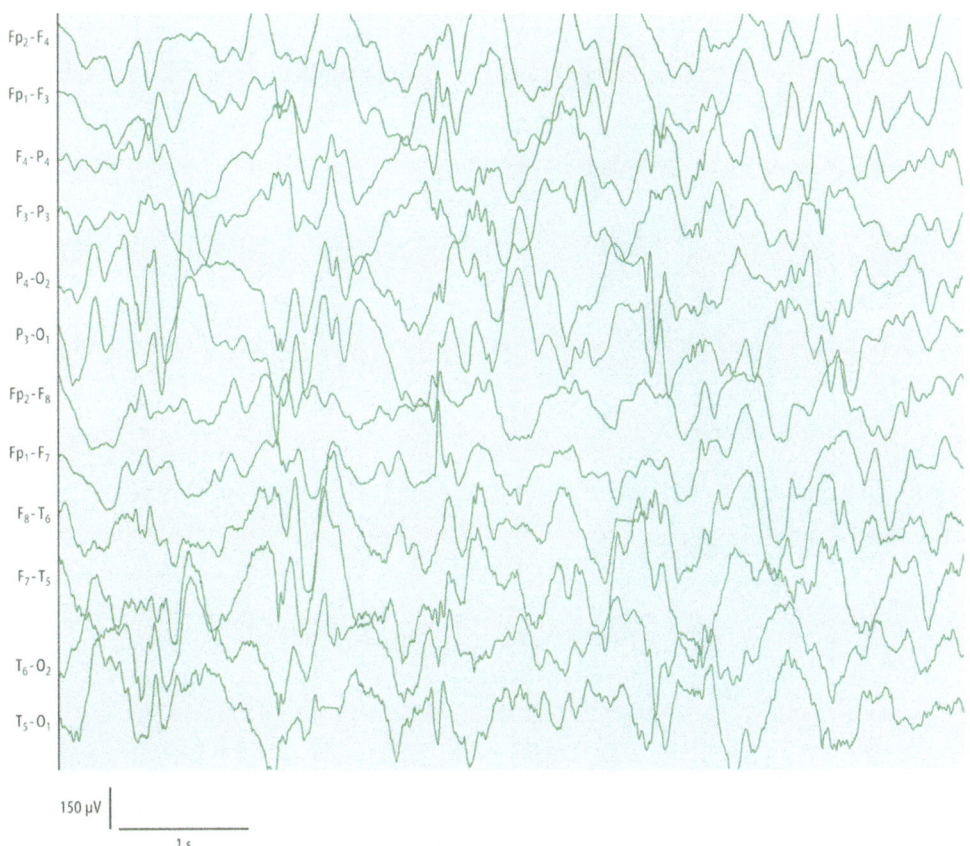

$Fp_2$-$F_4$

$Fp_1$-$F_3$

$F_4$-$P_4$

$F_3$-$P_3$

$P_4$-$O_2$

$P_1$-$O_1$

$Fp_2$-$F_8$

$Fp_1$-$F_7$

$F_8$-$T_6$

$F_7$-$T_5$

$T_6$-$O_2$

$T_5$-$O_1$

150 μV

1 s

**Abb. 2.28. Hypsarrhythmie.** EEG eines 6 Monate alten Kindes mit BNS-Anfällen bei West-Syndrom

### 2.8.3 Hypsarrhythmie

Als Hypsarrhythmie bezeichnet man die Kombination einer kontinuierlichen GT-Verlangsamung mit hochamplitudigen polymorphen Wellen
(> 300 μVolt) und multiregionalen Spikes, Sharp waves und SSW-Komplexen, wie sie typischerweise bei Kindern mit Blick-Nick-Salaam-Anfällen im
1. Lebensjahr (nach dem 5. Lebensjahr selten) auftritt (Abb. 2.28).

### 2.8.4 Periodische lateralisierte epileptiforme Entladungen (PLEDs)

Das Auftreten von sog. PLEDs („periodic lateralized epileptic discharges")
im EEG weist in der Regel auf eine akute strukturelle Läsion (z. B. Hirninfarkt, Herpesenzephalitis) hin, wird jedoch auch in der Erholungsphase gesehen. Sie treten seltener bei regionalen epileptogenen Funktionsstörungen
ohne strukturelle Schädigung auf und verweisen in diesen Fällen auf einen
sehr aktiven epileptischen Fokus. Die in einer Hemisphäre lokalisierten pe-

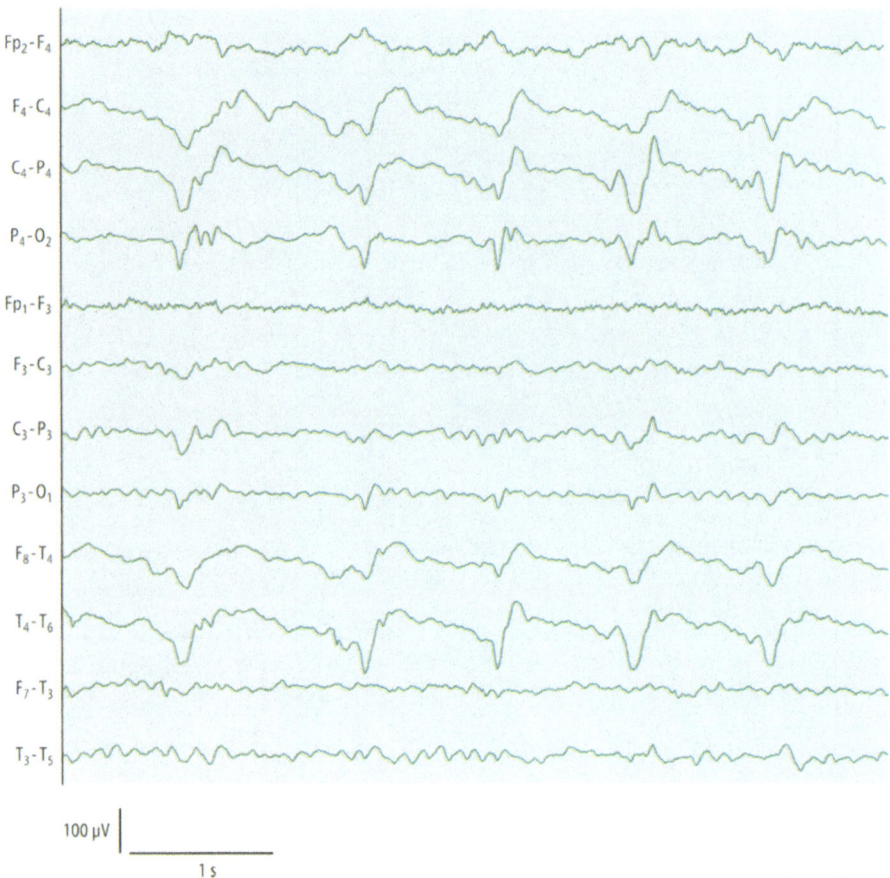

**Abb. 2.29. Periodisch auftretende, lateralisierte epileptiforme Entladungen über der rechten Hemisphäre.** EEG einer 73-jährigen Patientin mit Z. n. Mediainsult rechts und fokaler Epilepsie (mit Kloni der linken Extremitäten)

riodischen Entladungen sind häufig mit epileptischen Anfällen verbunden: Bei 70% der Patienten treten im Akutstadium epileptische Anfälle auf, 20% haben eine vorbestehende Epilepsie, 23–66% der Patienten entwickeln eine Epilepsie in der Folgezeit (Abb. 2.29).

**PLEDs**
- Auf einer Hemisphäre lateralisiert
- Selten bilateral (dann asynchrones Auftreten)
- Erscheinen in 1- bis 2-s-Abständen (-Intervallen)
- Im Stadium der akuten Läsion und in der Erholungsphase
- Bei 70% der Patienten im Akutstadium mit epileptischen Anfällen kombiniert

Bei Auftreten von PLEDs über beiden Hemisphären ist von einer bilateralen zerebralen Läsion (z. B. Herpes-simplex-Enzephalitis) auszugehen. In diesen Fällen ist die Mortalität sehr hoch.

## 2.9 Provokationsmethoden im EEG

### 2.9.1 Hyperventilation (HV)

Durch die tiefe Mehratmung wird vermehrt Kohlendioxid abgeatmet, der $CO_2$-Partialdruck im Blut und damit auch im Gehirn gesenkt. Im Rahmen der normalen Hyperventilationsreaktion nehmen die Amplituden der GT oft zu und die Frequenzen ab. Der Übergang zwischen einer normalen HV-Reaktion und pathologischen hyperventilationsbedingten EEG-Veränderungen ist altersabhängig zu beurteilen. Das Auftreten von hochgespannten 2- bis 3/s-Deltawellen, die innerhalb von 1 Minute nach Beendigung der Hyperventilation, verschwinden ist bei Kindern und Jugendlichen noch normal (Abb. 2.30), wohingegen es bei über 20-Jährigen als abnorm zu bewerten ist.

Die Wertigkeit bilateral synchron auftretender Deltawellen unter HV bei Erwachsenen ist unspezifisch. Hohe Amplituden und Steilheit der Wellen können auf eine erhöhte zerebrale Erregbarkeit hinweisen. Da aber auch eine vorbestehende epileptische Erregbarkeit durch HV verstärkt wird, sind epileptische Potenziale und epileptische Herdbefunde häufiger zu beobachten. Bei Patienten mit einer primär generalisierten Epilepsie, v. a. bei Kindern mit bislang nicht medikamentös behandelten Absencen, ist unter HV mit hoher Wahrscheinlichkeit mit dem Auftreten von epilepsietypischen Mustern zu rechnen. Bei einer Dauer der generalisierten Spike-wave-Aktivität von über 6 Sekunden äußert sich diese in einer klinisch manifesten Absence.

Die Provokation von fokalen epileptischen Anfällen wird deutlich seltener beobachtet. Bei fokalen Epilepsien werden nur zu ca. 10% provozierte interiktuale epilepsietypische Potenziale beobachtet.

### 2.9.2 Photostimulation

Die Anwendung kurzer Lichtblitze ca. 20–30 cm vor den geschlossenen Augen des Patienten dient in erster Linie der Darstellung einer Photosensibilität bei Patienten mit Epilepsie oder bei Personen ohne epileptische Anfälle, aber mit entsprechender genetischer Disposition. Gelegentlich kann im Rahmen der Photostimulation auch ein Herdbefund (aufgrund seitenabweichender Reaktionen) aufgedeckt werden.

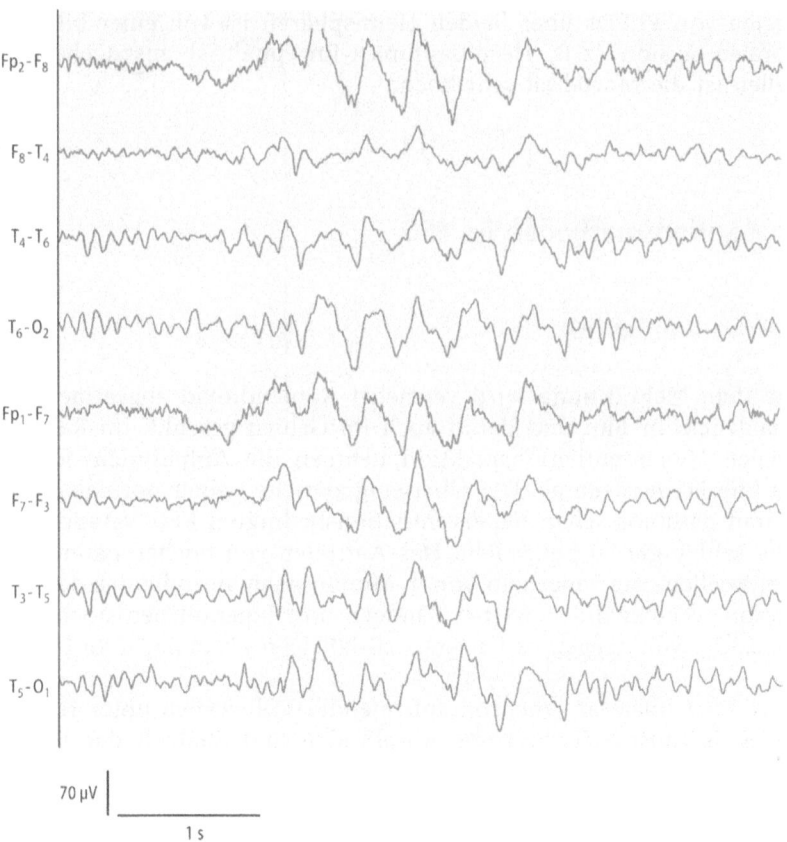

**Abb. 2.30. Hyperventilationsinduzierte Verlangsamung mit 2–3/s rhythmischen Deltawellen.** Auftreten unter Hyperventilation bei 18-jähriger Patientin, altersentsprechend normales EEG

Im zeitlichen Zusammenhang mit der Photostimulation treten folgende EEG-Veränderungen auf:
Physiologische normale Reaktionen unter Photostimulation
– Unterdrückung der normalen Alpha- (oder auch Beta-) GT
– „Photic driving" (Abb. 2.31)
  Auftreten bilateral synchroner Wellen in den posterioren Hirnabschnitten, deren Frequenz streng mit der der rhythmischen Lichtblitze (teilweise auch im Verhältnis 1:2) korreliert; eine Seitendifferenz kann bei deutlicher Ausprägung als pathologisch gewertet werden
– Photomyoklonien (Abb. 2.32)
  Lidzuckungen oder Myoklonien der periorbitalen Muskulatur synchron zu den Lichtreizen sind kein Hinweis auf eine erhöhte zerebrale Erregbarkeit, sondern visuell ausgelöste Hirnstammreflexe. Diese finden sich bei ca. 1% der Bevölkerung; häufigeres Auftreten bei gesteigertem Re-

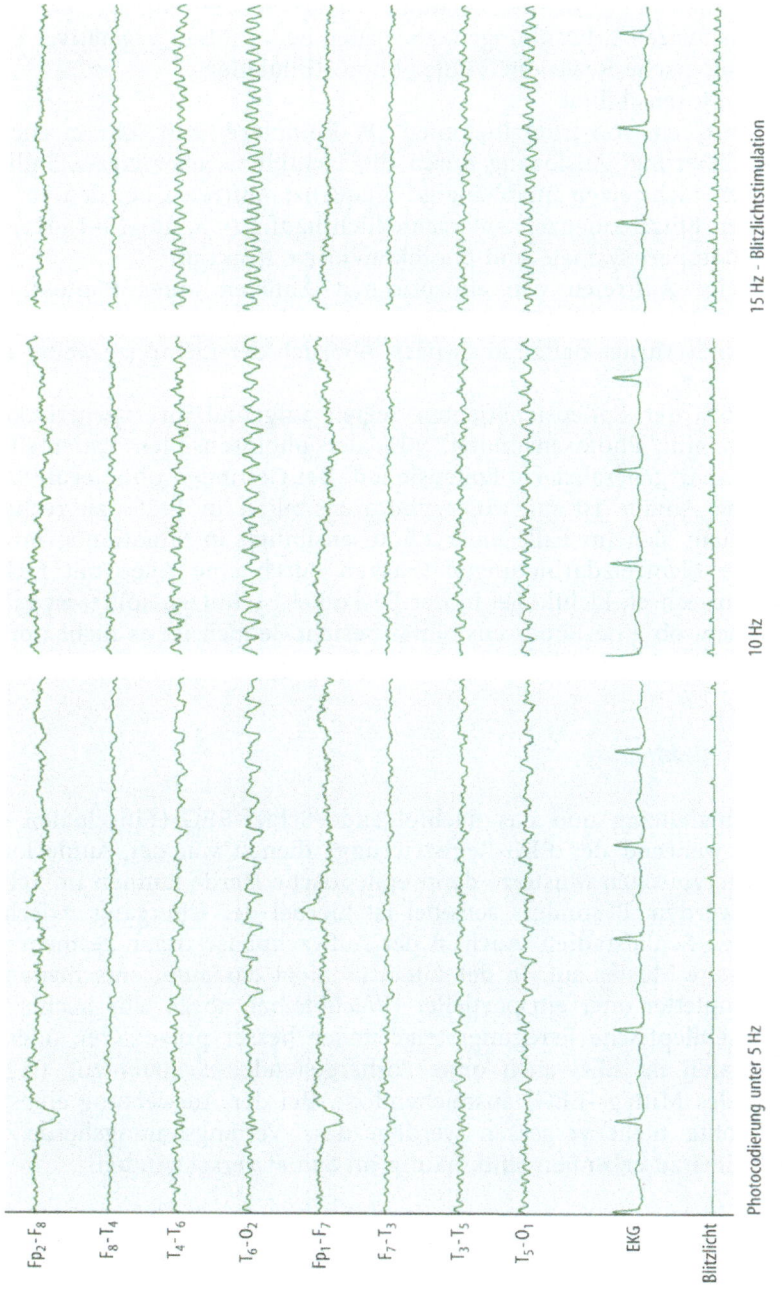

Fp₂-F₈
F₈-T₄
T₄-T₆
T₆-O₂
Fp₁-F₇
F₇-T₃
T₃-T₅
T₅-O₁
EKG
Blitzlicht

Photocodierung unter 5 Hz      10 Hz      15 Hz - Blitzlichtstimulation

**Abb. 2.31. „Photic driving"** (unter 5-Hz-, 10-Hz- und 15-Hz-Blitzlichtstimulation)

flexniveau (z. B. bei Alkohol- oder Sedativaentzug, bei zerebro-
vaskulären Erkrankungen, aber auch bei erhöhter vegetativer Labilität)
Pathologische Reaktionen unter Photostimulation
- Photosensibilität
  Auftreten von frontalbetonten SW-Komplexen mit sehr rascher Generalisierung; Auslösung durch die Lichtblitze, aber eigenständige, von
  den Lichtreizen unabhängige Frequenz; Auftreten bei den verschiedenen Blitzfrequenzen unterschiedlich häufig (v.a. um 10–15 Hz)
- Photoparoxysmale und photokonvulsive Reaktion
  Beim Auftreten von epileptischen Anfällen unter Photostimulation
  spricht man von einer photoparoxysmalen Reaktion; die epilepsietypischen Muster halten auch nach Abbruch der Lichtreize weiter an.

Etwa 10% der Epilepsiepatienten zeigen aufgrund ihrer genetischen Disposition eine Photosensibilität, 90% der photosensiblen Patienten weisen
eine primär generalisierte Epilepsie auf. Bei Gesunden ohne eruierbare epileptische Anfälle ist mit einer Photosensibilität in 1–2% zu rechnen. Da
der Patient sich im Falle einer Photosensibilität in Situationen mit rhythmischen Lichtreizdarbietungen (Fahren durch eine Allee mit Licht- und
Schattenwechsel, Lichtkugel in der Diskothek) schützen sollte, ist es wichtig
zu wissen, ob eine Photosensibilität besteht. Jedoch ist es nicht notwendig,
die Photostimulation bei jeder EEG-Ableitung zu wiederholen.

## 2.9.3 Schlafentzug

Der Schlafentzug und das nachfolgende Schlaf-EEG (Einschlafen des Patienten während der EEG-Registrierung) dienen v.a. der Aufdeckung von
epilepsietypischen Mustern, denn epileptische Herde können im Schlaf verstärkt werden. Besonders sensibel ist hierbei der Übergang zwischen den
einzelnen Schlafstadien. Auch in der Aufwachphase treten vermehrt epilepsietypische Muster auf. In der Literatur nicht eindeutig entschieden ist, ob
ein kompletter oder ein partieller (Wachbleiben ab 24 Uhr nachts) Schlafentzug epileptische Erregungssteigerungen besser provozieren oder ob ein
Einschlafen im EEG auch ohne vorhergehenden Schlafentzug (z.B. post-
prandiales Mittags-EEG) ausreichend ist. Bei der Auswertung eines Schlaf-
EEG sollte nicht vergessen werden, dass Verlangsamungsherde, die im
Wach-EEG zu erkennen sind, häufig im Schlaf verschwinden.

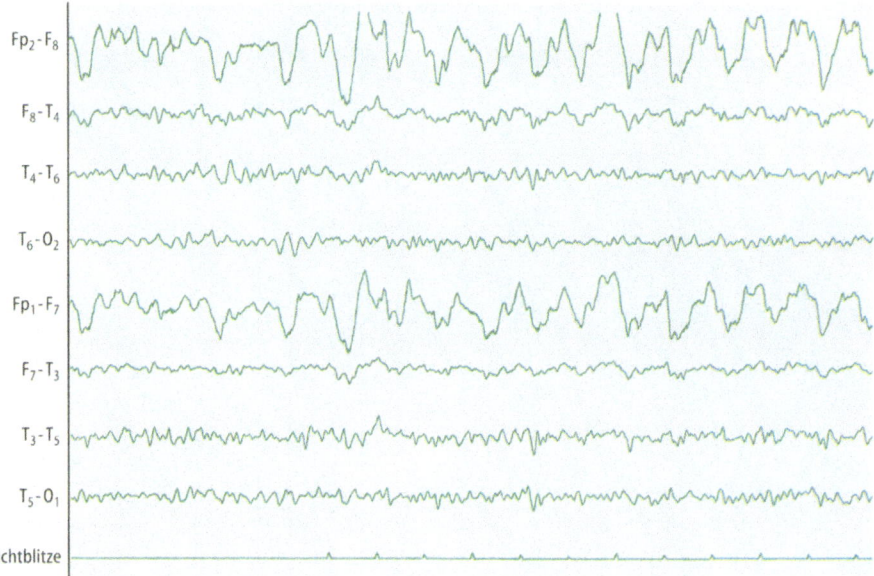

**Abb. 2.32. Photomyoklone Reaktionen**

## 2.10 EEG-Veränderungen bei Vigilanzstörungen und im Schlaf

### 2.10.1 Schlafpolygraphie

Um die Charakteristika des Einschlafens und der verschiedenen Schlafstadien zu erfassen, sind neben der EEG- (und EKG-) Registrierung auch die Aufzeichnung der Augenbewegungen zur Unterscheidung von SEM-(„slow eye movement"-) und REM-(„rapid eye movement"-) Phasen sowie die Erfassung des Muskeltonus (EMG-Oberflächenelektrode im Kinnbereich) notwendig. Spezielle Fragestellungen erfordern die zusätzliche Registrierung von Atem- oder Körperbewegungen, Pulsoximetrie und Messung des elektrischen Hautwiderstandes.

### 2.10.2 Nomenklatur spezieller im Schlaf auftretender Graphoelemente

Neben der Veränderung der Grundtätigkeit werden im Verlauf der verschiedenen Schlafstadien folgende spezielle Graphoelemente registriert (Abb. 2.33):
hypnagoge 6- bis 7/s-Thetagruppen
  - Auftreten bilateral frontal, v.a. bei jüngeren Patienten
  - zeigen den Übergang zwischen Wachzustand und Schlafstadium I an

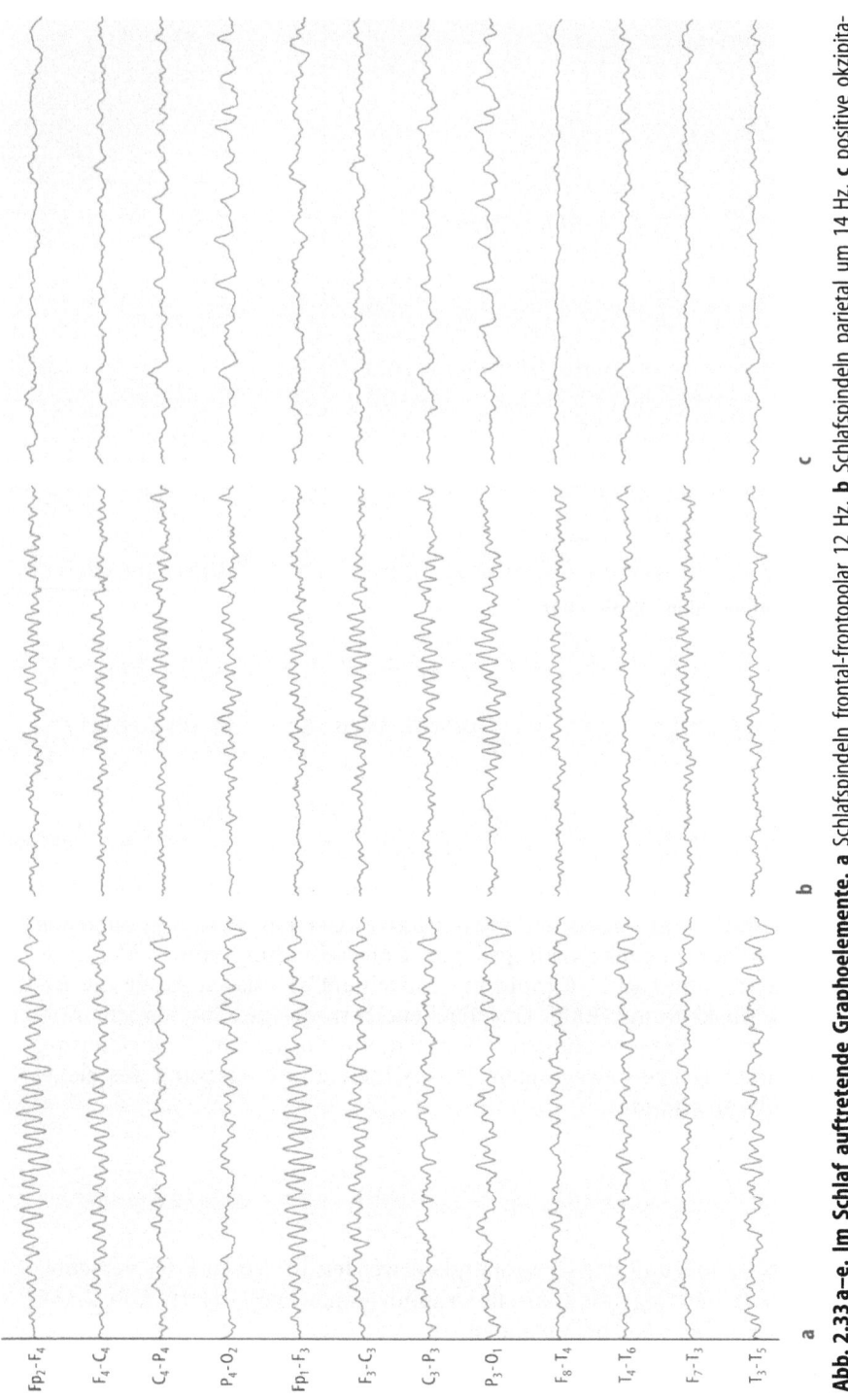

**Abb. 2.33 a–e. Im Schlaf auftretende Graphoelemente. a** Schlafspindeln frontal-frontopolar 12 Hz, **b** Schlafspindeln parietal um 14 Hz, **c** positive okzipitale Transienten im Schlaf (POST),

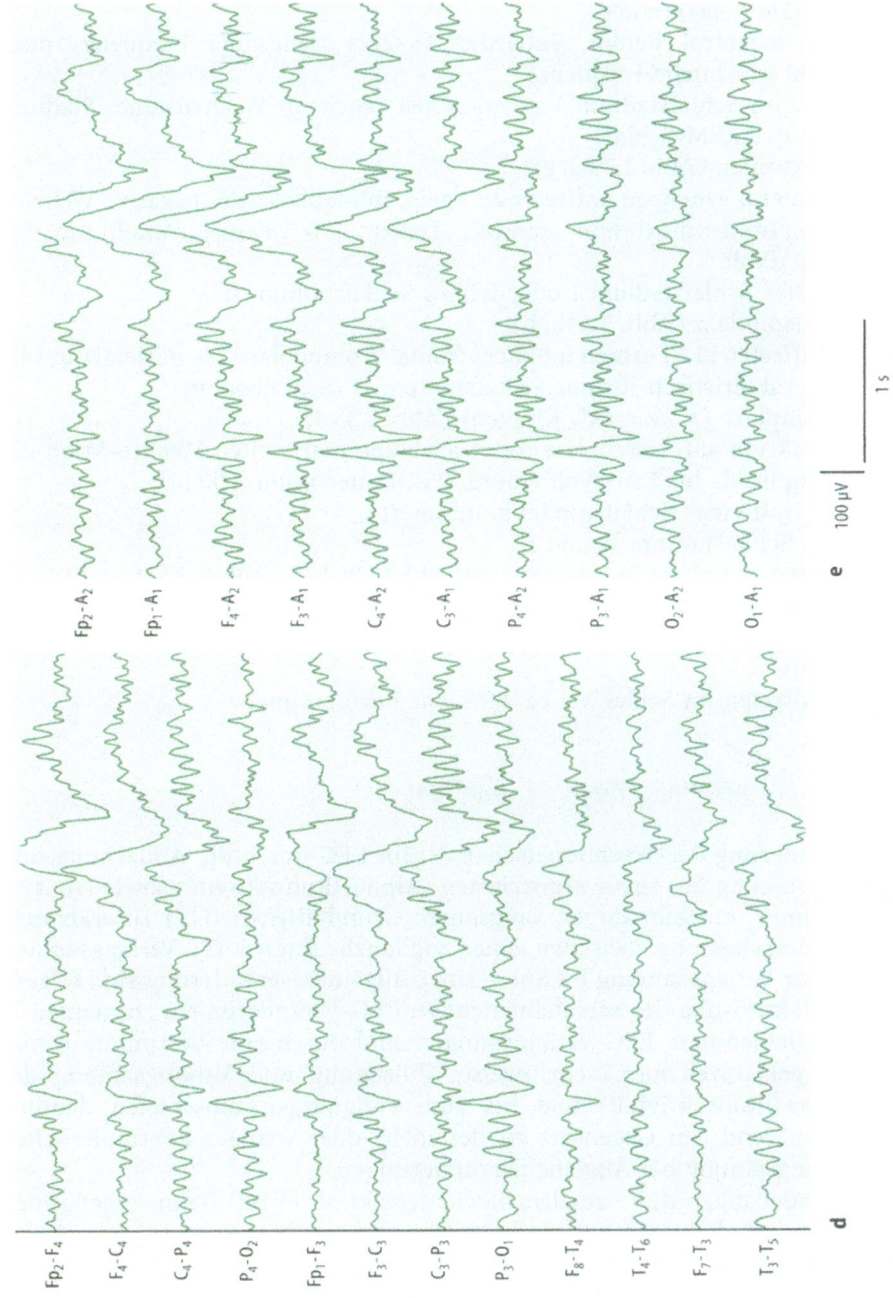

**Abb. 2.33. d** Vertexwelle und K-Komplex in der Längsreihenableitung, **e** Vertexwelle und K-Komplex in der Referenzableitung zum Ohr dargestellt

- subvigile Betaaktivität
  - frontozentral betont, entweder 18–24/s (langsame Frequenz) oder > 30 s (schnelle Frequenz)
  - v. a. im Schlafstadium I zu erkennen (auch im Wachzustand, Stadium II oder REM-Schlaf)
- Vertexwellen (Abb. 2.33 d, e)
  - bilateral synchron auftretende, meist monophasische negative Wellen
  - Amplitudenmaximum zentral, Dauer 170–250 ms, Amplitude bis 200 μVolt
  - spätes Schlafstadium I oder frühes Schlafstadium II
- Schlafspindeln (Abb. 2.33 a, b)
  - Auftreten in 2 Formen möglich: frontal-frontopolar 12/s, parietal um 14/s
  - charakteristisch für das Schlafstadium II (Schlafbeginn)
- K-Komplexe (K „knock", Klopfen) (Abb. 2.33 d, e)
  - Reaktion auf Außenreize (oder auch spontan), leiten Weckreaktion ein
  - Amplitude bis 750 μVolt (mind. 75), Dauer mind. 500 ms,
  - oft mit einer Schlafspindel kombiniert
  - im Schlafstadium II und III
- positive okzipitale Transienten im Schlaf (POST) (Abb. 2.33 c)
  - treten überwiegend bis ausschließlich okzipital auf, oft in Serie
  - das positive Potenzial okzipital erscheint in den bipolaren Reihen negativ
  - Auftreten im Schlaf bei ca. 50% der Bevölkerung.

## 2.10.3 EEG-Veränderungen bei Müdigkeit

Die Minderung der Wachbereitschaft ist im EEG durch die Abflachung und Verlangsamung der zuvor registrierten (Alpha-)Ruheaktivität sowie am Auftreten einer unregelmäßigen, langsamen Grundtätigkeit (GT) zu erkennen. Zur Unterscheidung zwischen einer vigilanzbedingten GT-Verlangsamung und einer Verlangsamung im Sinne einer Allgemeinveränderung sind folgende Charakteristika der schlafeinleitenden EEG-Veränderungen zu nennen:
- Vigilanzbedingte EEG-Veränderungen sind durch eine bestimmte Dynamik gekennzeichnet (schrittweise Abflachung und Verlangsamung der (Alpha-)Ruheaktivität) und bis zum endgültigen Einschlafen deutlich fluktuierend (im Gegensatz zu der mehr oder weniger kontinuierlichen Verlangsamung bei Allgemeinveränderungen)
- Veränderungen der visuellen Blockadereaktion (VBR) beim Augenöffnen weisen auf den Grad der Müdigkeit hin:
  normale Blockadereaktion:     wach
  fehlende Blockadereaktion:     leichte Müdigkeit
  „paradoxe Alphaaktivierung": stark geminderte Vigilanz (Abb. 2.34)
- Schlafeinleitende EEG-Merkmale:
  hypnagoge Thetagruppen und subvigile Betaaktivität
- Auftreten von langsamen Augenbewegungen.

## 2.10.4 EEG-Veränderungen im Schlaf

Zur Beurteilung der EEG-Veränderungen beim Einschlafen und im Schlaf werden 20–30 s lange EEG-Epochen nach der darin enthaltenen Veränderung der GT, dem Auftreten spezieller Graphoelemente, dem Auftreten langsamer oder schneller Augenbewegungen und der Ausprägung des Muskeltonus bewertet. Folgende 6 Schlafstadien sind hierbei abzugrenzen.

### Schlafstadieneinteilung nach Rechtschaffen und Kales (1968)

Stadium 0: wach bis müde
- Epochen mit >50% erhaltener Alphaaktivität, VBR regelrecht, bei „Dösigkeit" vermindert
- subvigile Beta- und hypnagoge Thetawellen

Stadium I: Wachzustand auf niedrigem Vigilanzniveau
- Auflösung und Abflachung der Alphaaktivität mit >50% unregelmäßigen, flachen Thetawellen (Abb. 2.35), paradoxe Alphaaktivierung bei Augenöffnen (Abb. 2.34)
- subvigile Beta- und hypnagoge Thetawellen sind häufig
- Auftreten von Vertexzacken

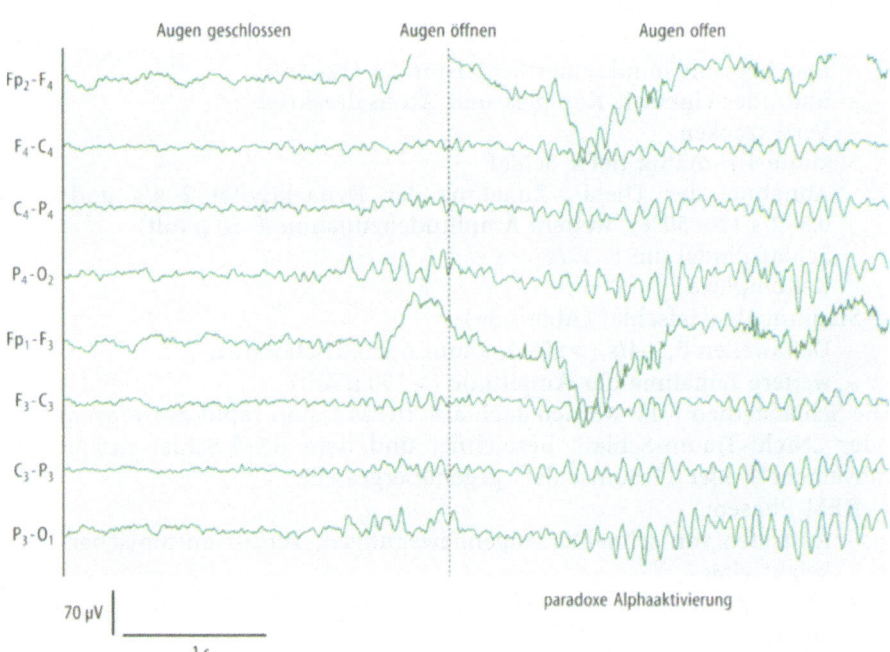

**Abb. 2.34. EEG-Veränderungen bei Müdigkeit.** Paradoxe Alphaaktivierung bei Augenöffnen (stark verminderte Vigilanz)

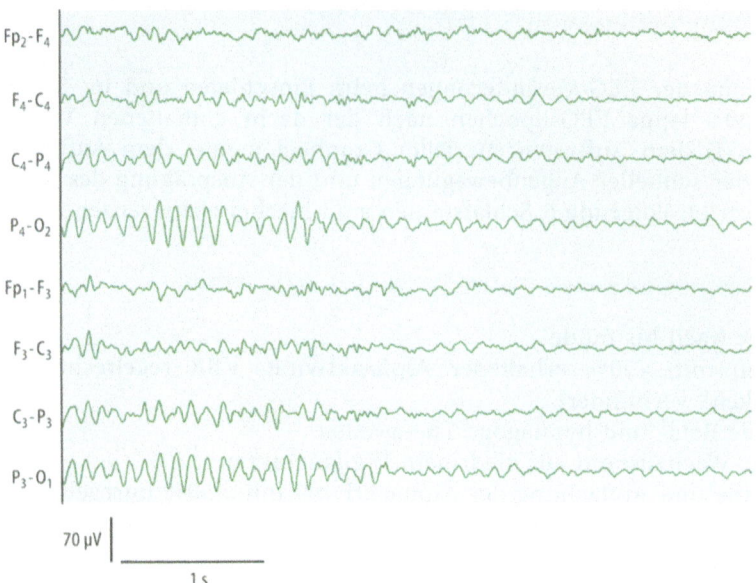

**Abb. 2.35.** Ermüdungsphase mit Zerfall der Alphaaktivität und Ersatz durch Thetawellen (im **Schlafstadium I**)

- Stadium II: Einschlafen
  - Theta- und eingestreute Deltawellen 2–4/s, Zunahme der Amplituden
  - Epochen mit mind. einer Schlafspindel (12–18/s)
  - und/oder einem K-Komplex und Arousalreaktion
  - Vertexzacken
- Stadium III: mäßig tiefer Schlaf
  - Abnahme der Theta-, Zunahme der Deltaaktivität 2–4/s und auch 0,5–2/s (20–50%), weitere Amplitudenzunahme (150 µVolt)
  - Schlafspindel um 8–12/s
  - K-Komplexe
- Stadium IV: Tiefschlaf (Abb. 2.36)
  - Deltawellen 0,5–4/s (>50%), kaum noch Thetawellen
  - weitere Zunahme der Amplitude (>150 µVolt)

Die Schlafstadien I–IV werden auch als NREM („non-rapid-eye-movement") oder „Nicht-Traum-Schlaf" bezeichnet und dem REM-Schlaf („rapid eye movement") oder „Traumschlaf" gegenübergestellt.

- REM-Phasen
  - Auftreten von schnellen Augenbewegungen, Verlust an tonischer Muskelaktivität
  - EEG-Tätigkeit des Stadium I (z. T. auch EEG-Tätigkeit wie im Wachzustand).

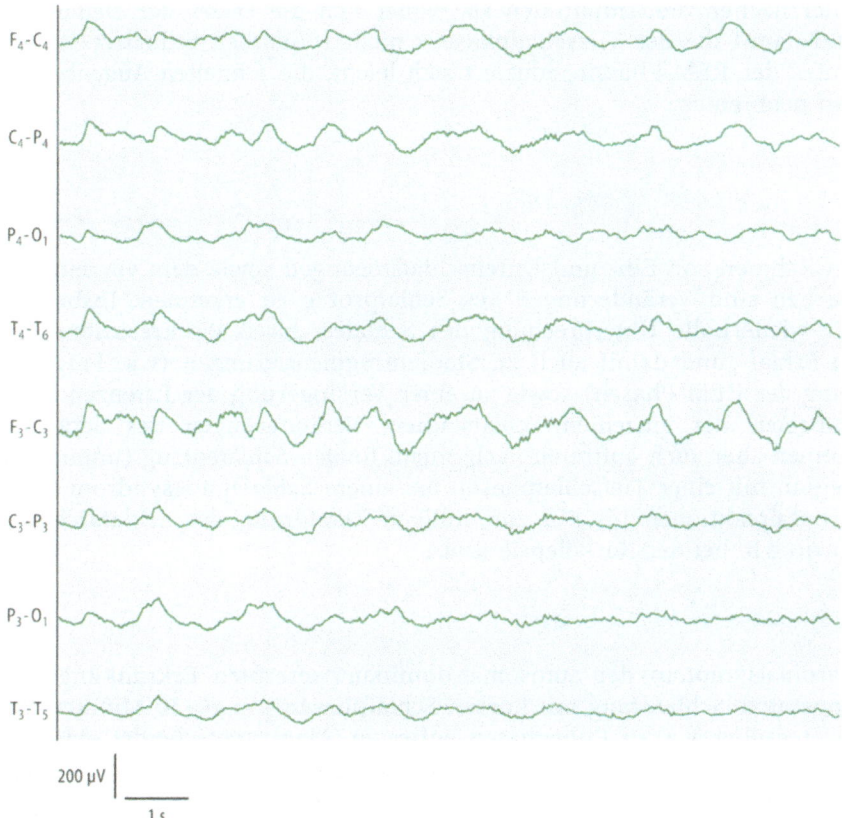

**Abb. 2.36.** Generalisierte, hochamplitudige 0,5- bis 2/s-Deltaaktivität in der Tiefschlafphase (im **Schlafstadium IV**)

## 2.10.5 Schlafprofil

Trägt man die einzelnen Schlafstadien hintereinander auf, so ergibt sich ein sog. Schlafprofil, in der Regel bestehend aus einer ultradianen Schlafzyklik mit periodischem Wechsel der 4 NREM-Stadien und der REM-Phasen. Ein *normales Schlafprofil* stellt sich wie folgt dar:

- Beginn des Schlafes mit einer NREM-Periode (und stufenweisem Ablauf der 4 Schlafstadien), gefolgt von einer REM-Periode (NREM-REM-Zyklus)
- Zusammensetzung des normalen ultradianen Schlafzyklus aus 4–6 NREM-REM-Schlafzyklen
- Die Tiefschlafepisoden sind v. a. in den ersten Schlafzyklen zu erkennen
- Die REM-Episoden werden gegen Morgen länger.

Veränderungen des Schlafprofils sind altersabhängig. Kinder und Jugendliche zeigen ausgeprägte Schlaf-EEG-Merkmale mit hohen Amplituden. Im

Alter flachen die Amplituden ab, wobei sich die Dauer der Deltawellen – und damit die der Tiefschlafphase – nicht wesentlich reduziert. Auch der Anteil der REM-Phasen reduziert sich leicht, die schnellen Augenbewegungen nehmen ab.

## 2.10.6 Gestörte Schlafprofile

Im Rahmen von Ein- und Durchschlafstörungen sowie dem vorzeitigen Erwachen sind Veränderungen der Schlafprofile zu erkennen. Insbesondere die wiederholte Unterbrechung des Schlafes durch Weckreaktionen führt zu Schlaf- und damit auch zu Stadienfragmentierungen (v. a. Fragmentierung der REM-Phasen) sowie zu einer Verlängerung der Latenzen bis zum Auftreten der einzelnen Schlafstadien. Veränderungen des Schlafprofils können aber auch auftreten nach einem totalen Schlafentzug (unmittelbarer Beginn mit einer Tiefschlafphase), bei einem Schlafapnoesyndrom (häufige Arousalreaktionen bis hin zur völligen Zerstörung der Schlafarchitektur) sowie z. B. bei der Narkolepsie (s. u.).

### Schlafmuster bei Narkolepsie

Kardinalsymptom der autosomal-dominant vererbten Erkrankung ist der imperative Schlafdrang mit kurzen Schlafphasen von 10–30 Minuten Dauer, die tagsüber v. a. in Ruhephasen auftreten. Man unterscheidet eine monosymptomatische Form (isolierte Hypersomnie mit imperativem Einschlafen am Tage) von den polysymptomatischen Formen mit zusätzlicher Kataplexie (affektivem Tonusverlust), Schlaflähmung (dissoziiertes Erwachen) und hypnagogen Halluzinationen.

Nach der EEG-Schlafpolygraphie finden sich folgende *Veränderungen des Schlafprofils bei Narkolepsie*:

- rasches Einschlafen: Auftreten eines Stadium I innerhalb von 10 Minuten definiert als auffälliger, innerhalb von 5 Minuten als klar pathologischer Befund (außer im Zustand der Übermüdung, s. u.)
- kurze REM-Latenzen (REM-Episoden innerhalb von 10 Minuten nach Schlafbeginn)
- flaches Schlafprofil mit häufigem Stadienwechsel und häufigem Aufwachen.

Die Diagnostik der Hypersomnie mit verkürzten Einschlafphasen bzw. raschem Auftreten der REM-Phasen erfolgt mit Hilfe über den Tag verteilter wiederholter polygraphischer EEG-Ableitungen (in zweistündlichen Abständen werden 5 EEG-Ableitungen durchgeführt).

Die Beurteilung kann nur dann sicher erfolgen, wenn der Patient in der Vornacht ausreichend geschlafen und keine den Schlaf beeinflussenden Medikamente oder Nahrungsmittel (z. B. Kaffee) eingenommen hat.

## 2.11 EEG im Rahmen der Epilepsiediagnostik

### 2.11.1 Interiktuales EEG

Bei Patienten mit anfallsweisen Bewusstseinsstörungen oder epilepsieverdächtigen Episoden erfolgt die EEG-Diagnostik in erster Linie zur Suche nach einer erhöhten zerebralen Erregbarkeit mit Auftreten von epilepsietypischen Mustern. Epilepsietypische Muster können bei einigen Epilepsiesyndromen bis zu 98% vorkommen (z. B. SSW-Komplexe bei unbehandelten Patienten mit einer primär generalisierten Epilepsie mit klassischen Absencen). Umgekehrt gibt es Epilepsiesyndrome (z. B. Erwachsene mit seltenen Grand maux), bei denen interiktual nur in Ausnahmefällen epilepsietypische Muster zu finden sind. Fehlende epilepsietypische Muster schließen somit keinesfalls das Vorliegen einer Epilepsie aus. Umgekehrt muss berücksichtigt werden, dass das Auftreten steiler Potenziale oder epilepsietypischer Muster nicht zwangsläufig mit einer Epilepsie einhergeht. Insbesondere im Kindesalter können bei ca. 5% epilepsietypische Muster abgeleitet werden, ohne dass eine Epilepsie vorliegt (sog. benigne epilepsietypische Potenziale im Kindesalter).

**Interiktuale EEG-Muster**
- Interiktuale epilepsietypische Potenziale
- PLEDs
- Generalisierte periodische Sharp waves
- Fokale generalisierte Verlangsamung
- Nichtspezifische paroxysmale Muster

Diese verschiedenen EEG-Muster sind in unterschiedlichem Grad mit einer Epilepsie assoziiert, hinsichtlich ihrer Sensitivität und Spezifität jedoch unterschiedlich zu bewerten. Nur die epilepsietypischen Muster und die PLED sind mit einer hohen Epilepsierate verbunden und sinnvoll zur Diagnosestellung zu werten.

### 2.11.2 Iktuales EEG

Das Auftreten epilepsietypischer Muster bei epileptischen Anfällen ist zwar zu erwarten, aber auch hier keinesfalls obligat. Geringe Ausbreitung der Anfallsaktivität (z. B. bei einfach fokalen Anfällen) und ein verdeckter Anfallsursprung (z. B. mesiobasaler und interhemisphärischer Lokalisation) können dazu führen, dass die Anfallsaktivität nicht ableitbar ist. Muskelartefakte bei Grand maux können die epileptische Aktivität verdecken.

Epileptische Anfallsaktivität im Oberflächen-EEG kann fokal und generalisiert auftreten. Ein fokaler Beginn ist nicht zu erkennen, wenn sich die Anfallsaktivität in wenigen Millisekunden zur Gegenseite ausdehnt und generalisiert (z. B. bei frontalen Anfällen) oder der Anfallsursprung in einer dem EEG nicht zugänglichen Region liegt.

Trotz der großen Variabilität der iktualen EEG-Muster lassen sich einige Grundmerkmale beobachten.

### EEG-Muster während komplexer fokaler Anfälle (Abb. 2.37)

▌ Bei fokalen epileptischen Anfällen zeichnet sich die Anfallsaktivität häufig durch eine rhythmische Aktivität von Delta-, Theta-, Alpha- oder Betawellen, oft begleitet von einer Zunahme oder Abnahme der Frequenz sowie von einer postiktualen fokalen Verlangsamung.

▌ Sobald das Oberflächen-EEG epilepsietypische Muster zeigt, hat sich die Anfallsaktivität in der Regel schon in der Tiefe ausgebreitet. Aus diesem Grund zeigt sich an der Oberfläche oft ein beidseitiges iktuales Muster.

▌ Rhythmische langsame Alpha- oder Thetawellen sind eher typisch für einen mesiobasalen, schnellere Frequenzen (Alpha-Beta) eher typisch für einen kortikalen Anfallsursprung.

▌ Die Dauer der Anfälle liegt zwischen wenigen Sekunden (Frontallappenanfälle) und 1–3 Minuten (Temporallappenanfälle).

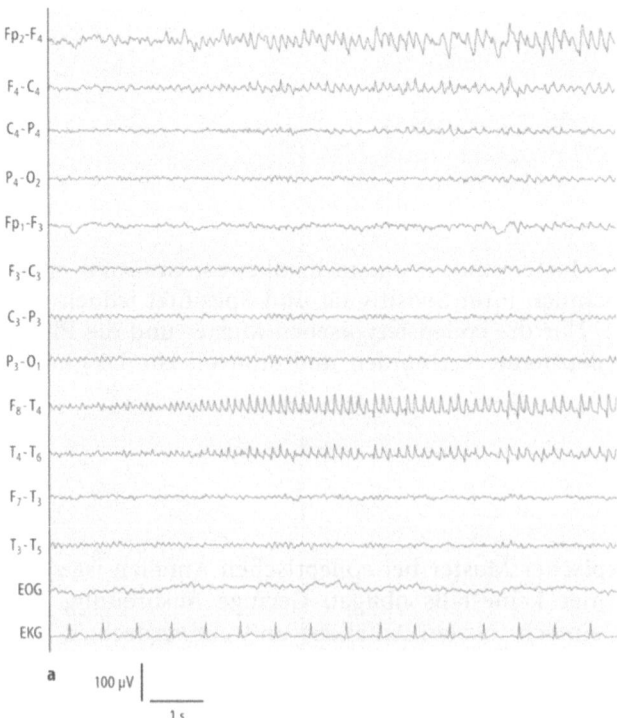

**Abb. 2.37 a–c. EEG-Muster während eines komplexen fokalen Anfalls mit sekundärer Generalisierung. a** Rechts frontal-frontotemporal sägezahnförmige, rhythmische 6–7/s Wellen. Klinisch: „Unbeschreiblichkeitsaura" (Angstgefühl) sowie Lidmyoklonien

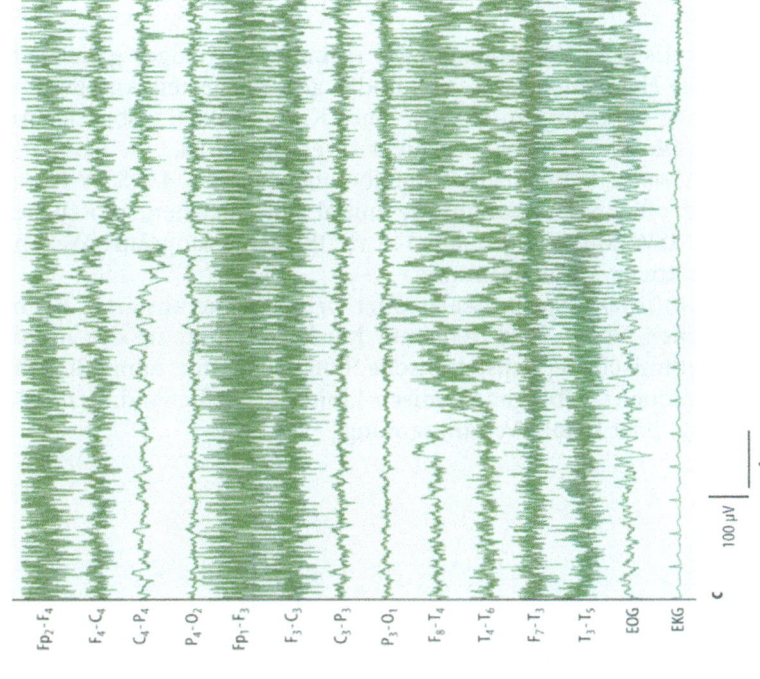

**Abb. 2.37 c.** Sekundäre Generalisierung, generalisierte SSW-Komplexe. Klinisch: tonisch-klonischer Anfall

**Abb. 2.37 b.** Zunahme der Amplitude und Abnahme der Frequenz der rhythmischen Wellen sowie Ausbreitung. Klinisch: starrer Blick, nicht ansprechbar

### EEG-Muster während generalisierter epileptischer Anfälle

Primär generalisierte Anfälle beginnen mehr oder weniger gleichzeitig im Bereich beider Hemisphären. Bei sekundär generalisierten Anfällen beginnt die epileptische Erregung im Bereich eines Krampffokus, wobei der Anfallsursprung im Oberflächen-EEG oft nicht zu erkennen ist.

*Typische Absence* (Abb. 2.38): frontalbetonte 3,5- bis 4/s-SSW-Komplexe, im Verlauf oft 2,5 Hz, Amplitude initial am höchsten, plötzlicher Abbruch des SSW-Musters, danach 1–3 rhythmische langsame Wellen, aber keine postiktuale Verlangsamung

*Tonisch-klonischer Anfall*: fokaler oder primär generalisierter Beginn. In der tonischen Phase hochfrequente Muskelaktivität, in der klonischen Phase rhythmische epilepsietypische Potenziale mit allmählich abnehmender Frequenz, Übergang tonisch-klonisch ist fließend, generalisierte Abflachung, postiktuale Verlangsamung.

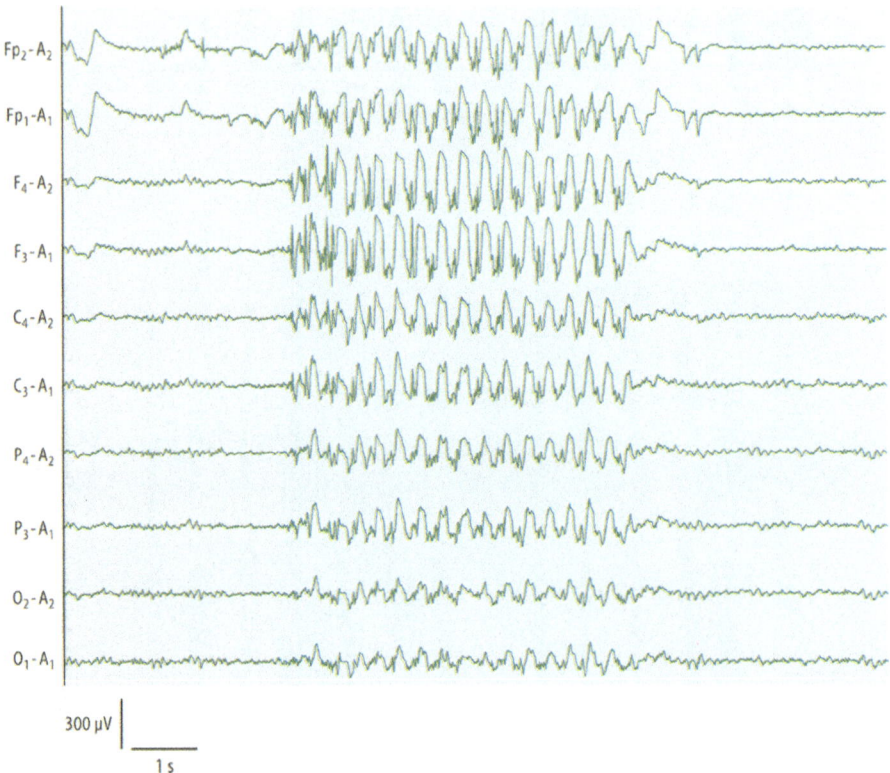

**Abb. 2.38. Typische Absence.** Frontalbetonte 3/s-Spike-wave-Komplexe. 20-jährige Patientin mit einer primär generalisierten Epilepsie mit Absencen und tonisch-klonischen Anfällen seit Kindheit

░ **EEG-Muster während eines Status epilepticus**

░ *Fokaler Status epilepticus* (Abb. 2.39): fokale epilepsietypische Muster (Spike, Sharp wave, SSW-Komplexe oder rhythmische Wellen 12–8/s); bei tiefer gelegenen Strukturen gelegentlich nur rhythmische Theta-Delta-Entladungen, selten auch nur fokale Abflachung

░ *Generalisierter Status epilepticus (konvulsiv)*: neben Muskelartefakten, die das Bild überdecken, Auftreten von generalisierten rhythmischen Potenzialen; postiktual generalisierte Verlangsamung

░ *Absencenstatus* (Abb. 2.40): regelmäßiges, generalisiertes 3/s-SSW-Muster, im Verlauf immer unregelmäßiger; verminderte oder fehlende Reagibilität auf Außenreize.

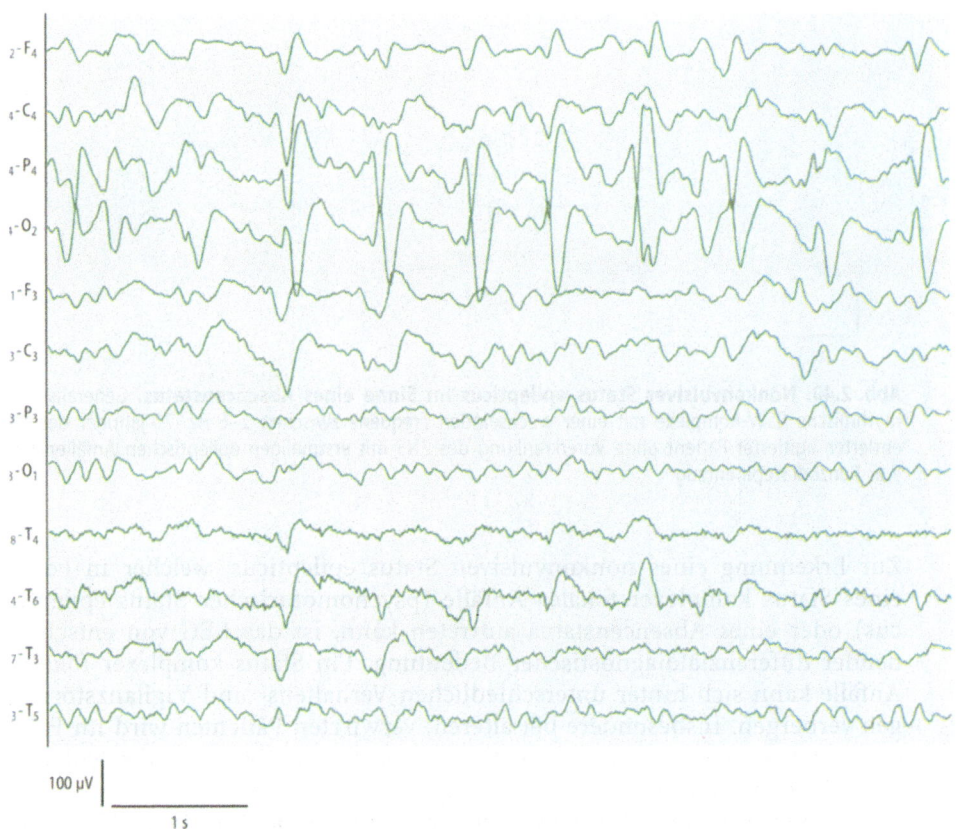

**Abb. 2.39. Fokaler Status epilepticus mit Spike-wave-Komplexen rechtsparietal.** 63-jährige Patientin mit Z. n. Exstirpation eines rechtsparietookzipital gelegenen Lymphoms

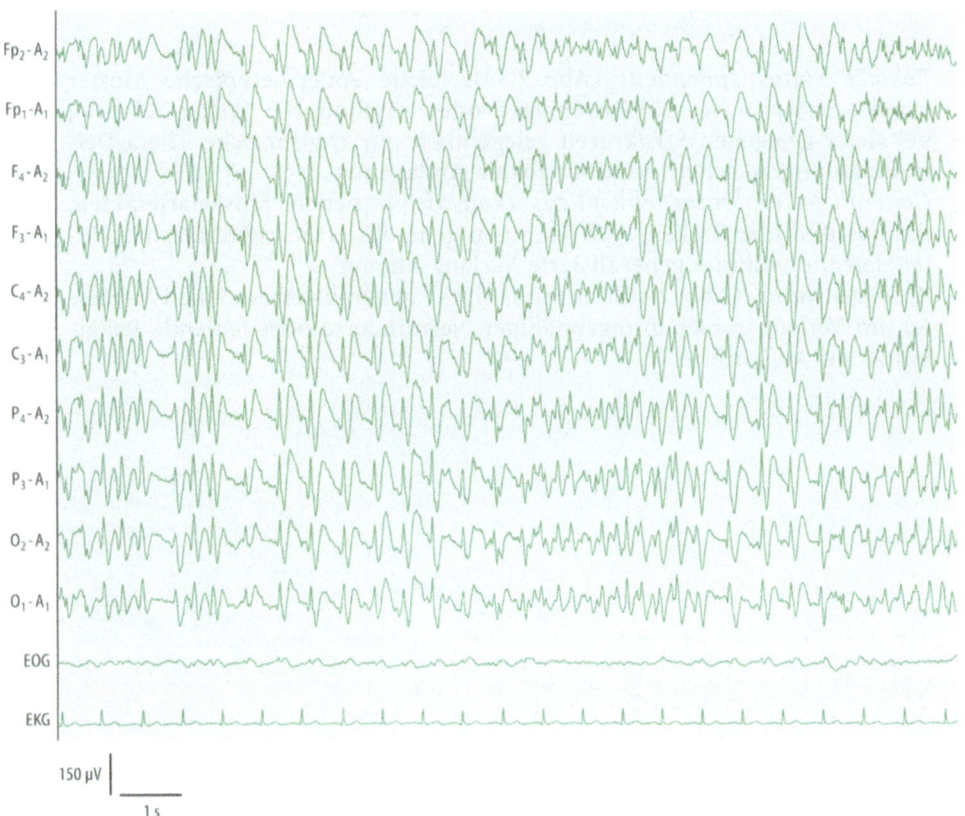

**Abb. 2.40. Nonkonvulsiver Status epilepticus im Sinne eines Absencenstatus.** Generalisierte rhythmische SSW-Komplexe mit einer wechselnden Frequenz zwischen 2–5 Hz. 70-jähriger desorientierter, agitierter Patient ohne Vorerkrankung des ZNS mit erstmaligen epileptischen Anfällen bei V. a. Benzodiazepinentzug

Zur Erkennung eines nonkonvulsiven Status epilepticus, welcher in Form eines Status komplexer fokaler Anfälle (psychomotorischer Status epilepticus) oder eines Absencenstatus auftreten kann, ist das EEG von entscheidender differenzialdiagnostischer Bedeutung. Ein Status komplexer fokaler Anfälle kann sich hinter unterschiedlichen Verhaltens- und Vigilanzstörungen verbergen. Insbesondere bei älteren, verwirrten Patienten wird im Falle eines Status epilepticus die epileptische Ursache häufig durch die fehlende EEG-Untersuchung nicht erkannt.

Patienten mit Absencenstatus zeichnen sich vorwiegend durch Verwirrtheit, kognitive und psychomotorische Verlangsamung, Einschränkung der Bewusstseinslage bis hin zum Sopor aus. Ein Absencenstatus tritt nicht nur bei Kindern mit primär generalisierter Epilepsie, sondern selten auch bei Erwachsenen (z.B. im Rahmen eines Benzodiazepinentzugs) auf. Auch hier ist das EGG zur Diagnosefindung entscheidend.

Ein Grand-mal-Anfall lässt sich in der Regel aufgrund seines typischen tonisch-klonischen Anfallsablaufs klinisch diagnostizieren. Gelegentlich kann das EEG aber bei der Differenzialdiagnose epileptischer versus „psychogener" Anfall aufgrund des Nachweises epilepsietypischer Muster entscheidende Informationen liefern. Da die Prognose des Status epilepticus, v. a. bei GM-Status, von seiner Dauer abhängig ist (nach über einer Stunde Persistenz deutlich schlechtere Prognose), bezeichnet man heutzutage schon einen länger als 5 Minuten anhaltenden Grand-mal-Anfall oder Serien von Grands maux ohne Rückkehr des Bewusstseins als GM-Status.

## 2.12 EEG bei akuten zerebrovaskulären Erkrankungen

### 2.12.1 Indikation zur EEG-Untersuchung bei Hirninfarkt und intrakranieller Blutung

Herdförmige EEG-Veränderungen lassen grundsätzlich keinen Rückschluss auf das zugrunde liegende morphologische Korrelat zu. So gibt es keine sicheren EEG-Kriterien, die zwischen einer hypertensiven Parenchymblutung und einem Hirninfarkt unterscheiden können. Aus diesem Grund sind bildgebende Methoden in der Diagnostik zerebraler Insulte und Blutungen vorrangig. Dennoch kann das EEG bei einigen Fragestellungen wichtige Informationen geben:

▌ *Objektivierung und Lokalisation der Funktionsstörung bei (noch) negativer Bildgebung*, z.B. Hilfe bei der Differenzialdiagnose einer Ischämie im Bereich der Großhirnhemisphäre oder des Hirnstamms. Das EEG zeigt im Gegensatz zum initial normalen CCT und NMR sofort die Funktionsstörung an.

▌ *Nachweis einer fokalen epileptischen Aktivität* als Hinweis auf einen stattgehabten fokalen epileptischen Anfall mit postiktualer (Todd'scher) Parese als Differenzialdiagnose zum Hirninfarkt.

▌ *Differenzialdiagnose „migraine accompagnee" versus transiente ischämische Attacke*: Ein über Stunden bis Tage persistierender Herdbefund trotz vollständiger Remission des fokalen neurologischen Defizits weist auf eine „migraine accompagnee" hin.

## 2.12.2 EEG-Befunde bei Hirninfarkten

Ischämische Insulte im Bereich der Großhirnhemisphäre führen in der Regel zu Herdstörungen mit einer polymorphen Deltaaktivität, entsprechend dem Ausmaß der neuronalen und neuroglialen Funktionsstörungen (s. Abb. 2.22). Bei Insulten, die kortikale Strukturen miteinbeziehen, sind in 70% pathologische EEG-Befunde zu erwarten. Die EEG-Veränderungen sind mit Beginn der neurologischen Symptome zu erkennen. Sie können initial sehr ausgedehnt sein und trotz einseitiger Ischämie bis nach kontralateral reichen. Im Falle einer deutlichen Suppression der kortikalen Aktivität muss von einem Zelluntergang mit fokalem Ausfall der Hirnrindentätigkeit ausgegangen werden.

Eine zusätzliche Allgemeinveränderung spricht für eine schlechtere Prognose, da dies häufig mit raumfordernden Insulten oder zusätzlichen Grunderkrankungen verbunden ist. Bleiben herdförmige Störungen (z. B. Thetaherde) trotz kompletter Remission des neurologischen Defizits bestehen, so ist von einer neuronalen Schädigung auszugehen.

Epilepsietypische Muster sind bei kontinuierlichem EEG-Monitoring in den ersten Tagen nach Untersuchungen von Pohlmann-Eden bei bis zu 30% der akuten Schlaganfallpatienten zu finden, korrelieren aber nur zu einem kleineren Teil mit dem Auftreten einer symptomatischen Epilepsie. Das Auftreten von PLEDs weist auf einen frischen, ausgedehnten Insult hin und findet sich oft bei Grenzzoneninsulten. Diese EEG-Muster sind in der Akut- und in der Erholungsphase zu finden und in 70% mit epileptischen Anfällen verbunden.

## 2.12.3 EEG-Befunde bei zerebralen Blutungen

Entsprechend der Ausdehnung der Parenchymblutung und dem Schweregrad der klinischen Symptomatik zeigen sich mehr oder minder ausgebreite polymorphe Deltawellen, die im Vergleich zu EEG-Veränderungen bei ischämischen Läsionen oft ausgedehnter erscheinen. Fehlende EEG-Veränderungen schließen ein kleines Hämatom oder eine kleine Parenchymblutung nicht aus.

## 2.12.4 EEG-Befunde bei Subarachnoidalblutung (SAB)

In Abhängigkeit vom Schweregrad der SAB und dem Ausmaß der Bewusstseinsstörung ist das EEG durch eine unterschiedlich schwere Allgemeinveränderung gekennzeichnet. Das Auftreten eines initial noch nicht vorhandenen Deltaherdes kann auf einen frischen Infarkt (z. B. im A.-cerebri-media-Versorgungsgebiet), ausgelöst durch einen Vasospasmus, hinweisen. Bei zunehmender intrakranieller Drucksteigerung finden sich schließlich EEG-Veränderungen im Sinne subhemisphärieller Funktionsstörungen (z. B. Auftreten von IRDA).

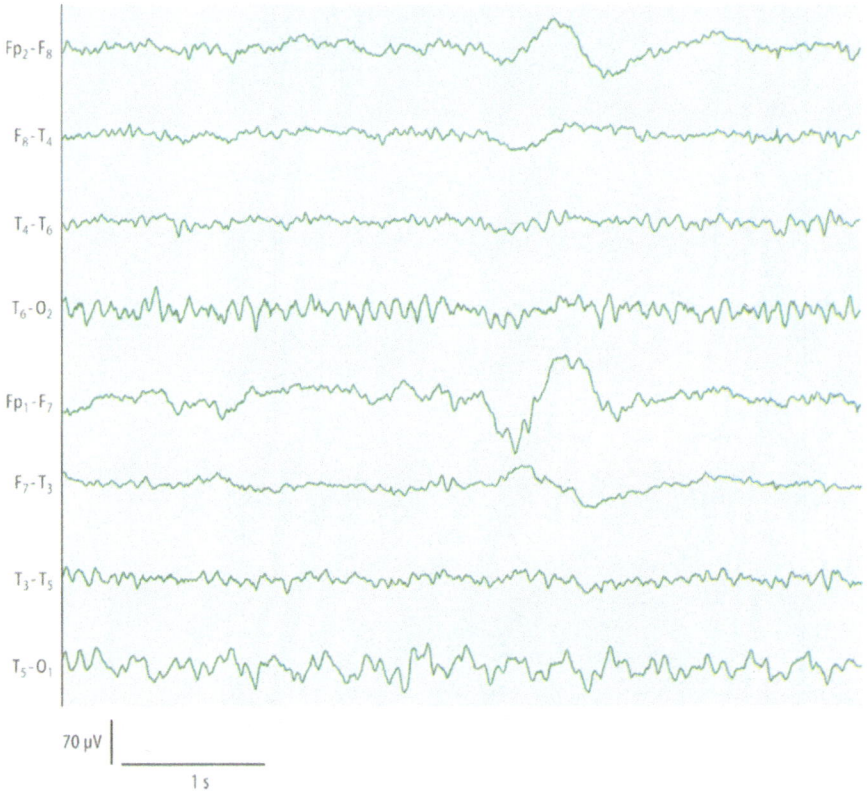

**Abb. 2.41.** Polymorphe Deltaaktivität temporookzipital bei 17-jähriger Patientin mit Migräne-accompagnée-Anfall mit initial homonymer Hemianopsie rechts

## 2.12.5 EEG-Befunde bei Sinusthrombose

Bei der Sinusthrombose sind neben regelrechten EEG-Ableitungen eine Vielzahl von EEG-Veränderungen zu finden (so z.B. herdförmige Veränderungen bei sekundären Stauungsblutungen, bilateral auftretende Paroxysmen bei vertexnahen Funktionsstörungen) sowie verschiedene Grade der Allgemeinveränderungen.

## 2.12.6 EEG-Befunde bei Migräne

EEG-Veränderungen bei Patienten mit Migräne sind insgesamt dreimal so häufig wie bei Kontrollpersonen. Bei einfacher Migräne ist das EEG in der Regel unauffällig, gelegentlich ist die GT unregelmäßiger und frequenzlabiler. Im Migräneanfall sind geringe unspezifische EEG-Veränderungen zu beobachten. Bei Migräneanfällen mit fokal-neurologischem Defizit („mi-

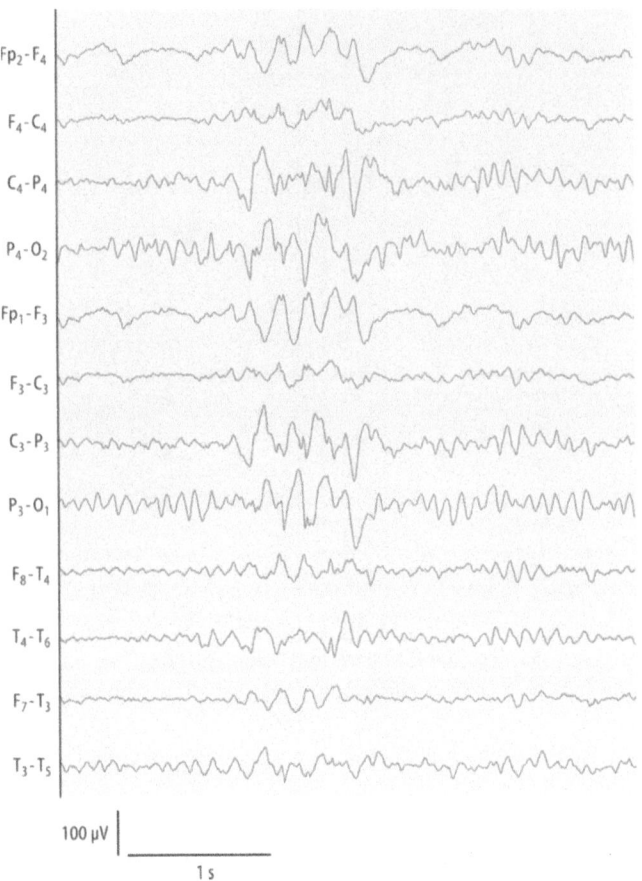

**Abb. 2.42.** Paroxysmen generalisierter Spike-wave-Komplexe bei 20-jähriger Patientin mit Migraine

graine accompagnée") treten herdförmige Veränderungen v. a. temporookzipital, kontralateral zu der Seite der neurologischen Symptome auf (meist in Form von Theta- oder Deltaherden, s. Abb. 2.41). Im Gegensatz zu den transienten ischämischen Attacken, bei denen nach Abklingen der neurologischen Symptomatik die EEG-Veränderungen verschwinden, zeigen die herdförmigen EEG-Veränderungen im Rahmen einer Migräneattacke häufig eine sehr langsame Rückbildungstendenz (über Tage bis zu 2 Wochen). Bei einigen – oft jüngeren – Migränepatienten finden sich auch im Intervall neben parietookzipitalen Thetaherden paroxysmale Muster (z. T. epilepsietypische, irreguläre SSW-Komplexe) (Abb. 2.42) und okzipital rhythmische 4/s-Wellen.

## 2.13 EEG in der Differenzialdiagnose von Demenzen

### 2.13.1 Indikation zur EEG-Untersuchung bei Demenzen

In der Differenzialdiagnose diverser demenzieller Syndrome mit fehlenden oder erst spät auftretenden strukturellen Veränderungen im MRT kann das EEG eine große Bedeutung haben, da einzelne demenzielle Erkrankungen mit typischen EEG-Veränderungen einhergehen (z. B. die Creutzfeldt-Jakob-Erkrankung). Bei der überwiegenden Zahl von Demenzen unterschiedlicher Ätiologie treten jedoch eine Vielzahl von unspezifischen EEG-Veränderungen auf, die in der Regel mit dem Ausmaß der Demenz korrelieren. Eine weitere wichtige Indikation ist das Aufdecken epilepsietypischer Muster. Im höheren Lebensalter steigt aufgrund altersabhängiger Hirnschädigungen (v. a. vaskulärer Genese, aber auch bei degenerativen Erkrankungen mit demenzieller Entwicklung) die Inzidenz epileptischer Anfälle und damit auch das Auftreten eines nonkonvulsiven Status epilepticus. Dieser zeigt sich in Verwirrtheit und Verhaltensauffälligkeiten und wird bei dementen Patienten klinisch oft nicht erkannt, sodass das EEG ausschlaggebend für die Diagnose ist.

### 2.13.2 EEG-Veränderungen bei Creutzfeldt-Jakob-Erkrankung

Bei strikter Auslegung der Periodizitätskriterien ist der typische EEG-Befund (Abb. 2.43) mit einer hohen Sensitivität (67%) und Spezifität (86%) verbunden. Die Abwesenheit dieser EEG-Charakteristika nach einem zehnwöchigen Krankheitsverlauf schließt jedoch keinesfalls diese Erkrankung aus, da sie z. T. erst nach längerem Krankheitsverlauf auftreten und es Unterformen gibt (BSE-Variante), bei denen diese EEG-Muster nicht beobachtet werden. Auch schließt ein typisches EEG andere Erkrankungen wie z. B. Hashimoto-Enzephalopathie, Alzheimer im Spätstadium, zerebrale Hypoxie mit ähnlichen klinisch-neurologischen Symptomen nicht aus.

**EEG-Befunde bei CJK**
- Im Prodomalstadium oft unspezifische Verlangsamung der Grundtätigkeit mit diffus eingestreuten Theta- und Deltawellen
- Im mittleren und späteren Krankheitsverlauf Auftreten von typischen periodischen, generalisierten triphasischen Wellen mit einer Frequenz von 1–2/s
- Gelegentlich zusätzliche Herdbefunde oder epilepsietypische Muster

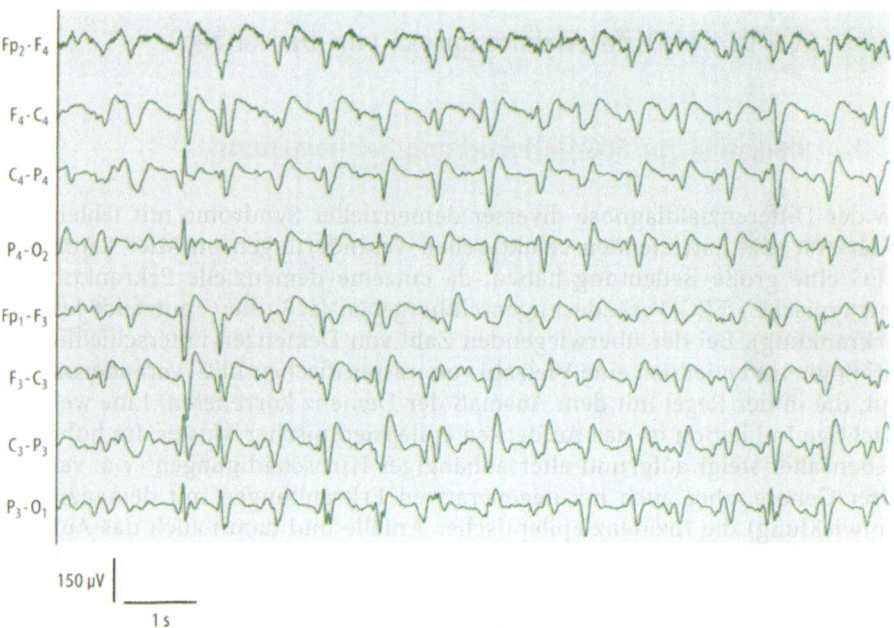

**Abb. 2.43. Generalisierte periodische triphasische Potenziale.** Charakteristischer Befund bei einer Creutzfeldt-Jakob-Erkrankung. 55-jährige Patientin mit klinisch wahrscheinlicher CJK

### 2.13.3 EEG-Befunde beim Morbus Alzheimer

Die EEG-Veränderungen beim Morbus Alzheimer zeigen keinen so typischen Verlauf wie bei der oben dargestellten CJV. Mit zunehmender zerebraler Atrophie (zunächst kortikal, später auch subkortikal und im Bereich der Basalganglien) steigt die Variabilität der Befunde.

> **EEG-Befunde beim Morbus Alzheimer**
> ▮ Auftreten einer leichten Allgemeinveränderung (AV)
> ▮ Zunahme der AV bis zur schweren AV
> ▮ Verlangsamungsherde
> ▮ Teilweise epilepsietypische Muster
> ▮ Triphasische Wellen, bis hin zur Rhythmizität, wie sie bei CJK bekannt ist

### 2.13.4 EEG-Befunde bei chronischer vaskulärer Enzephalopathie

Zu unterscheiden sind chronische vaskuläre Enzephalopathien im Rahmen einer Makroangiopathie mit hämodynamischen und Territorialinfarkten von einer Mikroangiopathie mit lakunären Insulten.

Die chronische Perfusionsstörung bei der *Mikroangiopathie* führt zu einer subkortikalen arteriosklerotischen Enzephalopathie (SAE) mit einer vaskulären Demenz. Im EEG finden sich leichte bis höhergradige Verlangsamungen, die z. T. herdförmig betont sind, sowie multifokale Thetaherde.

Im Fall der arteriosklerotischen Enzephalopathie bei vorhandener *Makroangiopathie* zeigt sich – wenn noch keine Territorialinfarkte aufgetreten sind – zunächst eine allgemeine Frequenzlabilität mit diffuser Einstreuung langsamer Wellen sowie gelegentlich herdförmigen Störungen, die aus bisher ungeklärten Gründen bevorzugt links auftreten. Bei Auftreten von Territorialinsulten stehen polymorphe, meist kontinuierlich auftretende Deltaherde im Vordergrund.

## 2.14 EEG bei metabolischen Erkrankungen

Insbesondere akute Leberfunktionsstörungen, Niereninsuffizienz, Elektrolytentgleisungen, Störungen des Schilddrüsenstoffwechsels und Glukosestoffwechselstörungen führen entsprechend dem Schweregrad der metabolischen Entgleisung zu unterschiedlichen EEG-Veränderungen, die in folgenden Stufen auftreten:

- Verlangsamung der Alpha-GT, Einstreuung von Thetawellen, verringerte Blockadereaktion
- Abnahme der Frequenz und Zunahme der Amplituden der langsamen Wellen bis hin zur generalisierten unregelmäßigen, hochamplitudigen Deltaaktivität
- Auftreten von periodischen Wellen: triphasische Potenziale oder Komplexe aus steilen langsamen Wellen
- Bei zunehmenden strukturellen Läsionen: Kurvenabflachung.

Die zeitliche Abfolge der Veränderungen hängt von der Geschwindigkeit des Entstehens der Stoffwechselstörung ab. Schwere Allgemeinveränderungen finden sich v. a. bei hepatischen und urämischen Enzephalopathien, oft schon im Stadium des Präkomas. Aus dem EEG lässt sich häufig die Entwicklung der Enzephalopathie ableiten. Gelegentlich gibt es aber eine deutliche Diskrepanz zwischen EEG-Befund und klinischem Bild.

### 2.14.1 EEG bei Leberfunktionsstörungen

Bei der *akuten hepatischen Enzephalopathie* treten mit Zunahme der neurotoxischen Substanzen Allgemeinveränderungen verschiedener Schweregrade und sog. IRDA im EEG auf, die auf die kortikalen und subkortikalen Funktionsstörungen hinweisen. Charakteristisches Merkmal – aber keineswegs spezifisch – ist das Auftreten von triphasischen (z. T. periodischen) Wellen, die bei 10–30% der Patienten im Verlauf zu finden sind (Abb. 2.44).

In der Regel bietet das EEG einen verlässlichen Parameter für den aktuellen Schweregrad der Leberinsuffizienz mit Übereinstimmung der Laborwerte hinsichtlich des Serumbilirubins, der Transaminasen und der Cholinesterase. Jedoch ergibt sich oft keine enge Korrelation zwischen EEG-Befund und Ammoniakspiegel. Auch zwischen dem klinischen Bild und dem Ausmaß der EEG-Veränderungen ist in der Regel erst im späteren Stadium eine weitgehende Korrelation zu finden. Im Prinzip sind die metabolisch bedingten Funktionsstörungen abhängig vom Verlauf der Grunderkrankung reversibel. Das EEG lässt auch im Spätstadium keine sichere Prognose zu.

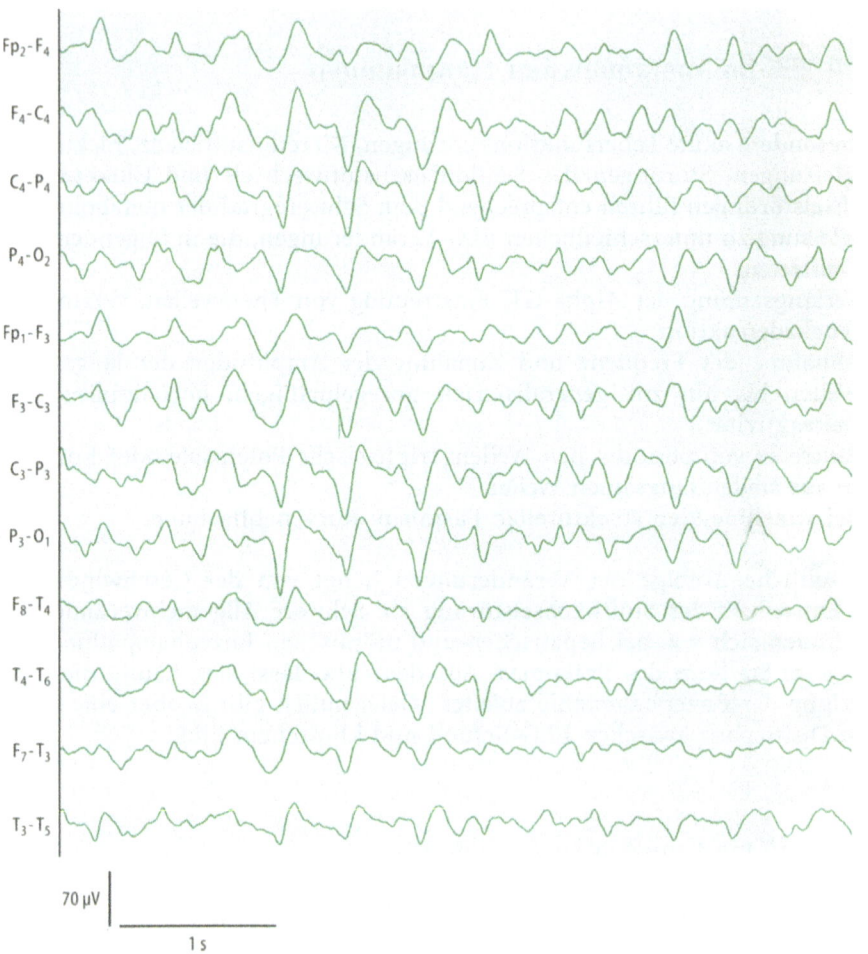

**Abb. 2.44. Generalisierte triphasische Wellen.** EEG einer 73-jährigen Patientin mit fortgeschrittener hepatischer Enzephalopathie

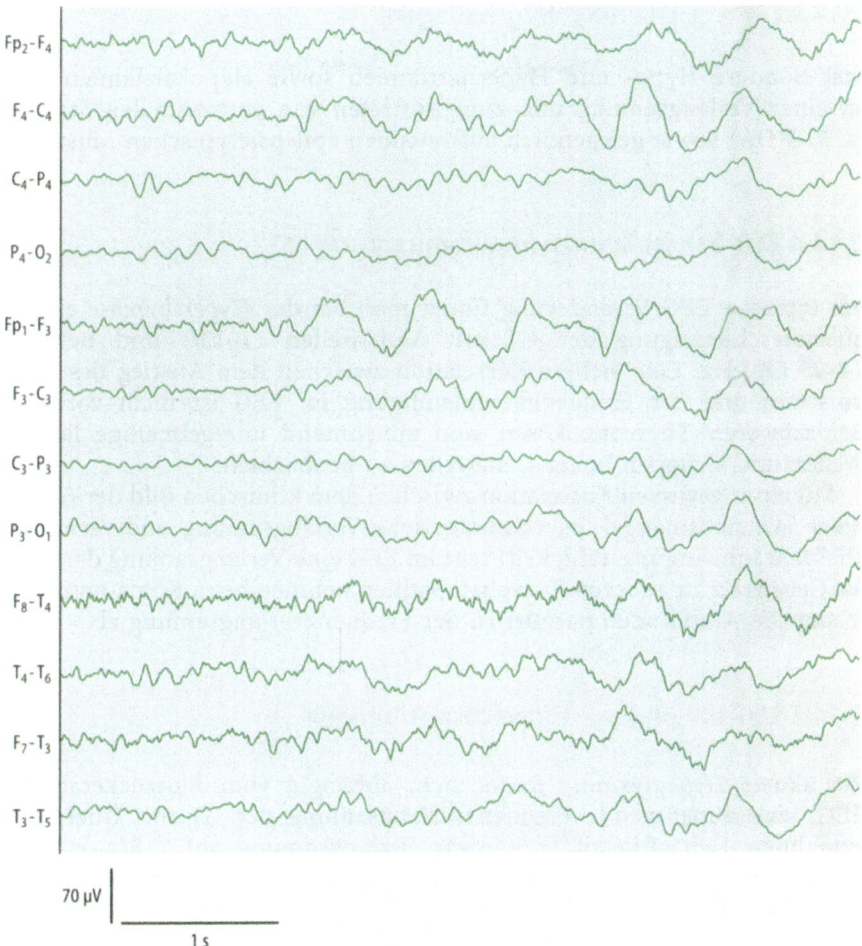

**Abb. 2.45. Frontalbetonte, intermittierend rhythmische Deltaaktivität und Grundrhythmusverlangsamung.** 77-jährige Patientin mit dialysepflichtiger Niereninsuffizienz

## 2.14.2 EEG bei Niereninsuffizienz

Bei *akuter Dekompensation der Nierenfunktion* ist parallel zum Anstieg der Retentionswerte (Kreatinin < 10 mg%, Harnstoff > 120–150 mmol/l) entsprechend dem Schweregrad der urämischen Enzephalopathie eine zunehmende Allgemeinveränderung sowie das Auftreten von hochgespannten Theta-Delta-Wellen zu beobachten.

Bei *chronischer Niereninsuffizienz* findet sich oft nur eine leichte Allgemeinveränderung mit paroxysmal eingestreuter IRDA (Abb. 2.45), selten auch epilepsietypische Muster (obwohl epileptische Anfälle bei chronischen Niereninsuffizienzen häufiger als bei akuten auftreten).

### 2.14.3 EEG bei Elektrolytentgleisungen

Insbesondere Hypo- und Hypernatriämien sowie Hypokalziämien führen zu einer Verlangsamung und zum Auftreten von paroxysmalen Störungen (z. B. IRDA) sowie gelegentlich auftretenden epilepsietypischen Mustern.

### 2.14.4 EEG bei Schilddrüsenfunktionsstörungen

Als typische EEG-Veränderung findet man bei der *Hyperthyreose* eine Frequenzbeschleunigung der GT mit Alphawellen 11–13/s und Betawellen 14–25 (39) Hz. Eine sichere Korrelation zwischen dem Anstieg des Grundumsatzes und der Frequenzbeschleunigung im EEG ist nicht vorhanden. Bei schweren Thyreotoxikosen sind zunehmend unregelmäßige langsame Wellen und Gruppen hoher Deltawellen zu beobachten.

Mit einer gewissen Korrelation zwischen dem klinischen Bild der *Hypothyreose* (Antriebsmangel, psychomotorische Verlangsamung und verminderte affektive Schwingungsfähigkeit) tritt im EEG eine Verlangsamung der GT auf. Im Gegensatz zu anderen Enzephalopathien nehmen beim Koma myxödematosum die Amplituden parallel zu der Frequenzverlangsamung ab.

### 2.14.5 EEG bei Glukosestoffwechselstörungen

Bei akuter *Hypoglykämie* findet sich, abhängig vom Blutzuckerabfall im EEG, eine zunehmende Frequenzverlangsamung der GT mit Übergang in eine hohe Deltatätigkeit (< 50 mg% Verlangsamung auf 7–8/s, < 40 mg% auf 3–5/s, mit einsetzender Bewusstlosigkeit (< 30 mg%) herrscht eine 2–4/s-Deltatätigkeit vor. Im Rahmen der Steigerung der zerebralen Erregbarkeit können auch epilepsietypische Muster auftreten. Nach einer intravenösen Glukoseinjektion tritt eine rasche klinische Besserung ein. Das EEG hängt jedoch dem klinischen Befund (insbesondere bei initialen Blutzuckerwerten unter 25 mg%) häufig nach.

Seltener und variabler als bei Hypoglykämien treten auch bei *Hyperglykämien* EEG-Veränderungen auf (Wechsel zwischen schnellen und langsamen Wellen, gelegentlich auch epilepsietypische Potenziale), die noch Tage nach erfolgter Korrektur persistieren können.

### 2.14.6 EEG bei septischer Enzephalopathie

Die septische Enzephalopathie (Abb. 2.16) im Rahmen einer systemischen Infektion kann als Sonderform einer toxischen Enzephalopathie gewertet werden. Insbesondere bei älteren Patienten sind im Krankheitsverlauf Bewusstseins- und Vigilanzstörungen, neuropsychologische Störungen, Verwirrtheitssymptome (in schweren Fällen bis hin zum Delir und Koma) und gelegentlich Tremor, Myoklonien und epileptische Anfälle als Zeichen der multifokalen oder diffusen Hirnfunktionsstörung zu beobachten.

EEG-Veränderungen (verschiedene Grade von Allgemeinveränderungen, intermittierend auftretende Deltagruppen, multifokale Herdbefunde, Zeichen erhöhter zerebraler Erregbarkeit) korrelieren mit den septischen Parametern und dem klinischen Verlauf, können diesen aber auch vorausgehen. In schweren Krankheitsverläufen treten generalisierte triphasische Wellen und Burst-suppression-Muster auf. Multifokale epileptische Foci können auf strukturelle Schädigungen, z. B. Mikroabszesse, hinweisen.

## 2.15 Pharmakogene EEG-Veränderungen

### 2.15.1 EEG-Befunde bei Medikamenten- und Drogeneinnahme

Medikamentös bedingte EEG-Veränderungen sind bei Sedativa, Hypnotika, Narkotika, Antiepileptika, Neuroleptika, Trizyklika, Amphetaminen, Halluzinogenen, Opiaten und Lithium zu finden. Die meisten EEG-Veränderungen sind unspezifisch und weisen (mit Ausnahme spezieller Befunde bei Barbiturat- und Benzodiazepineinnahme sowie Lithiumintoxikation) nicht auf das verursachende Agens. *Medikamenteneffekt im EEG* sind

- frontozentralbetonte, nicht durch Augenöffnen blockierbare Betatätigkeit bei Benzodiazepinen und Barbituraten;
- Verlangsamung der Grundtätigkeit bis in den Theta- und Deltabereich bei fast allen zentral wirksamen Medikamenten, u. a. bei Antiepileptika, Neuroleptika, Antidepressiva, Opiaten;
- erhöhte Synchronisation mit Auftreten von (F)IRDA bei Neuroleptika und trizyklischen Antidepressiva;
- abnorme paroxysmale Aktivitäten, steile Wellen und epilepsietypische Muster bei verschiedenen Psychopharmaka.

Medikamentöse Intoxikationen verursachen toxische Enzephalopathien, die durch eine zunehmende Somnolenz, Okulomotorikstörungen, Ataxie und Dysarthrie, selten auftretende halluzinatorische und delirante Symptome sowie epileptische Anfälle und Myoklonien gekennzeichnet sind. Bei schweren Intoxikationen können diese mit Koma und Ateminsuffizienz verbunden sein. Im EEG finden sich parallel hierzu diffuse Verlangsamungen, meist im Sinne einer schweren Allgemeinveränderung.

Eine Differenzierung zwischen den verursachenden Substraten aufgrund des EEG-Befundes ist jedoch meist nicht möglich. Lediglich bei Vergiftungen mit Barbituraten und Benzodiazepinen treten spezielle, für diese Substanzen charakteristische, EEG-Veränderungen auf.

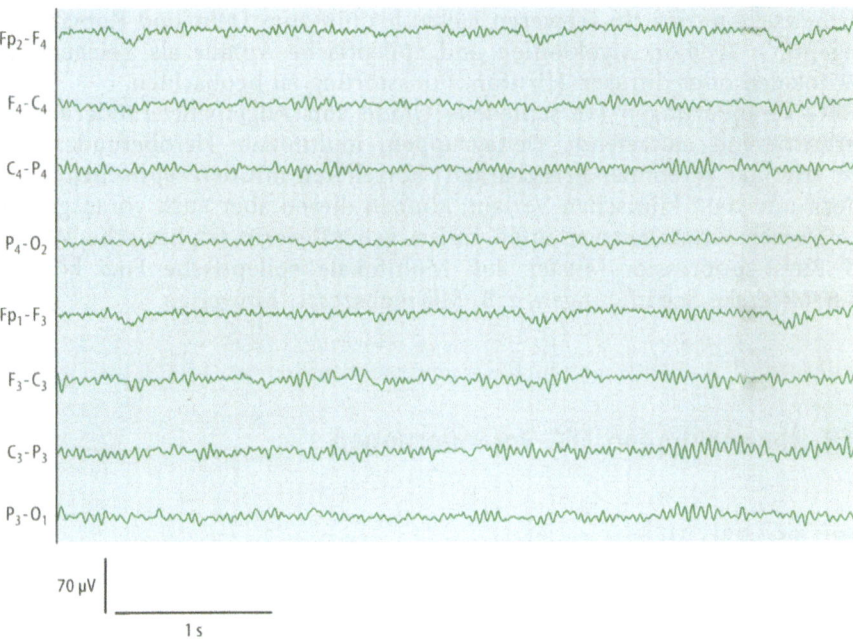

**Abb. 2.46. EEG bei Benzodiazepineinnahme.** Diffuse Betavermehrung dominant bei 18–20/s, spindelförmig moduliert, als Ausdruck eines Benzodiazepineffekts

## 2.15.2 EEG-Veränderungen unter Barbituraten und Benzodiazepinen

Schon im therapeutischen Bereich führen diese Substanzen zu einer fronto-zentralbetonten zum Teil spindelig modulierten Betaaktivität (Abb. 2.46). Bei Schlafmittelintoxikation werden 5 Stadien rasch durchlaufen und treten in umgekehrter Reihenfolge in der Erholungsphase protrahiert auf.

> **EEG-Befunde bei Intoxikationen mit Barbituraten und Benzodiazepinen**
> - Diffuse Alpha-Beta-Aktivierung (12–15/s) mit geringer oder fehlender Reaktion auf Außenreize
> - Bei zunehmender Bewusstseinsstörung Auftreten von langsamen Thetawellen, die von Betawellen überlagert sind
> - Weitere Verlangsamung mit kurzen Suppressionsphasen
> - Auftreten eines Burst-suppression-Musters
> - Endzustand ist das isoelektrische EEG

Klatschen

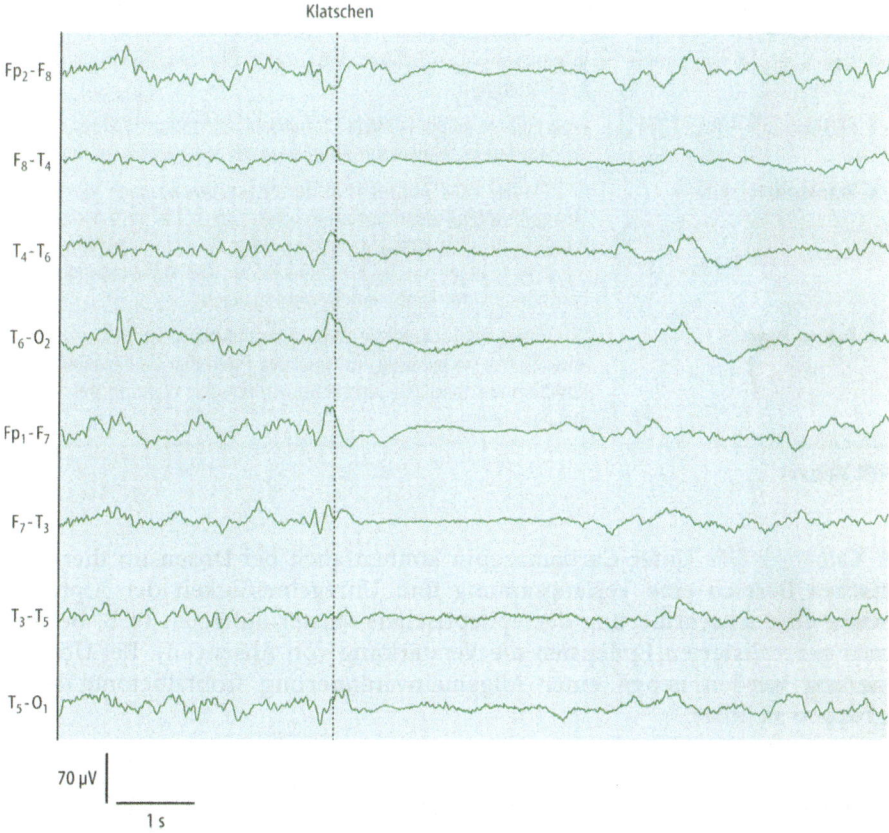

70 µV

1 s

**Abb. 2.47. Kurvensuppression auf Außenreiz.** EEG unter hochdosierter Benzodiazepingabe. Komatöse 60-jährige Patientin, Z. n. Grand mal bei Theophyllinintoxikation

### 2.15.3 Einfluss der Sedativa auf das EEG bei komatösen Patienten

Ein Einfluss von Sedativa auf das EEG bei komatösen Patienten ist anzunehmen, wenn besonders träge Deltawellen auftreten bzw. der Grad der Verlangsamung im Gegensatz zur Komaskalierung steht, wenn eine spindelige 10- bis 14/s-Tätigkeit überlagert ist und wenn auf Außenreize eine kurze Kurvenabflachung im Sinne einer „Suppression" der Hirntätigkeit auftritt (Abb. 2.47).

### 2.15.4 EEG-Veränderungen unter Antiepileptika

▌ **Phenytoin.** Phenytoin kann selten Betaspindeln auslösen. Bei Phenytoinintoxikationen treten meist eine GR-Verlangsamung sowie paroxysmal generalisierte Deltawellen auf.

**Tabelle 2.5.** Befunde bei der akuten Valproatenzephalopathie

| | |
|---|---|
| ▎ Neurologische Symptome | Vigilanzstörungen bis hin zum Stupor, Übelkeit, Zunahme der Anfallsfrequenz |
| ▎ EEG-Befunde (Abb. 2.17) | Progrediente Allgemeinveränderungen, Auftreten hochgespannter, langsamer Wellen mit eingelagerten steilen Potenzialen |
| ▎ Krankheitsverlauf | In 75% der Fälle Auftreten in der ersten Woche nach VPA-Therapie-Beginn oder Dosisänderung, Latenz bis zu 9 Monaten möglich, in allen Fällen reversibel, nach Absetzen des VPA meist in 5 Tagen rasche Erholung (85%), die EEG-Veränderungen hängen der klinischen Besserung nach |
| ▎ Pathogenese | Die früher angeschuldigte Hyperammonämie lässt sich nicht in allen Fällen nachweisen, Anstieg des Phenobarbitalspiegels bei Kombination möglich, vermutete intrinsische Wirkung des VPA auf das Gehirn |

*VPA* Valproat

▎ **Carbamazepin.** Unter Carbamazepin können auch bei Dosen im therapeutischen Bereich eine Verlangsamung und Unregelmäßigkeit der Alpha-GT sowie eine Akzentuierung der epileptischen Muster auftreten (z. B. bei primär generalisierten Epilepsien die Verstärkung von Absencen). Bei Überdosierung werden neben einer Allgemeinveränderung frontalbetonte Deltagruppen sichtbar.

▎ **Valproat (VPA).** Valproat in therapeutischen Dosen hat in der Regel keinen Einfluss auf das EEG. Erst schwere Valproatintoxikationen (Dosierungen ab 500 mg/kg KG, meist in suizidaler Absicht eingenommen) führen parallel zu den Bewusstseinsstörungen zu EEG-Verlangsamungen.

Im Gegensatz zur Intoxikation wird die sog. *akute Valproatenzephalopathie* nicht durch einen hohen VPA-Spiegel oder eine Dosissteigerung verursacht (Tabelle 2.5).

▎ **Primidon.** Primidon zeigt einen ähnlichen Effekt auf das EEG wie die Barbiturate (s. Kap. 2.15.2).

▎ **Neuere Antiepileptika.** Unter den neueren Antiepileptika (Lamotrigin, Gabapentin, Topiramat, Levetiracetam) sind keine anderen Medikamenteneffekte als die oben genannten auf das EEG beobachtet worden.

## 2.15.5 EEG-Veränderungen unter Neuroleptika und trizyklischen Antidepressiva

▎ **Neuroleptika.** Zu den neuroleptikabedingten EEG-Veränderungen zählen: Alphareduktion, Frequenzverlangsamung und Amplitudensteigerung, ver-

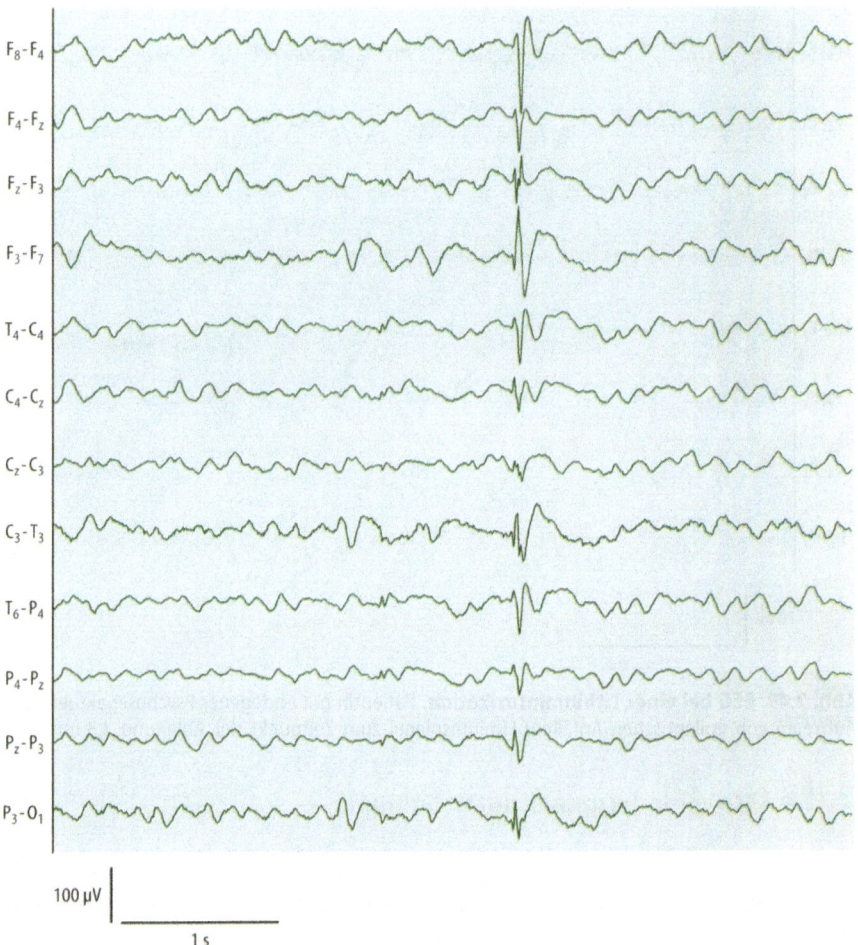

**Abb. 2.48. EEG unter Leponex und Tavoreinnahme.** 56-jähriger Patient mit halluzinatorischer Psychose

mehrtes Auftreten von paroxysmalen synchronisierten Mustern und epilepsietypischen Potenzialen (Abb. 2.48).

▌**Trizyklika.** Die EEG-Befunde bei Trizyklika sind variabler als bei Neuroleptika. Neben einer Verlangsamung treten auch Frequenzbeschleunigungen auf. Epilepsietypische Muster sind weniger häufig.

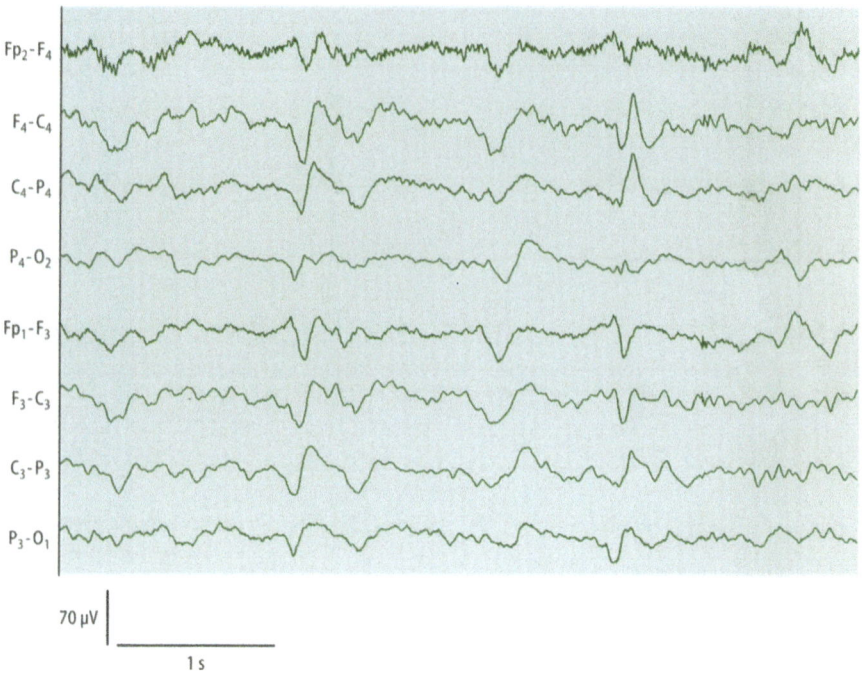

**Abb. 2.49. EEG bei einer Lithiumintoxikation.** Patientin mit endogener Psychose; aktuell komatös, Auftreten von epileptischen Anfällen; Lithiumspiegel zum Zeitpunkt der Ableitung 3,3 mmol/l

### 2.15.6 EEG-Veränderungen unter Lithium

Lithiumeinnahme kann auch im therapeutischen Bereich zu EEG-Veränderungen führen. Neben einer GT-Verlangsamung treten v. a. linksseitige, frontalbetonte Herdstörungen auf, deren Entstehung unklar ist. Bei Intoxikationen ist eine Zunahme langsamer (4- bis 6/s-)Wellen sowie das Auftreten z. T. sehr steiler bis epileptischer bilateraler Theta- und Deltawellen zu beobachten. Im Rahmen von sehr schweren Lithiumintoxikationen treten gelegentlich generalisierte triphasische repetitive Potenziale auf (Abb. 2.49).

### 2.15.7 EEG-Veränderungen unter Psychostimulanzien und Opiaten

Amphetamine, Cannabis und LSD führen bei längerer Einnahme zu Abflachung und Beschleunigung, Opiate zu einer leichten Verlangsamung des EEG.

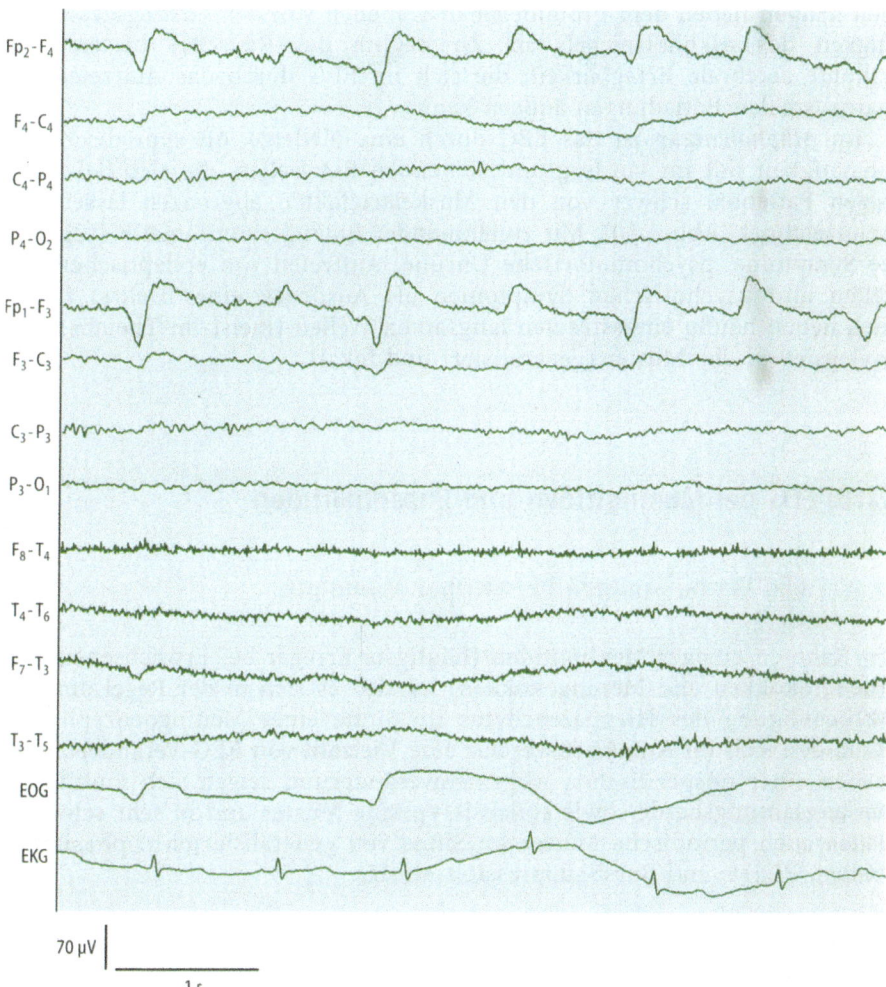

**Abb. 2.50. EEG bei Alkoholentzug.** Niedriggespannter Grundrhythmus (überwiegend im Alpha-Beta-Bereich) mit Muskelartefakten, Schwitzartefakten sowie Lidartefakten (42-jährige Patientin mit langjährigem Alkoholabusus)

## 2.15.8 EEG-Veränderungen unter Einfluss des Alkohols

Bei *Alkoholintoxikationen* wirkt der Alkohol ähnlich wie andere zentral dämpfende Pharmaka auf das EEG. Er ruft im Gegensatz zu den Barbituraten aber keine pharmakospezifischen EEG-Veränderungen hervor. Bei zunehmendem Alkoholspiegel (ab 0,8%) ist nach einer passageren Alpha-aktivierung (in den ersten 10–25 Minuten des Alkoholgenusses) eine progrediente Frequenzverlangsamung, gleichzeitige Amplitudenabnahme und Unregelmäßigkeit des Kurvenbildes zu beobachten. Die EEG-Veränderungen hängen neben dem Promillegehalt v. a. auch von der Anstiegsgeschwindigkeit des Alkoholspiegels ab. Zu Beginn des Rausches besteht eine erhöhte zerebrale Erregbarkeit, die sich im EEG durch das Auftreten von paroxysmalen Entladungen äußern kann.

Im *Alkoholentzug* ist das EEG durch eine niedrige, oft sporadische Alphatätigkeit mit im Vordergrund stehenden Betawellen, die sich bei unruhigen Patienten schwer von den Muskelartefakten abgrenzen lassen, gekennzeichnet (Abb. 2.50). Mit zunehmender Entzugssymptomatik (vegetative Symptome, psychomotorische Unruhe, Auftreten von epileptischen Anfällen und psychotischen Symptomen als Ausdruck eines Delirs) finden sich neben häufig eingestreuten langsamen Wellen (meist im Thetabereich) epilepsietypische Muster (generalisiert und fokal).

## 2.16 EEG bei Meningitiden und Enzephalitiden

### 2.16.1 EEG-Veränderungen bei eitriger Meningitis

Im Rahmen eitriger Meningitiden (häufigste Erreger bei Erwachsenen sind Pneumokokken und Meningokokken) handelt es sich in der Regel um eine Mitbeteiligung des Hirnparenchyms im Sinne einer Meningoenzephalitis. Es finden sich im Krankheitsverlauf eine Vielzahl von EEG-Veränderungen. Neben einer unspezifischen Allgemeinveränderung zeigen sich multifokale Verlangsamungsherde sowie epilepsietypische Muster und in sehr schweren Fällen auch periodische Muster im Sinne von generalisierten triphasischen Wellen, PLEDs und Burst-suppression-Muster.

> **EEG-Befunde bei eitriger Meningitis**
> - Allgemeinveränderungen unterschiedlichen Grades bis hin zur polymorphen Deltaaktivität
> - Häufiges paroxysmales Auftreten von IRDA
> - Multifokale Herdbefunde (Verlangsamungsherde)
> - Epilepsietypische Muster (meist multifokal)
> - Periodische Muster (triphasische Wellen, PLEDs, Burst-suppression-Muster)

Obwohl im Akutstadium das Ausmaß der EEG-Veränderungen häufig mit dem klinischen Bild korreliert (insbesondere die Allgemeinveränderung mit dem Ausmaß der neuropsychologischen Defizite), kann keine sichere Prognose hinsichtlich des zu erwartenden residuellen Hirnschadens oder auch einer postenzephalitischen Epilepsie gestellt werden.

## 2.16.2 EEG-Veränderungen bei Herpes-simplex-Enzephalitis

Bei der Herpes-simplex-Enzephalitis handelt es sich um die häufigste Form der akuten nekrotisierenden Enzephalitis. Die Viren breiten sich direkt, oft zunächst einseitig, im Verlauf bilateral mesiobasal (im Bereich des limbischen Systems) und später generalisiert aus. Entsprechend dem Krankheitsverlauf und den Hirnschädigungen treten variable EEG-Veränderungen auf.

---

**EEG-Verlauf bei Herpesenzephalitis**
- Initial einseitige (im Verlauf bilaterale) temporale Herdbefunde
- Zunehmende GT-Verlangsamung
- Zwischen dem 2.–15. Krankheitstag Auftreten von periodischen Sharp waves, SSW oder frontalbetonten PLEDs (in 60% der Fälle, Intervalldauer 1–2 s)

---

Im Prinzip sind die EEG-Veränderungen bei rascher, suffizienter Behandlung der Enzephalitis reversibel. Werden jedoch periodische Muster über den 7. Krankheitstag hinaus registriert, so verschlechtert sich die Prognose erheblich (Abb. 2.51).

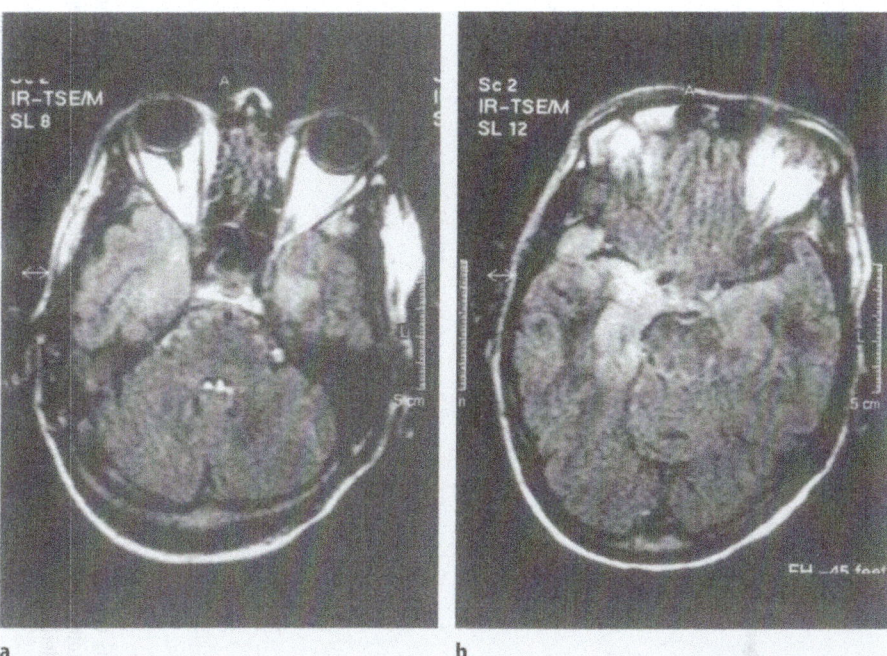

a b

**Abb. 2.51 a–e. 43-jährige Patientin mit Herpes-simplex-Enzephalitis.** NMR (**a, b**) und EEG im Krankheitsverlauf (**c–e**). **a, b** NMR des Schädels (Flairsequenz): temporale Signalanhebung rechtsseitig (basaler Temporallappen mit Hippokampus) sowie Signalanhebung kontralateral im Hippokampus. (Mit freundlicher Genehmigung der Klinik für Diagnostische Radiologie und Neuroradiologie des Zentralklinikums Augsburg)

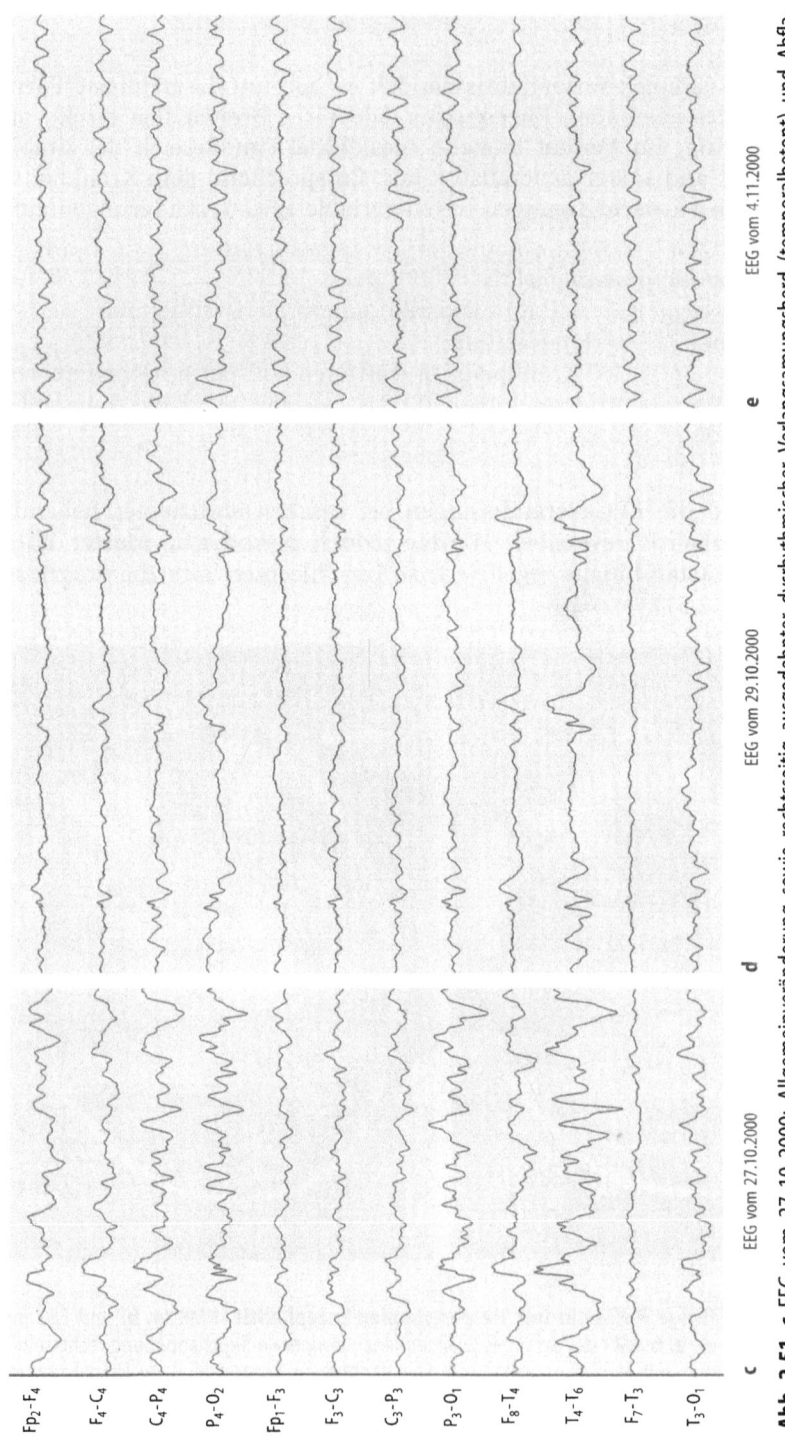

**Abb. 2.51. c** EEG vom 27.10.2000: Allgemeinveränderung sowie rechtsseitig ausgedehnter dysrhythmischer Verlangsamungsherd (temporalbetont) und Abflachung linksfrontotemporal; **d** EEG vom 29.10.2000: periodische Muster über der rechten Hemisphäre; **e** EEG vom 4.11.2000: EEG deutlich gebessert, leichte Allgemeinveränderung und Abflachung frontotemporal rechts

## 2.17 EEG bei Schädel-Hirn-Trauma (SHT)

### 2.17.1 Indikation zur EEG-Untersuchung bei SHT

Die Einteilung des SHT in verschiedene Schweregrade (insbesondere die Unterscheidung zwischen Commotio und Contusio cerebri) allein aufgrund klinischer Beobachtungen führt häufig zu Fehleinschätzungen. Insbesondere bei verminderter Kooperation und Sedierung der Patienten werden häufig neuropsychologische Defizite übersehen. Hier können EEG-Veränderungen (Allgemeinveränderungen, Herdbefunde, epilepsietypische Muster) traumatisch bedingte Funktionsstörungen aufdecken und auf Kontusionen, intrakranielle Blutungen und eine erhöhte zerebrale Erregbarkeit hinweisen.

Neben der Art und Schwere des Traumas hängen die EEG-Befunde wesentlich auch von der seit dem Unfall verstrichenen Zeit ab. Die Korrelation zwischen den neurologischen Ausfällen und den EEG-Veränderungen ist in den ersten 3 Monaten gut, im Spätstadium allerdings schlecht.

### 2.17.2 EEG-Veränderungen bei SHT

**SHT Grad 1 (Bewusstseinsstörung < 1 h)**
- In der Akutphase leichte Unregelmäßigkeiten, Frequenzverlangsamung (bis 1,5/s) oder Amplitudenminderung der GT möglich
- Rückbildung innerhalb weniger Tage
- Herdbefunde sind bei einem SHT 1 nicht zu erwarten

**SHT Grad 2 (Bewusstseinsstörung < 24 h) und**
**SHT Grad 3 (Bewusstseinsstörung > 24 h und/oder Hirnstammläsionen)**
- Verschiedene Grade der Allgemeinveränderung
- Herdbefunde (Auftreten polymorpher Deltawellen, fokale Abflachung)
- Bei Hirnstammläsionen Auftreten von bilateral synchronen Deltawellen
- Auftreten von epileptischen Mustern (keine sichere Prognose bzgl. einer posttraumatischen Epilepsie)

Häufig ist die passagere Frequenzverlangsamung der GT durch ein SHT (Grad 1) erst durch die Verlaufsuntersuchungen nachzuweisen.

Das Ausmaß der Allgemeinveränderung korreliert in der Regel mit dem Grad der Bewusstseinsstörung. Insgesamt ist das EEG prognostisch um so günstiger einzuschätzen, je höher die Variabilität und die Reaktion auf Außenreize sind. Umgekehrt lässt sich beim appallischen Syndrom infolge eines SHT beobachten: Je weniger reagibel, je undifferenzierter und je flacher das EEG ist, desto schlechter ist die Prognose. Eine strenge Korrelation zwischen dem Schweregrad der EEG-Veränderungen und der klinischen

Symptomatik besteht jedoch nicht, da z. B. im Verlauf bei Rückbildung der klinischen Symptome die Remission des EEG-Befundes diesen vorausgehen oder nachhinken kann.

## 2.18 EEG bei zerebraler Hypoxie

### 2.18.1 EEG-Befunde bei zerebraler Hypoxie

Zeitlich abgestuft treten nach kompletter Unterbrechung der Hirndurchblutung innerhalb weniger Sekunden eine GT-Verlangsamung und Amplitudenzunahme, bei anhaltender Ischämie im weiteren Verlauf eine zunehmende Amplitudenreduktion bis hin zur Suppression der Hirntätigkeit auf.

> **▌EEG-Verlauf bei zerebraler Hypoxie**
> ▌ Verlangsamung der Frequenz (Alpha-/Theta-/Deltawellen)
> ▌ begleitet von einer Amplitudenzunahme (mittelhohe/hohe/sehr hohe Amplituden)
> ▌ Amplitudenabnahme – Kurvensuppression (z. T. Burst-suppression-Muster) bis zum isoelektrischen EEG

Bei Ischämiezeiten unter 60 Sekunden sind die leichten EEG-Veränderungen reversibel. Ischämiezeiten ab 2–3 Minuten führen im Rahmen der Zelluntergänge zu anhaltenden EEG-Veränderungen (Abb. 2.52).

### 2.18.2 Prognosebeurteilung bei zerebraler Hypoxie

Eine verlässliche prognostische Aussage lässt sich allein aufgrund der klinischen Befunde erst nach mehreren Tagen festlegen. Das EEG kann frühe Hinweise auf den zu erwartenden Krankheitsverlauf geben, aber nur wenn sedierende Medikamente (die EEG-Veränderungen bis hin zur Nulllinie verursachen können) ausgeschlossen werden können.

▌ EEG-Befunde mit ungünstiger Prognose
> 24 Stunden nach der Hypoxie persistierendes Burst-suppression-Muster
> 24 Stunden „Alphakoma" (Definition s. u.)
> 8 Stunden anhaltendes Poly-SSW-Muster oder generalisierte epilepsietypische Muster

8 Stunden nach Hypoxie isoelektrisches EEG
▌ EEG-Befunde mit unsicherer Prognose
> 24 Stunden nach der Hypoxie Allgemeinveränderung mit Theta- und Deltaaktivität

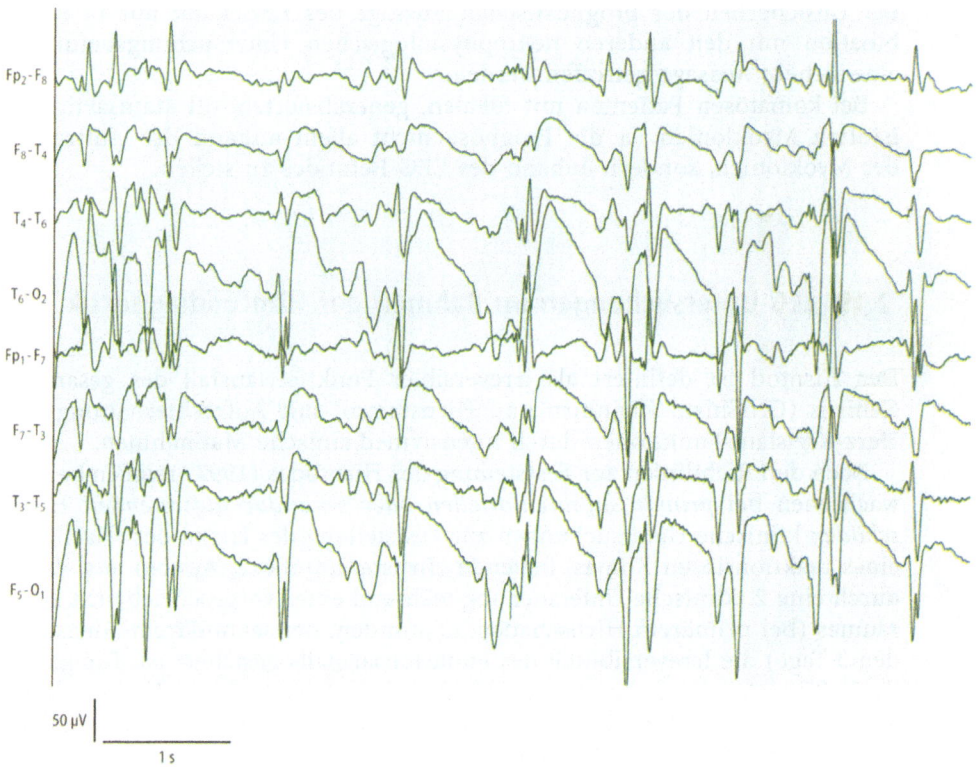

Fp$_2$-F$_8$

F$_8$-T$_4$

T$_4$-T$_6$

T$_6$-O$_2$

Fp$_1$-F$_7$

F$_7$-T$_3$

T$_3$-T$_5$

F$_5$-O$_1$

50 µV

1 s

**Abb. 2.52. Generalisierte SSW-Komplexe und anschließende Abflachung.** Klinisch: Status myo-clonicus. 51-jährige Patientin nach hypoxischer Hirnschädigung im Rahmen eines Asthmaanfalles

EEG-Befunde mit günstiger Prognose
>24 Stunden reagible GT mit Auftreten von Alphawellen

**„Alphakoma"**
- Komatöser Patient mit GT im Alphafrequenzbereich (7,5–12,5 Hz)
- Diffuse Verteilung der Alphawellen mit Amplitudenmaximum frontal
- Starre Amplituden, fehlende Modulation
- Keine Reaktion auf Außenreize

Schwere EEG-Veränderungen (Burst-suppression-Muster, Alphakoma, per-sistierende generalisierte epilepsietypische Muster) sind in der Regel mit einer schlechten Prognose verbunden. Je länger die EEG-Veränderungen persistieren, desto mehr muss mit einem irreversiblen Funktionsausfall ge-rechnet werden. Die Aussagekraft der EEG-Befunde ist jedoch einge-schränkt, da eine gute Erholung trotz der schweren EEG-Veränderungen in seltenen Einzelfällen (v. a. bei Kindern) nicht auszuschließen ist. Aufgrund der Unsicherheit der prognostischen Aussage des EEG kann nur in Kombination mit den anderen neurophysiologischen Untersuchungsbefunden eine sichere Aussage getroffen werden.

Bei komatösen Patienten mit fokalen, generalisierten, oft statusartig gehäuften Myoklonien ist die Prognose nicht allein anhand des Auftretens der Myoklonien, sondern anhand des EEG-Befundes zu stellen.

## 2.19 EEG-Untersuchungen im Rahmen der Hirntoddiagnostik

Der Hirntod ist definiert als irreversibler Funktionsausfall des gesamten Gehirns (Großhirn, Kleinhirn und Hirnstamm) mit Aufrechterhaltung der Herz-Kreislauf-Funktionen durch intensivmedizinische Maßnahmen.

Nach den Richtlinien zur Feststellung des Hirntodes (1997) reichen bei Erwachsenen bei *primär supratentoriellen oder sekundär auftretenden Hirnschäden* klinische Untersuchungen zur Feststellung des Hirntodes (Nachweis eines reaktionslosen Komas, fehlende Hirnstammreflexe, Apnoe) aus, wenn durch eine 2. klinische Untersuchung während eines vorgeschriebenen Zeitraumes (bei primärem Hirnschaden 12 Stunden, bei sekundärem Hirnschaden 3 Tage) die Irreversibilität des Funktionsausfalls gesichert ist. Die geforderte Wartezeit kann durch ergänzende neurophysiologische Untersuchungen (AEP, SEP und EEG) sowie die Dopplersonographie verkürzt werden. Bei primär supratentorieller oder sekundär aufgetretener Hirnschädigung kann das EEG den Funktionsausfall des Großhirns bestätigen.

Bei *primär infratentorieller Läsion* können die klinischen Hirntodkriterien (Hirnstammareflexie, Koma und Apnoe) durch die Hirnstammschädigung allein bedingt und die Großhirnfunktion noch erhalten sein. Aus diesem Grund ist das EEG zum Nachweis des irreversiblen Funktionsausfalls des Großhirns obligat.

### 2.19.1 Klinische Voraussetzungen bei der Hirntoddiagnostik mittels EEG

Um reversible Funktionsstörungen (wie z.B. Unterkühlung, Kreislaufschock, Stoffwechselentgleisung, Medikamentenintoxikation) nicht falsch einzuschätzen, müssen für die klinische und neurophysiologische Hirntoddiagnostik folgende Voraussetzungen gegeben sein:
- Körpertemperatur $> 34\,°C$ und $< 42\,°C$
- systolischer Blutdruck über 80 mmHg
- Ausschluss metabolischer und endokrinologischer Entgleisungen
- Ausschluss von Medikamenteneffekten (Serumspiegel von Thiopental $< 30$ µmol/l, Diazepam und Midazolam $< 12$ µmol/l)
- fehlender Nachweis von zentral wirksamen Substanzen wie Alkohol, Antidepressiva, Neuroleptika, Opiaten.

Ein isoelektrisches EEG passt zu einem Hirntod, beweist diesen z. B. bei Patienten mit hypoxischem Hirnschaden und stattgefundener Reanimation aber erst, wenn der Befund auch in den nächsten 8 Stunden persistiert.

### 2.19.2 Neurophysiologische Voraussetzungen bei der Hirntoddiagnostik mittels EEG

Um zweifelsfrei ein isoelektrisches EEG (Nulllinien-EEG) als Nachweis der kortikalen Inaktivität feststellen zu können, muss die EEG-Registrierung strengen Kriterien genügen:

- Mindestens 30-minütige, einwandfrei auswertbare, artefaktarme EEG-Registrierung
- Mindestens 8 EEG-Kanäle, Elektrodenpositionierung nach dem 10–20-System, Ableitprogramme mit doppelten Elektrodenabständen
- Zunächst Standardfiltereinstellung (obere Grenzfrequenz 70 Hz, Zeitkonstante 0,3 s), 10 Minuten auch Zeitkonstante von 1 s (zur Erfassung langsamer Wellen)

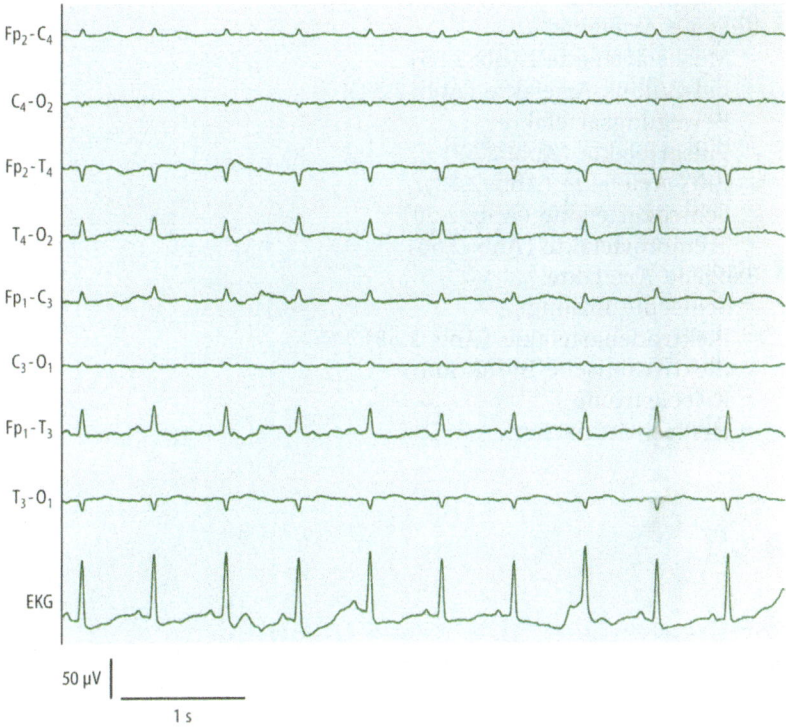

**Abb. 2.53. EEG zur Hirntoddiagnostik** bei 45-jähriger tief komatöser Patientin mit Hirnstammareflexie bei Subarachnoidalblutung. Nulllinien-EEG mit EKG-Artefakten (beachte die rhythmischen Wellen im EEG, die mit den R-Zacken im EKG korrelieren)

▌ Zunächst Standardverstärkereinstellung (5 bzw. 7 µVolt/mm), passager auch 2 µVolt/mm zur Erfassung sehr niedriger Potenziale
▌ Elektrodenwiderstände zwischen 1–10 kOhm, geringer Rauschpegel des Gerätes, Auslösung von Artefakten und Überprüfung der Funktionsfähigkeit der einzelnen Verstärker.

Da ableittechnische Schwierigkeiten bei der EEG-Registrierung auf der Intensivstation häufig nicht zu beheben sind (s. auch Abb. 2.53), wird die stabilere EP-Diagnostik in manchen Kliniken häufiger als das EEG bei der Hirntoddiagnostik eingesetzt (s. Kap. 3).

## 2.20 Artefakte

Die Einstreuung von Potenzialen extrazerebralen Ursprungs bezeichnet man als Artefakte. Man unterscheidet Artefakte, die im Körper des Patienten, aber nicht in seinem Gehirn entstehen (biogene Artefakte) von exogenen, meist technisch bedingten Artefakten (Abb. 2.54–2.58).
▌ Biogene Artefakte
  – Muskelartefakte (Abb. 2.55)
  – Lid-Bulbus-Artefakte (Abb. 2.54)
  – Bewegungsartefakte
  – Pulsartefakte (Abb. 2.57)
  – EKG-Artefakte (Abb. 2.53)
  – Schwitzartefakte (Abb. 2.50)
  – Tremorartefakte (Abb. 2.56)
▌ Exogene Artefakte
  – Schlechte Erdung
  – Elektrodenartefakte (Abb. 2.58)
  – Elektrostatische Induktion
  – Kriechströme
  – Herzschrittmacher.

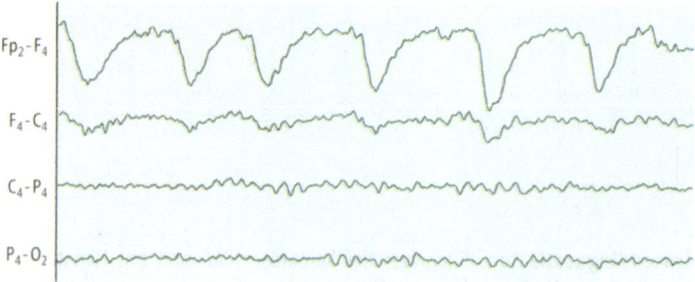

**Abb. 2.54. Lidartefakte.** Nichtrhythmische langsame Wellen im Bereich der frontalen Elektroden

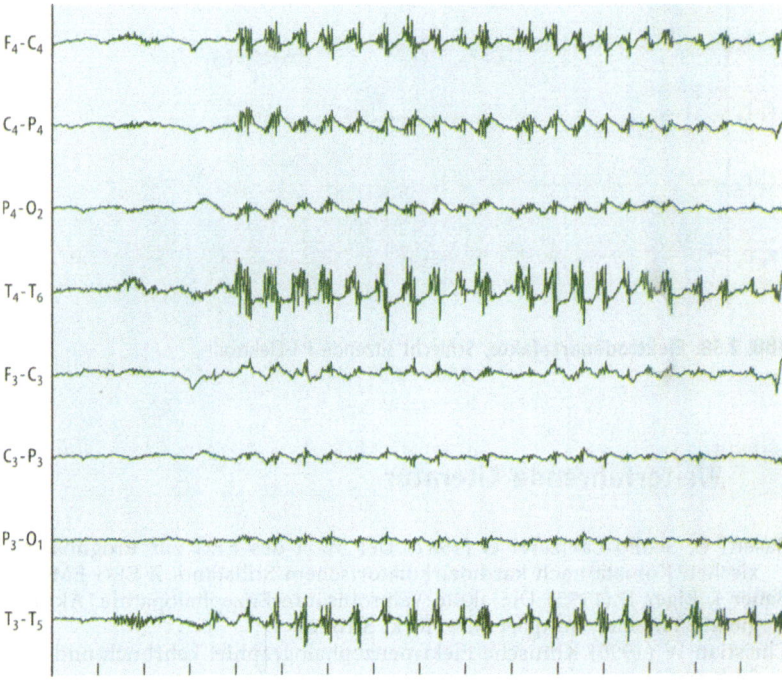

**Abb. 2.55. Rhythmische Muskelartefakte beim Kauen** (in den temporalen Elektroden betont)

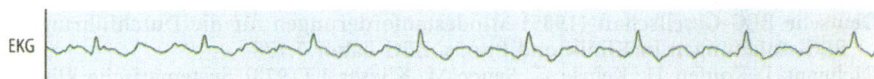

**Abb. 2.56. Tremorartefakte in der EKG-Registrierung.** 5/s-rhythmische Wellen bei Patientin mit Ruhetremor bei Morbus Parkinson

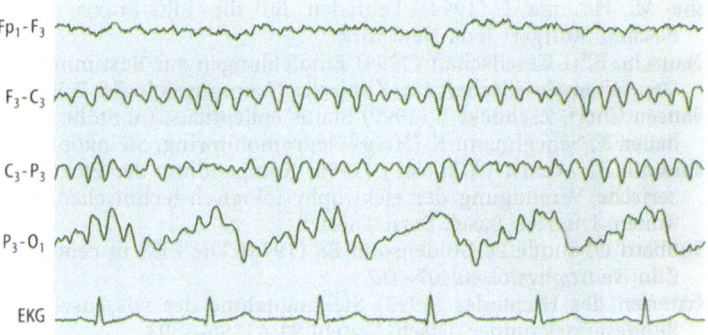

**Abb. 2.57. Pulsartefakte.** Linksparietookzipital im EKG-Rhythmus auftretende langsame Wellen

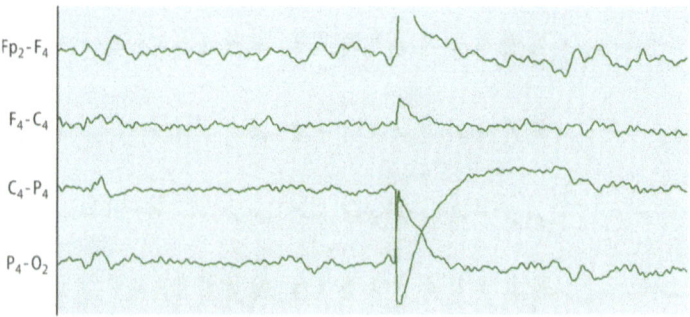

**Abb. 2.58. Elektrodenartefakte.** Schlecht sitzende P4-Elektrode

## Weiterführende Literatur

Basetti C, Scollo-Lavizarri G (1987) Der Wert des EEG zur Prognose bei postano-xischen Komata nach kardiozirkulatorischem Stillstand. Z EEG EMG 18:97–100

Bauer J, Elger E (1993) Die akute Valproinsäure-Enzephalopathie. Aktuelle Neurologie 20. Thieme, Stuttgart New York, S 16–21

Christian W (1990) Klinische Elektroenzephalographie. Lehrbuch und Atlas. Thieme, Stuttgart

Cooper R, Osselton JW, Shaw JC (1984) Elektoenzephalographie. Technik und Methoden. G. Fischer, Stuttgart

Daly D, Timothy AP (1990) Current practice of clinical electroencephalography. Raven Press, New York

Deutsche EEG-Gesellschaft (1985) Mindestanforderungen für die Durchführung von EEG-Ableitungen in Klinik und Praxis. EEG-Labor 7:178

Dichgans J, Koufen H, Kehrle G, Sauer M, Klieser J (1978) Systematische klinische und EEG-Verlaufsuntersuchungen nach Schädelhirntraumen bei Erwachsenen: Zum klinischen Begriff commotio/contusio cerebri. Fortschr Neurol Psychiatr 47:144–155

Dittmar G, Raupach W, Scheller W, Bauersachs M, Lincke HO (1996) Frühprognose des hypoxischen Hirnschadens. Aktuelle Neurologie 23. Thieme, Stuttgart New York, S 207–211

Ebe M, Homma I (1994) Leitfaden für die EEG-Praxis: Ein Bildkompendium. Fischer, Stuttgart Jena New York

Deutsche EEG-Gesellschaft (1994) Empfehlungen zur Bestimmung des Hirntodes der Deutschen Gesellschaft für Klinische Neurophysiologie. Z EEG EMG 25:163–166

Hansen ChrH, Zschocke S (1999) Status epilepticus. In: Stöhr M, Wagner W, Pfaden-hauer K, Scheglmann K (Hrsg) Neuromonitoring. Steinkopff, Darmstadt

Hassinik RI, Wehrli W, Loosli J (1995) Kompendium der Elektrophysiologie. Schweizerische Vereinigung der elektrophysiologisch-technischen Assistenten-/Assistentinnen. Dietrich Basel, Bern Therwil

Hubbard O, Sunde D, Goldensohn ES (1976) The EEG in centenarians. Electroencph Clin Neurophysiol 40:407–417

Kriterien des Hirntodes (1997) Stellungnahme des wissenschaftlichen Beirates der Bundesärztekammer. Dtsch Ärztebl 94:A1296–1303

Kubicki S (1995) Vigilanz und Schlaf. In: Zschocke S (Hrsg) Klinische Elektroenze-phalographie. Springer, Berlin Heidelberg New York, S 165–202

2 Literatur

Kubicki S, Höller L (1980) Systemische Einteilung der EEG-Grundrhythmen und -Normvarianten. EEG-Labor 2:32–53

Kugler J (1981) Elektroenzephalographie in Klinik und Praxis. Thieme, Stuttgart New York

Lüders H, Noachtar S (1994) Atlas und Klassifikation der Elektroenzephalographie. Einführung in die EEG-Auswertung. Ciba-Geigy Verlag, Wehr

Niedermeyer E (1982) Cerebrovascular disorders and EEG. In: Niedermeyer E, da Silva F (eds) Electroencephalography. Basic principles, clinical applications and related fields. Urban und Schwarzenberg, S 275–299

Niedermeyer E (1999) Epileptic seizure disorders. In: Niedermeyer E, da Silva F (eds) Electroencephalography, 4. edn. Williams and Wilkins, Baltimore, pp 476–587

Pastelak-Price C (1983) Das internationale 10–20-System zur Elektrodenplatzierung. Begründung, praktische Anleitung zu den Messschritten und Hinweise zum Setzen der Elektroden. EEG-Labor 5:49–72

Pohlmann-Eden B, Szabo K (1999) Status epilepticus. In: Schwab S, Krieger D, Müllges W, Hamann G, Hacke W (Hrsg) Neurologische Intensivmedizin. Springer, Berlin Heidelberg New York, S 596–608

Pohlmann-Eden B (1999) Schlaganfall-Epilepsie-Syndrome. Epilepsieblätter 12:94–100

Rechtschaffen A, Kales A (1968) A manual of standardized terminology, techniques and scoring system for sleep stages of human subjects. University of California, Brain Information Service/Brain Reach Institute, Los Angeles

Scheuler W (1982) Ableitprogramme in der Elektroenzephalographie. I. Allgemeiner Aufbau und grundsätzliche Eigenschaften hinsichtlich der Darstellung hirnelektrischer Aktivität. EEG. Labor 4:101–115

Scheuler W (1982) Ableitprogramme in der Elektroenzephalographie. II. Zur Wahl der Ableitprogramme bei der Darstellung unterschiedlicher EEG-Aktivitäten. EEG-Labor 4:137–160

Sperling MR, Clancy RR (1997) Ictal EEG. In: Engel J, Pedley TA (eds) Epilepsy: a comprehensive textbook. Lippincott-Raven, Philadelphia

Steinhoff BJ, Kropp St, Riedemann Chr, Eckardt KM, Herrendorf G, Poser S (1998) Elektroenzephalographische Charakteristika der Creutzfeldt-Jakobschen Krankheit und ihre Differentialdiagnose. Fortschr Neurol Psychiatr 66:357–365

Treiman DM (1995) Electroclinical features of status epilepticus. J Clin Neurophysiol 12:343–362

Stöhr M (1999) Hirntoddiagnostik. In: Stöhr M, Wagner W, Pfadenhauer K, Scheglmann K (Hrsg) Neuromonitoring. Steinkopff, Darmstadt

Walczak TS, Jayakar P (1997) Interictal EEG. In: Engel J, Pedley TA (eds) Epilepsy: a comprehensive textbook. Lippincott-Raven, Philadelphia

Zschocke S (1995) Klinische Elektroenzephalographie. Springer, Berlin Heidelberg

## 3.1 Grundlagen

Eine Reizung von Sinneszellen führt in den zugehörigen Nervenfasern zu einer Erregung, die über die entsprechende Sinnesbahn zur Hirnrinde fortgeleitet wird. Jede Sinneserregung ruft somit in der modalitätsspezifischen primären Großhirnrinde ein Antwortpotenzial hervor, das als evoziertes Potenzial bezeichnet wird. In Abhängigkeit von der Reizart werden visuell, akustisch und somatosensibel evozierte Potenziale (VEP, AEP, SEP) unterschieden.

Im Gegensatz zur zentripetalen Impulsleitung in den optischen, akustischen und sensiblen Leitungsbahnen erfolgt bei den motorisch evozierten Potenzialen nach Magnetstimulation (MEP) eine zentrifugale Ausbreitung der Erregung. Durch Magnetstimulation im Bereich der motorischen Rinde werden kortikospinale (bzw. kortikobulbäre) Neurone aktiviert, wobei die Erregung über die Pyramidenbahn zu den motorischen Vorderhornzellen und von dort zum jeweiligen Zielmuskel weitergeleitet wird.

### 3.1.1 Impulsleitung in Nervenbahnen unter normalen und pathologischen Bedingungen

Zum Verständnis der bei verschiedenartigen neurologischen Krankheitsbildern auftretenden Veränderungen der evozierten Potenziale sind Grundkenntnisse der *Physiologie und Pathophysiologie der Impulsleitung* erforderlich.

Die durch ein Rezeptorpotenzial bzw. durch elektrische Reizung induzierte Erregung einer Nervenfaser pflanzt sich entsprechend den Gesetzen der Längsausbreitung von Potenzialen von dem jeweils erregten zu dem noch nicht erregten Membranbezirk fort. Dies geschieht durch einen Einstrom positiver Ladungen im erregten Membranbezirk, deren Überschuss im Faserinneren nach beiden Seiten abfließt. Der in der Leitungsrichtung gelegene Membranabschnitt wird dadurch elektrotonisch depolarisiert. Erreicht die elektrotonische Depolarisation die Schwelle, wird dort durch den $Na^+$-Einwärtsstrom ein Aktionspotenzial ausgelöst. An markhaltigen Nervenfasern erfolgt diese Erregungsausbreitung saltatorisch, da nur die Ranvier-Schnürringe eine Zellmembran mit einer genügend großen Dichte an

Na$^+$-Kanälen besitzen. Die dazwischen liegenden Internodien weisen durch die Umhüllung mit einer Markscheide einen hohen Membranwiderstand auf. In diesen fließt daher bei einer Potenzialänderung fast kein Strom durch die Membran, sodass sich ein Aktionspotenzial von einem Schnürring nahezu verlustlos elektrotonisch über das Internodium zum nächsten Schnürring ausbreitet. Hieraus resultiert eine beträchtliche Beschleunigung der Impulsleitung, die bis zu einem gewissen Grad mit der Länge der Internodien zunimmt.

*Die Leitungsgeschwindigkeit in einer Nervenfaser hängt von verschiedenen Faktoren ab*: Faserdicke, Markscheidendicke, Länge der Internodalsegmente sowie Amplitude des Na$^+$-Einstroms. Im Hinblick auf die Möglichkeit von Impulsblockierungen ist außerdem die Sicherheit der Erregungsübertragung wichtig. Der Sicherheitsfaktor der Impulsweiterleitung ist definiert durch das Verhältnis der Amplitude des Aktionspotenzials zu der für eine Erregung des nächsten Ranvier-Knotens benötigten minimalen Amplitude. Der Sicherheitsfaktor und damit die Sicherheit der Impulsweiterleitung werden erhöht durch eine Erhöhung der Aktionspotenzialamplitude, eine Schwellenerniedrigung, eine Abnahme der Stromverluste zwischen dem erregten und dem benachbarten erregbaren Knoten und schließlich durch Temperaturerniedrigung, wegen der hierbei verlängerten Dauer des Aktionspotenzials.

Im Hinblick auf den klinischen Einsatz der evozierten Potenziale ist die *Impulsleitung in demyelinisierten Fasern* von besonderer Bedeutung.

Der Begriff Demyelinisation umfasst ein weites Spektrum morphologischer Veränderungen an markhaltigen Axonen und reicht von diskreten paranodalen Läsionen bis hin zum völligen Verschwinden der Markscheide über ganze Internodien hinweg. Unabhängig von der Ätiologie manifestiert sich der demyelinisierende Prozess häufig primär in der Paranodalregion, wobei bereits diskrete paranodale Veränderungen zu Änderungen der Impulsleitung führen können. Die funktionellen Auswirkungen der Demyelinisation von Axonen auf die Impulsleitung scheinen im peripheren Nervensystem (PNS) und im zentralen Nervensystem (ZNS) identisch zu sein, wobei eine hochgradige Demyelinisierung von peripheren Nerven oder zentralnervösen Leitungsbahnen zum Leitungsblock führt, während weniger schwere Veränderungen eine Verzögerung, Dispersion und Amplitudenminderung des rostral der Läsion abgeleiteten Summenpotenzials zur Folge haben.

Die genannten Veränderungen lassen sich am Beispiel von Abb. 3.1 veranschaulichen:

Eine normal myelinisierte Nervenfaser (Abb. 3.1 a) leitet ein Aktionspotenzial vom Stimulationsort mit regelrechter Geschwindigkeit und ohne Amplitudenminderung zur zugehörigen Nervenzelle. Dies gilt auch für die in zahlreichen Axonen eines peripheren Nerven bzw. einer zentralen Leitungsbahn stattfindende Impulsfortleitung, wobei sich die Aktionspotenziale jeder einzelnen Faser zu einem von außen ableitbaren Summenpotenzial addieren.

Sofern ein Teil der in einer Leitungsbahn verlaufenden Fasern akut demyelinisiert wird, werden die Aktionspotenziale in den betroffenen Axonen blockiert, sodass rostral der Läsion nur noch ein erniedrigtes Summenpotenzial ableitbar ist (Abb. 3.1 b: partieller Leitungsblock). Im Extremfall sind alle Fasern blockiert mit der Folge eines Verlustes des Antwortpotenzials (kompletter Leitungsblock).

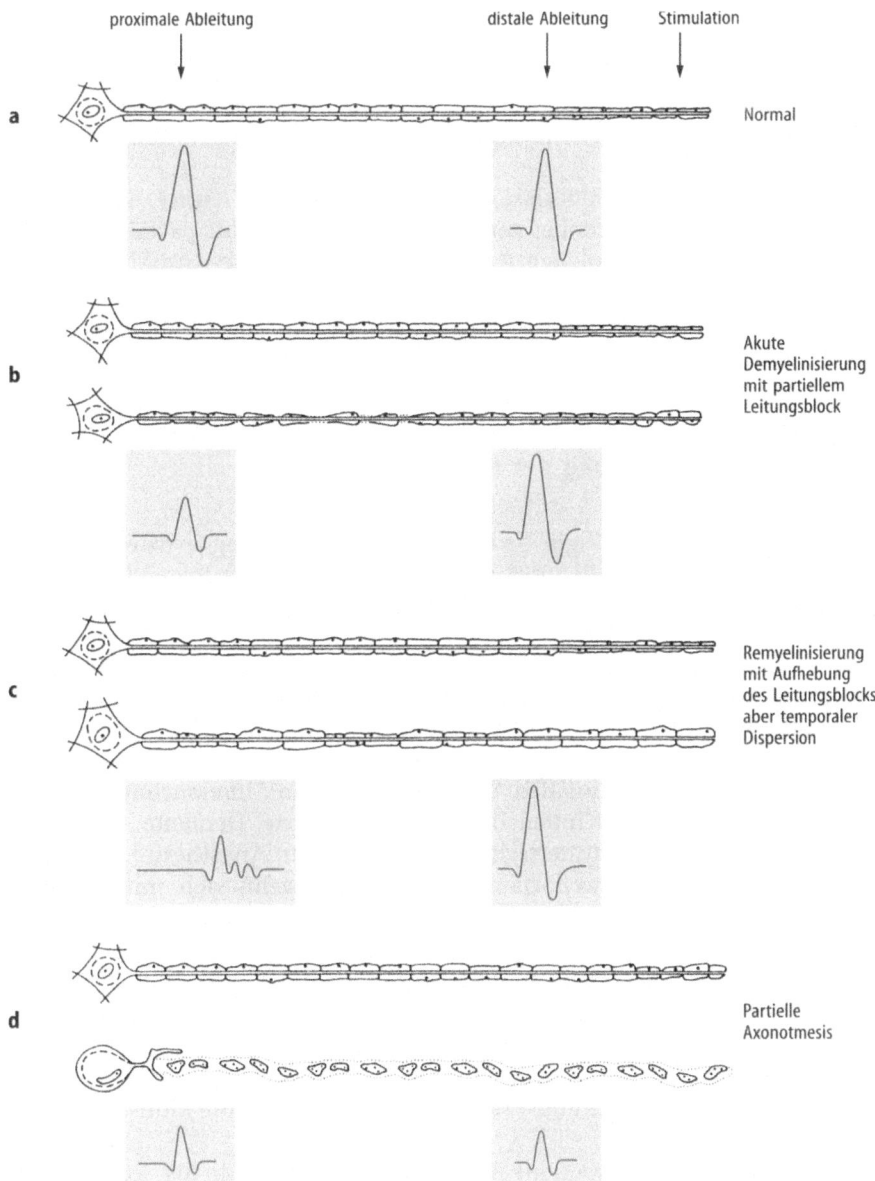

**Abb. 3.1. Störungen der Impulsleitung** (Einzelheiten s. Text)

Im Rahmen regenerativer Vorgänge mit Remyelinisation entmarkter Axonsegmente werden dort eintreffende Impulse wieder weitergeleitet, allerdings wegen der Verdünnung der Myelinscheiden und der Verkürzung der Internodalsegmente mit reduzierter Geschwindigkeit. Somit leiten die verschont gebliebenen Axone mit normaler, die remyelinisierten mit herabgesetzter Geschwindigkeit, sodass die Aktionspotenziale der verschiedenen Fasern zeitlich versetzt am Zielort eintreffen und das abgeleitete Summenpotenzial infolge dieser Desynchronisation eine Aufsplitterung zeigt (Abb. 3.1 c: temporale Dispersion). Sofern sämtliche Nervenfasern in den Entmarkungsprozess einbezogen sind, trifft die Impulswelle insgesamt verspätet ein, woraus eine Latenzverlängerung des abgeleiteten Summenpotenzials resultiert.

Anders sind die Verhältnisse, wenn ein Teil der Axone durch einen Krankheitsprozess irreversibel zerstört wurde (Abb. 3.1 d: partielle Axonotmesis). Als Folge einer solchen Axondegeneration ist die Anzahl der Fasern innerhalb der betroffenen Leitungsbahn vermindert und das Summenpotenzial entsprechend amplitudengemindert, und zwar unabhängig davon, ob die Ableitung distal oder proximal der Läsion vorgenommen wird.

### 3.1.2 Klinische Bedeutung der evozierten Potenziale

Für die klinische Neurologie bedeutet die Registrierung evozierter Potenziale eine nichtinvasive diagnostische Hilfsmethode, die folgende über den klinischen Untersuchungsbefund hinausgehende Informationen zu liefern vermag:

- EP-Messungen stellen eine objektive und mit gewissen Einschränkungen quantitative Funktionsprüfung der überprüften Sinnesbahnen dar. Dies ist von besonderer Wichtigkeit zum Nachweis klinisch inapparenter Läsionen dieser Systeme und bei der Untersuchung von Patienten, die keine verwertbaren Angaben bei der klinischen Untersuchung machen können oder wollen (Kinder, Bewusstseinsgestörte, Demente, Simulanten sowie Patienten mit hysterischer Blindheit oder Anästhesie). Dabei gelingt ein Läsionsnachweis häufig auch dann, wenn sich mit radiologischen Methoden keine strukturellen Schädigungen aufdecken lassen.
- Das Ausmaß und die Relation von Latenzverzögerungen und Amplitudenerniedrigungen erlauben eine Differenzierung zwischen einem demyelinisierenden Prozess (Leitungsblock, temporale Dispersion und/oder Leitungsverzögerung) und einer Axondegeneration in der betroffenen Leitungsbahn.
- Besonders bei Entmarkungskrankheiten lassen sich oft klinisch stumme Läsionen aufdecken.
- AEP- und SEP-Untersuchungen erlauben darüber hinaus Rückschlüsse auf die Lokalisation eines Krankheitsherdes innerhalb der überprüften Leitungsbahnen.

SEP-Mehrkanalableitungen mit Berechnungen der peripheren und zentralen Impulsleitungsgeschwindigkeit geben Aufschluss über Lokalisationsschwerpunkte systemischer Krankheitsprozesse mit kombinierten Entmarkungsvorgängen im peripheren und zentralen Nervensystem.

## 3.2 Visuell evozierte Potenziale (VEP)

### 3.2.1 Untersuchungsbedingungen

Visuell evozierte Potenziale erlauben eine Funktionsprüfung des optischen Systems zwischen Retina und Sehrinde und können durch krankhafte Prozesse an irgendeiner Stelle der Sehbahn eine Veränderung erfahren. Mit Abstand am wichtigsten sind VEP-Untersuchungen allerdings bei Erkrankungen des Sehnervs, wobei die spezifischsten Befunde bei Sehnervenentzündungen erhoben werden können.

Die Ableitung visuell evozierter Potenziale erfordert einerseits eine gute Entspannung, andererseits eine konzentrierte Mitarbeit des Patienten. Somit muss die Untersuchung in einem ruhigen, von Außenreizen abgeschirmten Raum erfolgen, und der Patient sollte ausgeruht und möglichst nicht sediert sein. Beim Vorliegen einer Refraktionsanomalie muss diese durch eine passende Brille korrigiert werden. Bei Verdacht auf krankhafte Veränderungen an den Augen selbst sollte vor einer VEP-Untersuchung eine augenärztliche Abklärung erfolgen, da Skotome, Linsentrübungen, Änderungen der Pupillenweite usw. die VEP verändern können und bei der Auswertung berücksichtigt werden müssen.

Eine Beeinflussung der VEP ist darüber hinaus durch äußere Einflüsse möglich, sodass die Raumhelligkeit (abgedunkelter Raum) sowie die Leuchtdichte und der Kontrast des Stimulators konstant gehalten werden müssen.

Die optische Reizung erfolgt monokulär (bei abgedecktem kontralateralen Auge) mittels eines Schachbrettmusters mit einer Kästchengröße von 50 bis 60′ (Abb. 3.2), wobei mit einer Frequenz von beispielsweise 1,1 Hz eine Musterumkehr vorgenommen wird, d. h. die schwarzen Felder werden weiß und umgekehrt. Dieser Vorgang wird etwa 100-mal wiederholt, und die durch jeden Reiz evozierten Potenziale werden elektronisch aufsummiert (ein als Averaging bezeichnetes Mittelungsverfahren). Um zu überprüfen, ob das erhaltene VEP reproduzierbar ist, wird jede Messung mindestens einmal wiederholt.

Bei unkooperativen oder bewusstseinsgestörten Patienten kann die Stimulation mittels einer Blitzbrille erfolgen; allerdings sind blitzevozierte Potenziale weniger konstant als musterevozierte Potenziale und weisen eine wesentlich höhere Streubreite der Latenz auf.

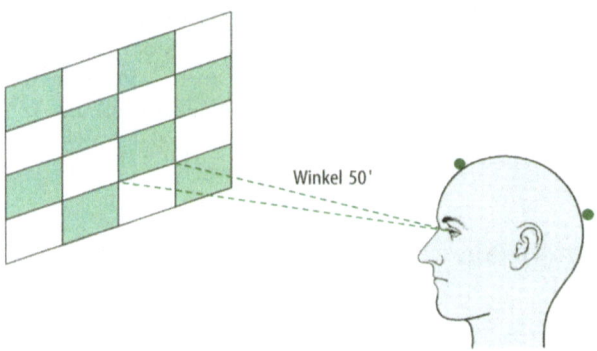

**Abb. 3.2. Evozierung visueller Reizantworten durch Musterumkehr**

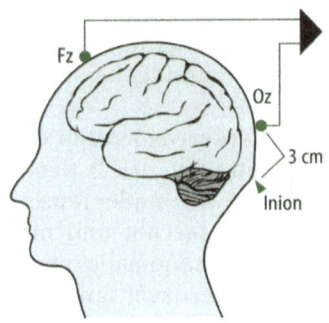

- Elektrodenposition: Oz-Fz (oder Oz-A1/A2, d.h. verbundene Ohrläppchen- oder Mastoidelektroden)
- Hautwiderstand: <5 kΩ
- Filtereinstellung: 1 Hz (Hochpass) - 100-300 Hz (Tiefpass)
- Analysezeit: mindestens 500 ms
- Averaging: 50-150, jede Messung reproduziert

**Abb. 3.3. Ableitung der visuell evozierten Potenziale (*VEP*)** über eine okzipital lokalisierte Ableitelektrode gegen eine frontale Referenzelektrode

Die Ableitung der VEP erfolgt routinemäßig mittels einer median, 3–5 cm über dem Inion fixierten Elektrode gegen eine Fz-Referenz (Abb. 3.3).

Die Auswertung der VEP beschränkt sich auf die Messung von Latenz und Amplitude des 1. positiven Gipfels, der bei Normalpersonen etwa 100 ms nach Reizbeginn erscheint und entsprechend seiner Polarität und mittleren Latenz als P100 bezeichnet wird. Außerdem sind die Seitendifferenzen dieser Parameter von Bedeutung. Die obere Normgrenze der P100-Latenz variiert zwischen verschiedenen Labors und liegt zwischen 110 und 120 ms, die interokuläre Latenzdifferenz zwischen 6 und 10 ms.

### 3.2.2 Klinische Anwendungen

▌ **Neuritis nervi optici.** Die Optikusneuritis manifestiert sich subakut in Form einer Visusminderung („Schleiersehen") bis hin zum Visusverlust, häufig in Kombination mit retrobulbären Bewegungsschmerzen. Bei einem Visusverlust besteht ein Ausfall des VEP, bei einer Visusminderung eine Amplitudenreduktion, deren Ausmaß dem Grad der Visusbeeinträchtigung parallel läuft (Abb. 3.4). Außerdem resultiert eine Latenzzunahme, die auch nach später eintretender Visusbesserung in den meisten Fällen bestehen bleibt und noch nach Jahren die Feststellung einer abgelaufenen Optikusneuritis erlaubt.

▌ **Multiple Sklerose (MS).** Das visuelle System ist bei der multiplen Sklerose häufig beteiligt, und zwar sowohl als Erstmanifestation (v.a. in Form einer Optikusneuritis) als auch im weiteren Verlauf. Aus diesem Grund findet man pathologische VEP-Befunde bei Patienten mit sicherer MS in einer Häufigkeit um 80%. Eine Optikusbeteiligung kann sich auch klinisch in-

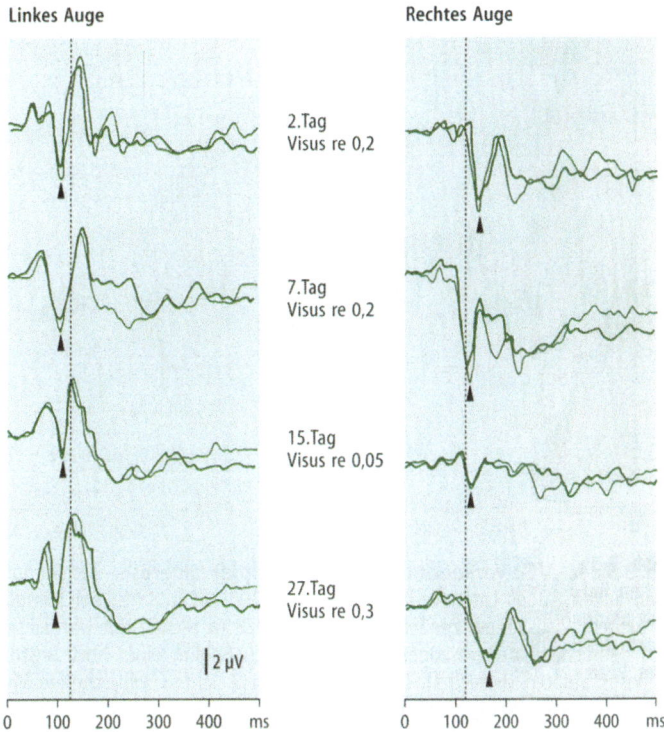

**Abb. 3.4. Akute Retrobulbärneuritis rechts.** Bei Stimulation des linken Auges regelrechte VEP; nach Stimulation des rechten Auges Verzögerung von P100 sowie Amplitudenreduktion mit zunehmender Visusverschlechterung (15. Tag). Mit nachfolgender Visusbesserung Zunahme der Amplitude, jedoch weitere Latenzzunahme

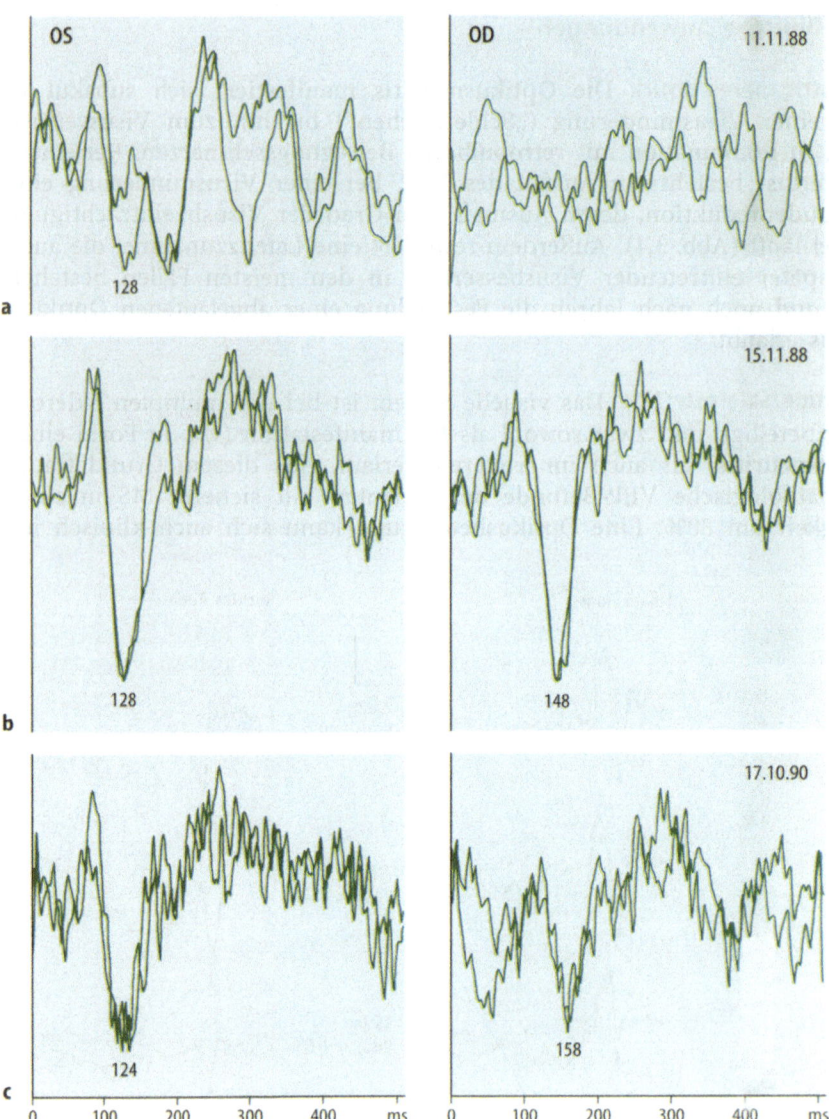

**Abb. 3.5a–c. VEP-Veränderungen bei multipler Sklerose.** Bei Stimulation des asymptomatischen linken Auges Latenzverlängerung von P100 auf 128 ms; bei Stimulation des rechten Auges mit akutem Visusverlust zunächst Ausfall des VEP (**a** rechts) mit Normalisierung der Amplitude, jedoch deutlicher Latenzverzögerung 4 Tage nach Beginn einer Kortisonstoßtherapie mit Besserung des Visus auf 0,6 (**b** rechts). In den folgenden 2 Jahren schleichende Visusminderung rechts auf 0,2, mit parallellaufender mäßiger Amplitudenreduktion und weiterer Latenzzunahme auf 158 ms (**c** rechts) (*OS* linkes Auge, *OD* rechtes Auge)

apparent abspielen, sodass trotz unauffälliger diesbezüglicher Anamnese Latenzverlängerungen der VEP gefunden werden können. Dies ist umso wichtiger, als damit vielfach der für die Diagnose einer MS wichtige 2. Herd aufgedeckt wird.

Eine relativ häufige Befundkonstellation ist in Abb. 3.5 dargestellt: Die 20-jährige Patientin erkrankte mit einem subakut einsetzenden Visusverlust rechts, der mit einem Ausfall des VEP einherging (Abb. 3.5 a). Unter einer Kortisonstoßtherapie kam es innerhalb von 4 Tagen zu einer Besserung des Visus auf 0,6 und dementsprechend zu einem Wiederauftreten des VEP mit normaler Amplitude, aber erheblich verzögerter Latenz von 148 ms (Abb. 3.5 b). Im Lauf der folgenden 2 Jahre entwickelte sich eine schleichende Visusabnahme auf 0,2 mit parallel laufender Amplitudenreduktion und weiterer Latenzzunahme auf 158 ms (Abb. 3.5 c). Interessant ist außerdem die von Anfang an bestehende und in der Folgezeit konstante Latenzverlängerung am nichtbetroffenen linken Auge auf 128 ms bei einem Visus von 1,0 als Hinweis auf die klinisch stumme Mitbeteiligung auch des linken Sehnerven.

Im Allgemeinen bleiben die im Rahmen einer Optikusneuritis bzw. MS auftretenden Latenzverlängerungen des VEP trotz klinischer Besserung weiter bestehen, wobei es allerdings Ausnahmen von dieser Regel gibt. So verringerte sich die VEP-Latenz bei dem in Abb. 3.6 gezeigten MS-Fall unter einer konsequenten immunsuppressiven Therapie von 157 auf 140 ms. In seltenen Fällen ist sogar eine Normalisierung möglich, sodass man trotz einer klaren Optikusneuritisanamnese unauffällige VEP registrieren kann. Ein normales VEP macht somit eine abgelaufene Optikusneuritis zwar unwahrscheinlich, schließt diese aber nicht mit Sicherheit aus.

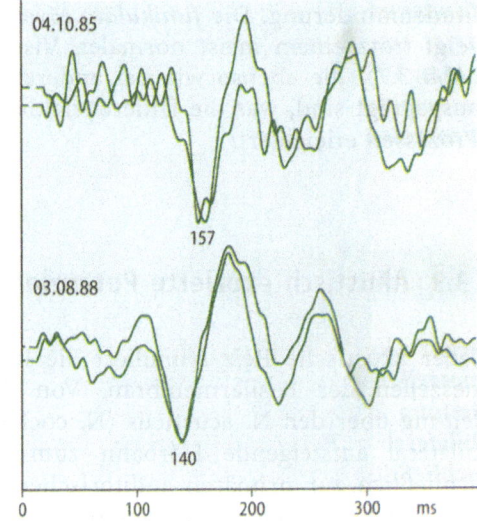

**Abb. 3.6. VEP-Verlauf bei multipler Sklerose.** Bei der Erstuntersuchung deutliche Verzögerung von P100 auf 157 ms. Unter einer in der Folgezeit durchgeführten konsequenten immunsuppressiven Therapie innerhalb von 3 Jahren eintretende Latenzverkürzung auf 140 ms

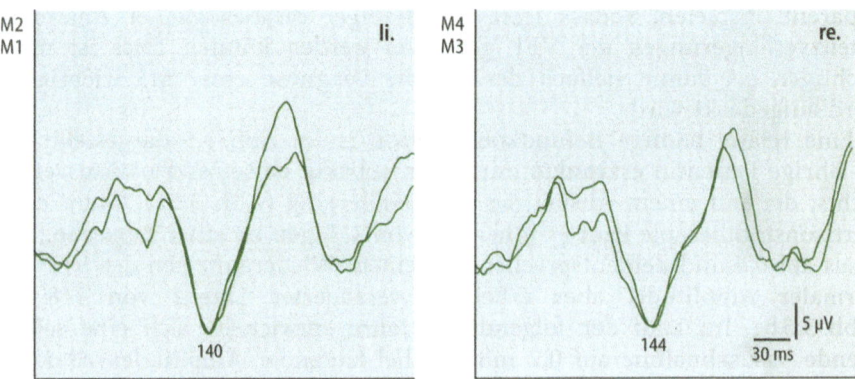

**Abb. 3.7. VEP bei funikulärer Myelose.** Deutliche bilateral-symmetrische Latenzzunahme von P100 bei normalem Visus

▌ **Traumatische, ischämische und Kompressionsschädigungen des N. opticus oder des Chiasma opticum** führen in der Regel lediglich zu einer Amplitudenabnahme des VEP, deren Ausmaß dem Grad der Visusminderung parallel läuft. Sofern ein bevorzugter Ausfall schnell leitender Axone eintritt, sind auch leichtere Latenzverlängerungen möglich. Häufig bestehen außerdem Formänderungen mit Verplumpung des visuellen Antwortpotenzials.

▌ **Seltenere Erkrankungen** mit Einbeziehung des optischen Systems sind die *Friedreich-Ataxie*, bei der in 35–60% der Fälle Latenzverzögerungen und Amplitudenminderungen der VEP gefunden werden, die *Chorea Huntington* mit oft ausgeprägter Amplitudenreduktion bei etwa drei viertel der Patienten und die *Leukodystrophien* mit nahezu obligaten, teilweise ausgeprägten Verlängerungen der P100-Latenz in Kombination mit einer Amplitudenminderung. Die *funikuläre Myelose* infolge von Vitamin-B12-Mangel zeigt trotz einem meist normalen Visus ausgeprägte Latenzverzögerungen (Abb. 3.7), die ebenso wie bei anderen Systemerkrankungen symmetrisch ausgeprägt sind, was die Differenzialdiagnose zu fokalen oder multifokalen Prozessen erleichtert.

## 3.3 Akustisch evozierte Potenziale (AEP)

Jeder akustische Reiz stimuliert die frequenzspezifischen kochleären Sinneszellen der Basilarmembran. Von dort erfolgt eine Erregungsweiterleitung über den N. acusticus (N. cochlearis) und über die im Hirnstamm bilateral aufsteigende Hörbahn zum Corpus geniculatum mediale und schließlich zur primären auditorischen Rinde in der Heschl-Querwindung des Temporallappens. Als elektrophysiologisches Korrelat dieses Vorgangs lassen sich AEP unterschiedlicher Latenz registrieren, wobei die innerhalb der ersten 10 ms nach Reizbeginn auftretenden frühen akustisch evozierten Potenziale (FAEP) die größte diagnostische Bedeutung besitzen.

### 3.3.1 Untersuchungsbedingungen

Für die Ableitung der FAEP ist keine aktive Mitarbeit des Patienten, jedoch eine optimale Entspannung erforderlich, sodass eine bequeme Lagerung mit Abstützung des Kopfes, eine Ausschaltung störender Außenreize, ggf. auch eine medikamentöse Sedierung erfolgen müssen (Abb. 3.8). Zur Stimulation werden monaural kurze sog. Clickreize mit einer ungeraden Wiederholungsrate von z. B. 11,3 Hz über einen elektromagnetisch abgeschirmten Kopfhörer appliziert. Der Schalldruck liegt bei 70 dB über der Hörschwelle, und das kontralaterale Ohr wird durch „weißes Rauschen" von 55 dB verrauscht, um dessen Miterregung über die Knochenleitung zu vermeiden.

Die Ableitung der akustischen Reizantworten erfolgt vom Vertex gegen das ipsilaterale Mastoid mittels Oberflächenelektroden; in der Intensivmedizin werden bei komatösen Patienten auch in den äußeren Gehörgang eingestochene Nadelelektroden verwendet.

Wegen der sehr niedrigen Amplituden der FAEP werden in der Regel 1000 Reizantworten aufsummiert; um die Reproduzierbarkeit der aufgezeichneten Potenziale und deren Abgrenzung gegenüber Artefakten nachzuweisen, muss jede Messung mindestens einmal wiederholt werden. Weitere Einzelheiten zur Methodik werden aus Tabelle 3.1 ersichtlich.

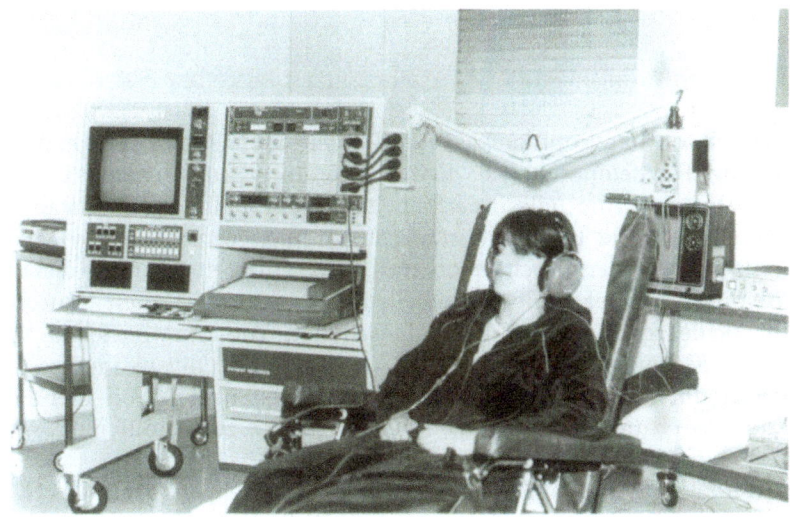

**Abb. 3.8. Frühe akustisch evozierte Potenziale (*FAEP*).** Untersuchungsbedingungen

**Tabelle 3.1. Methodik der Ableitung früher akustisch evozierter Potenziale (FAEP)** (mod. n. Buettner 1996)

| Allgemeine Untersuchungsbedingungen |
| --- |
| ▌ Ruhe |
| ▌ Bequeme Lagerung |
| ▌ Bei Verspannung Sedierung |
| **Stimulation** |
| ▌ Elektromagnetisch abgeschirmter Kopfhörer mit überprüfter Reizpolarität und bekanntem Frequenzgang |
| ▌ Klickreize 100 µs Dauer. Stimulationsfrequenz zwischen 10 und 15 Hz, ungerade Wiederholungsrate (z. B. 11,9 Hz) empfohlen |
| ▌ Schalldruck: 80 dB HL. Falls Schwellenbestimmung möglich, 70 dB über individueller Hörschwelle, maximal 95 dB HL. Kontralateral 30 dB unter Klickschalldruck verrauschen |
| **Analysezeit** |
| ▌ 10 ms |
| **Filtereinstellung (6 dB/oct)** |
| ▌ Untere Grenzfrequenz 100–500 |
| ▌ Obere Grenzfrequenz 3 000 Hz |
| **Elektrodenposition** |
| ▌ Vertex (Cz) gegen ipsilaterales Mastoid bzw. Gehörgang |
| **Mittelungsschritte** |
| ▌ 1000–2000 Durchgänge |
| ▌ Messung mindestens 1-mal wiederholen |
| **Auswertung** |
| ▌ Absolute Latenzen der Wellen I–V und Latenzintervalle I–V, I–III und III–V |
| ▌ Amplitudenrelation IV–V/I |

## 3.3.2 Generatoren der frühen akustisch evozierten Potenziale (FAEP)

Bei den von der Kopfhaut als FAEP ableitbaren Potenzialen handelt es sich um sog. Fernfeldpotenziale, deren Generatoren subkortikale Strukturen der Hörbahn sind, die teils innerhalb, teils außerhalb des Hirnstamms liegen. Die aufsteigende Hörbahn ist recht komplex verschaltet, wobei mehrfach kreuzende Bahnen beschrieben sind. Die zentralen Neuriten der im Ganglion spirale cochleae gelegenen Zellen des 1. auditorischen Neurons werden im kochleären Kernkomplex umgeschaltet. Von dort bestehen Verbindungen – gekreuzt und ungekreuzt – zum oberen Olivenkomplex und durch den Lemniscus lateralis zum lateralen Schleifenkern. Von hier laufen Verbindungen zum kontralateralen Schleifenkern, zum Colliculus inferior und zum Corpus geniculatum mediale (Abb. 3.9).

Welle I wird im distalen, Welle II im proximalen Abschnitt des N. acusticus generiert. Die Generatorstrukturen von Welle III liegen im Bereich des unteren Pons. Die topische Zuordnung der Wellen IV und V ist noch strittig; wahr-

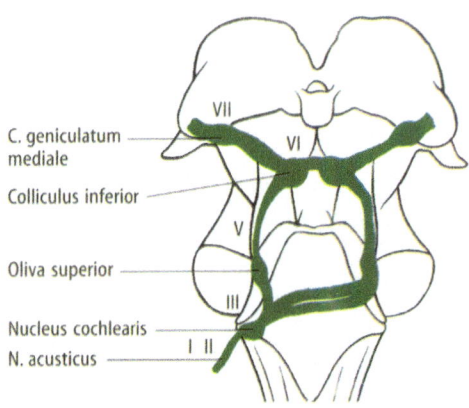

C. geniculatum
mediale

Colliculus inferior

Oliva superior

Nucleus cochlearis
N. acusticus

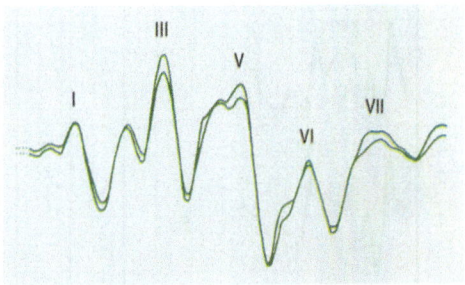

**Abb. 3.9. Generatororte der FAEP.** Ursprung der Wellen I und II im N. acusticus, der Welle III in der unteren Brücke und der Welle V im pontomesenzephalen Übergangsbereich

scheinlich werden sie im Lemniscus lateralis bzw. im Bereich unterhalb der Colliculi inferiores generiert. Die Generatororte der Wellen VI und VII sind bislang ungeklärt; aufgrund eigener Beobachtungen bei Einklemmungsprozessen ist ein mezencephaler bzw. dienzephaler Ursprungsort anzunehmen.

Im Unterschied zu den VEP und zum EEG sind die Generatoren der FAEP weitgehend resistent gegenüber pharmakogenen Einflüssen. Selbst unter höchsten Barbituratspiegeln lassen sich keine Latenz- und Amplitudenänderungen der FAEP erkennen (Abb. 3.10). Als Ausnahme von dieser Regel sind Beeinflussungen der FAEP durch Phenytoin in toxischen Dosen bekannt, wobei Latenzverlängerungen und Potenzialdeformierungen auftreten, die sich innerhalb einiger Tage zurückbilden (Abb. 3.11).

Aufgrund der unterschiedlichen Lokalisation der Ursprungsorte der einzelnen FAEP-Komponenten lassen sich aus bestimmten Ausfallsmustern Rückschlüsse auf den Schädigungsort ziehen. Dabei gilt die Grundregel: Je weiter rostral im Verlauf der Hörbahn die Läsion gelegen ist, umso spätere Potenziale fallen aus. Besonders eindrucksvoll lässt sich dies bei Patienten mit supratentorieller Raumforderung und nachfolgender Einklemmung des Hirnstamms aufzeigen (Abb. 3.12): Im Verlauf dieses Einklemmungsprozesses resultiert ein konsekutiver Funktionsausfall dienzephaler, mesenzephaler, pontiner und schließlich medullärer Strukturen, wovon immer tiefer gelegene Anteile der Hörbahn mitbetroffen sind. Demgemäß findet sich zu-

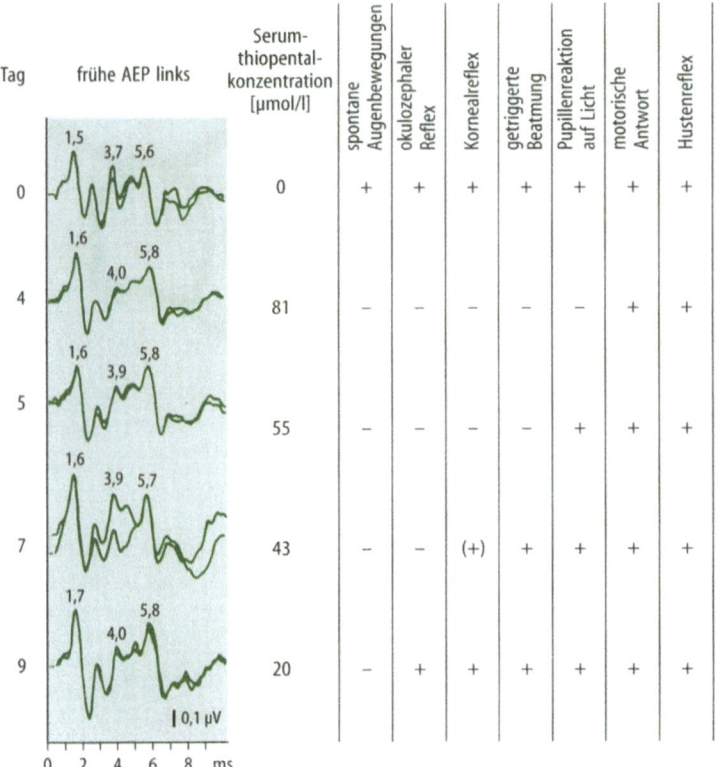

| Tag | frühe AEP links | Serum-thiopental-konzentration [µmol/l] | spontane Augenbewegungen | okulozephaler Reflex | Kornealreflex | getriggerte Beatmung | Pupillenreaktion auf Licht | motorische Antwort | Hustenreflex |
|---|---|---|---|---|---|---|---|---|---|
| 0 | | 0 | + | + | + | + | + | + | + |
| 4 | | 81 | – | – | – | – | – | + | + |
| 5 | | 55 | – | – | – | – | + | + | + |
| 7 | | 43 | – | – | (+) | + | + | + | + |
| 9 | | 20 | – | + | + | + | + | + | + |

**Abb. 3.10. FAEP-Verlauf unter Thiopentaltherapie.** Bereits bei mittleren Serumthiopentalkon-zentrationen resultiert ein Ausfall mehrerer Hirnstammreflexe, während die FAEP bzgl. Form, Am-plitude und Latenz keine Veränderung aufweisen

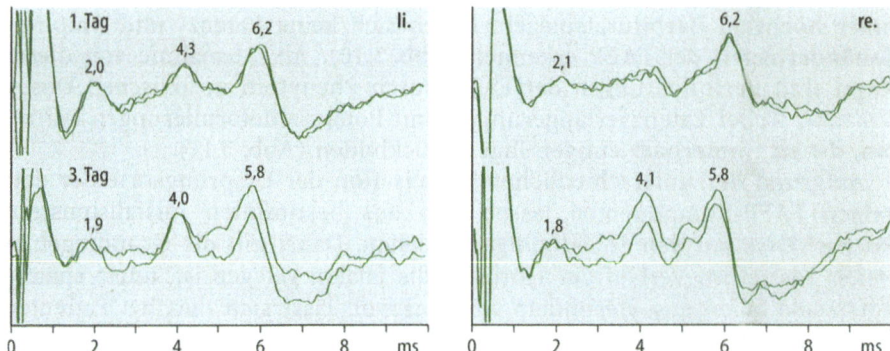

**Abb. 3.11. Akute Phenytoinintoxikation.** 19-jähriger Patient mit einem Phenytoinspiegel von 60 mcg/ml. Die Wellen I–V sind bilateral erhalten, die Wellen I und III allerdings rechtsbetont schlecht ausgeprägt. Am 3. Tag Abfall der Phenytoinkonzentration auf knapp 30 µg/ml mit weit-gehender Normalisierung des Kurvenverlaufs

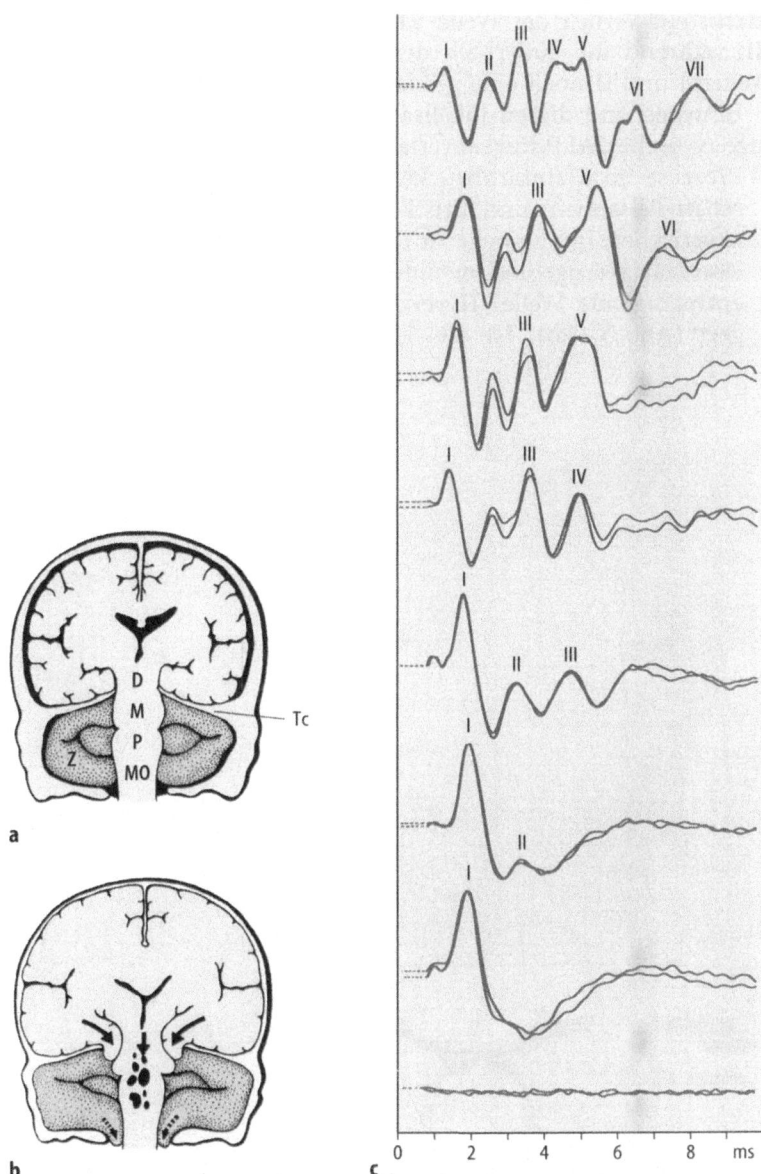

**Abb. 3.12 a–c. FAEP-Verlauf bei Einklemmung.** a Unter normalen Bedingungen wird der supraten-torielle vom infratentoriellen Raum durch das Tentorium cerebelli getrennt. **b** Bei einer diffusen supra-tentoriellen Volumenzunahme resultiert eine zentrale transtentorielle Herniation mit Verlagerung me-diobasaler Anteile des Temporallappens in den Tentoriumschlitz mit konsekutiver Mittelhirnkompres-sion (*Pfeile*). Dieser Mechanismus führt zur Dehnung, Scherung und Abknickung von hirnstammver-sorgenden Gefäßen und es bilden sich im Zentrum des Hirnstamms hämorrhagische Infarkte. Bei einer ausgeprägten Erhöhung des intrakraniellen Drucks kann zusätzlich eine Verlagerung der Kleinhirnton-sillen in das Foramen occipitale magnum mit entsprechender Kompression der Medulla oblongata erfolgen (*gestrichelte Pfeile*). **c** Im Verlauf der Einklemmung resultiert ein konsekutiver Verlust immer früherer FAEP-Komponenten (*D* Dienzephalon, *M* Mesenzephalon, *MO* Medulla oblongata, *P* Pons, *Tc* Tentorium cerebelli, *Z* Zerebellum)

nächst ein Verlust der Welle VII, dann der Welle VI, V, IV und schließlich III, während die außerhalb des Hirnstamms im N. acusticus generierten Wellen I und II noch eine gewisse Zeit erhalten bleiben können.

Entsprechend diesen lokalisatorischen Gesetzmäßigkeiten lassen sich einige typische FAEP-Kurvenverläufe aufzeigen:

Prozesse im Kleinhirnbrückenwinkel mit Affektion des N. acusticus zwischen Felsenbein und Brücke führen zu einer Leitungsverzögerung der akustischen Impulswelle in diesem Abschnitt, sodass diese verzögert im Kochleariskerngebiet im unteren Pons eintrifft. Demgemäß ist die dort entspringende Welle III verzögert und das Latenzintervall I–III verlängert (Abb. 3.13 b). Ist die Schädigung des N. acusticus so hochgradig,

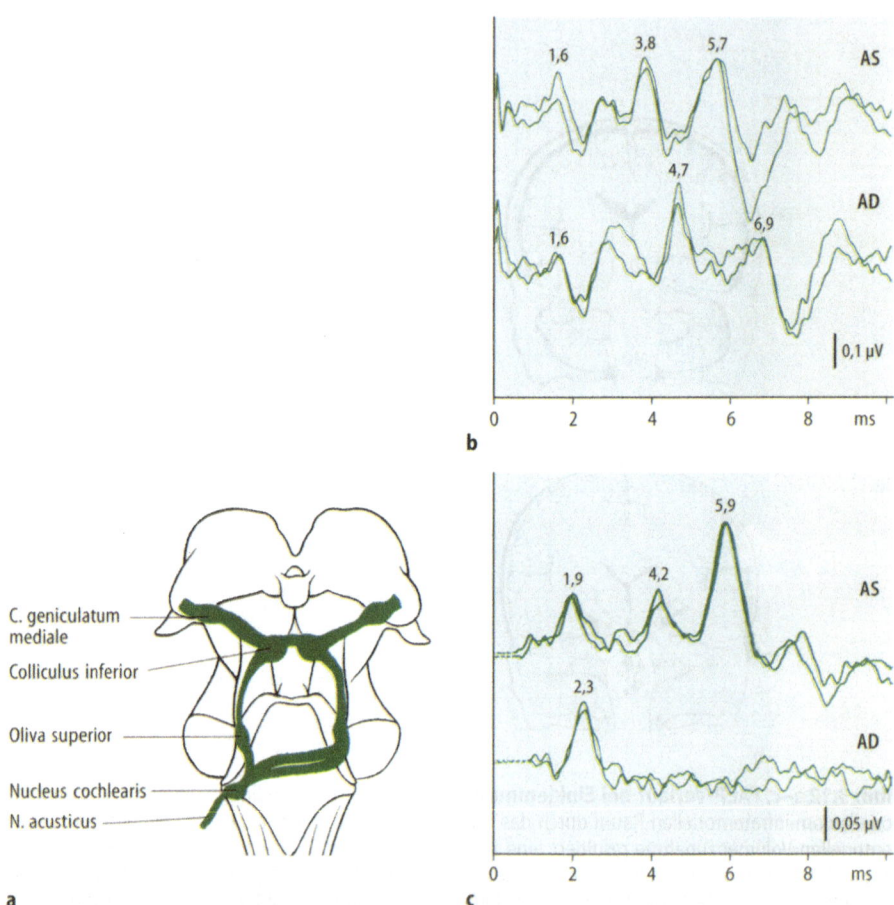

**Abb. 3.13 a–c. FAEP bei Kleinhirnbrückenwinkelprozessen mit Kompression des N. acusticus.** **a** Verlauf der Hörbahn. **b** Die typische Veränderung bei Kleinhirnbrückenwinkelprozessen besteht in einer Zunahme des Latenzintervalls I–III (*AD*). **c** Bei schwerer Schädigung des N. acusticus bricht die Potenzialkette nach Welle I ab (*AS* linkes Ohr, *AD* rechtes Ohr)

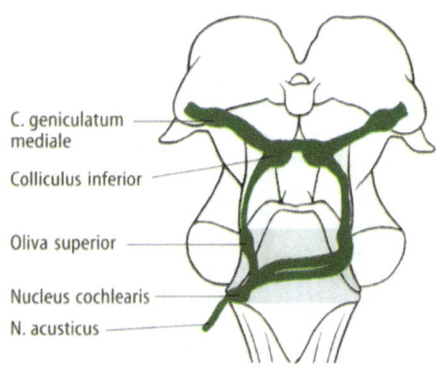

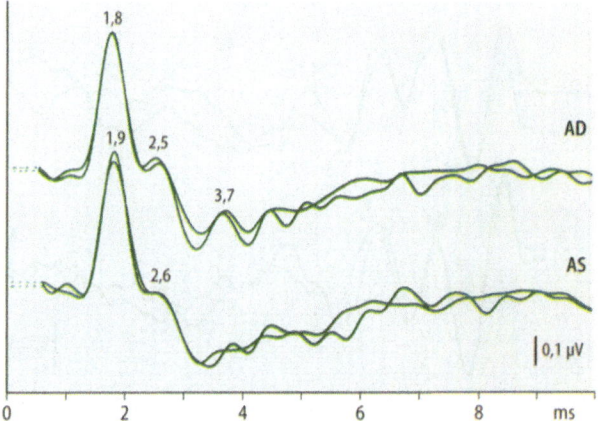

**Abb. 3.14. FAEP-Veränderungen bei Läsionen in der unteren Brücke.** Die im unteren Pons generierte Welle III ist bei kaudalen pontinen Prozessen erniedrigt oder ausgefallen (*AS* linkes Ohr, *AD* rechtes Ohr)

dass keine Impulsweiterleitung zum Hirnstamm mehr erfolgt, ergibt sich ein Abbruch der Potenzialkette nach Welle I (Abb. 3.13 c).

▌ Prozesse im unteren Pons bedingen eine Erniedrigung oder einen Ausfall der FAEP ab Welle III (Abb. 3.14), während die im N. acusticus entspringenden Komponenten I und II normal zur Darstellung gelangen.

▌ Am pontomesenzephalen Übergang lokalisierte Läsionen führen je nach Schweregrad zu einer Amplitudenminderung oder einem Ausfall des IV/V-Komplexes, während die Wellen I–III erhalten bleiben (Abb. 3.15).

▌ Ein Verlust ab Welle VI korreliert mit mesenzephalen Prozessen, während ein isolierter Ausfall der Welle VII wegen deren inkonstantem Auftreten bereits bei Gesunden nur im Rahmen von Verlaufsbeobachtungen als Hinweis auf eine dienzephale Läsion gewertet werden darf (s. Abb. 3.12).

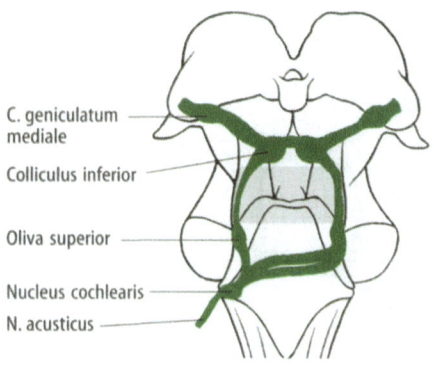

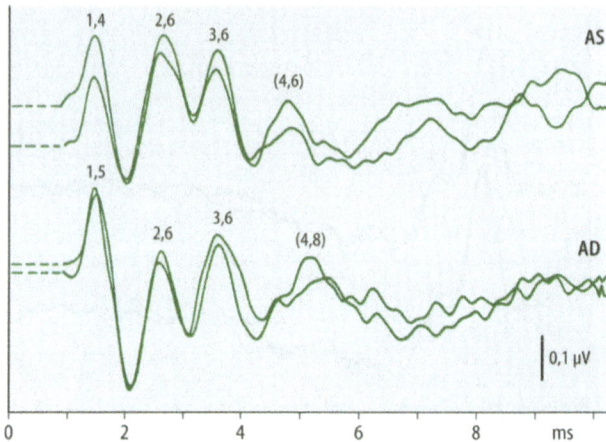

**Abb. 3.15. FAEP-Veränderungen bei kranialen pontinen Läsionen.** Läsionen am pontomesenzephalen Übergang verschonen die Wellen I–III, während der IV/V-Komplex in Abhängigkeit vom Schweregrad erniedrigt oder ausgefallen ist. Im vorliegenden Beispiel findet sich noch eine rudimentäre Welle IV bei Ausfall der Welle V (*AS* linkes Ohr, *AD* rechtes Ohr)

### 3.3.3 Klinische Anwendungen

Die Untersuchung der FAEP erbringt diagnostische Aussagen bei allen Erkrankungen, die das akustische System zwischen Innenohr und Hörrinde in Mitleidenschaft ziehen.

▌ **Schwerhörigkeit.** Die diagnostische Abklärung einer Schwerhörigkeit gelingt meist mittels audiometrischer Methoden, die allerdings den Nachteil haben, dass sie die Kooperation des Patienten voraussetzen. Sofern sich ein Patient z. B. im Rahmen einer Begutachtung unkooperativ verhält oder wenn infolge des Alters (Säuglinge und Kleinkinder), des Geisteszustands (Debilität bzw. Demenz) oder wegen einer Bewusstseinsstörung keine Mitarbeit möglich ist, lassen sich durch FAEP-Messungen Rückschlüsse auf das Hörvermögen erzielen.

Eine Möglichkeit der objektiven, wenn auch groben Überprüfung des Hörvermögens besteht in der Hörschwellenbestimmung, die v. a. bei Säuglingen und bei mit potenziell ototoxischen Medikamenten behandelten komatösen Patienten angewandt wird. Normalerweise lässt sich eine reproduzierbare Welle V noch bei einem Schalldruck um 30 dB registrieren; erhöht sich dieser Schwellenwert z. B. auf 60 dB, so liegt eine krankhafte Beeinträchtigung des Hörvermögens vor.

Eine Hochtonschwerhörigkeit mit Einbeziehung von Frequenzen unter 3000 Hz bedingt eine Latenzzunahme und Amplitudenabnahme von Welle I, während die Welle V mit normaler Latenz erscheint, sodass das Latenzintervall I–V verkürzt ist. Dies hängt damit zusammen, dass nur noch die auf niederfrequente Reize reagierenden Sinneszellen zur Entstehung der FAEP beitragen und sich diese Konstellation deutlich auf die 1., aber kaum auf die 5. Komponente der FAEP auswirkt. Aus diesem Grund muss bei

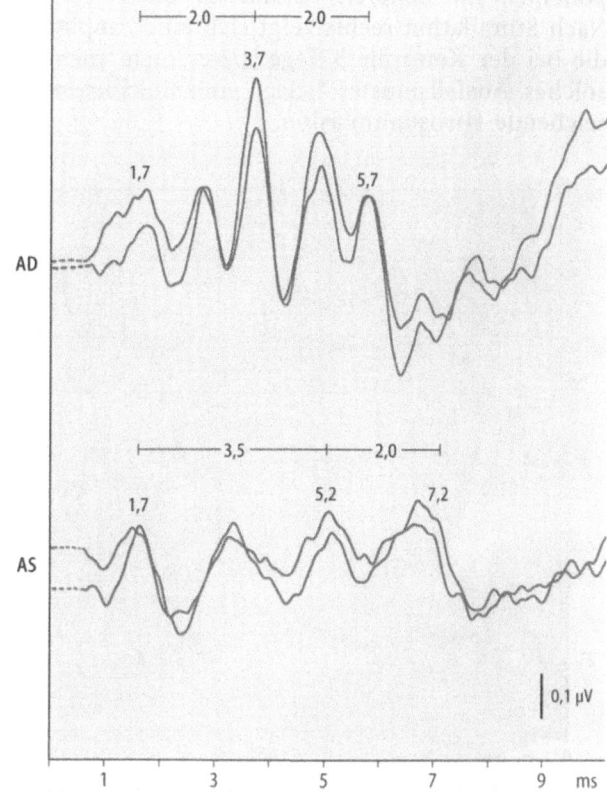

**Abb. 3.16. FAEP-Veränderungen beim Akustikusneurinom.** Auf der betroffenen linken Seite Verlängerung des I–III-Intervalls auf 3,5 ms. Im Vergleich zur Gegenseite außerdem schlechtere Ausprägung der Wellen III–V (*AS* linkes Ohr, *AD* rechtes Ohr)

deutlicher Latenzzunahme der Welle V an eine andere Ursache wie z. B. eine Schallleitungsschwerhörigkeit oder eine retrokochleäre Hörstörung gedacht werden.

**Kleinhirnbrückenwinkelprozesse** wie das **Akustikusneurinom** führen typischerweise zu einer Verlängerung des Latenzintervalls I–III (Abb. 3.16); bei ausgeprägter Schädigung kann die Potenzialkette nach der Welle I abbrechen (s. Abb. 3.13 c). Im Lauf der Zeit kann schließlich – durch retrograde Degeneration von Nervenfasern oder durch hinzutretende Alteration der A. labyrinthi mit konsekutiver Durchblutungsstörung des Innenohrs – auch noch die Welle I ausfallen.

**Hirnstammprozesse** wie Tumoren, Blutungen oder Infarkte führen je nach Lokalisation zu unterschiedlichen Ausfallsmustern. Abbildung 3.17 zeigt in der oberen Bildzeile die FAEP eines komatösen Patienten mit einer hypertensiven Blutung in der Brückenhaube. Die Welle III ist nach Stimulation links verzögert, die Welle IV erniedrigt und deformiert, wobei beide Komponenten im weiteren Verlauf ausfallen (mittlere und untere Bildreihe). Nach Stimulation rechts zeigt sich eine Amplitudenminderung von Welle V, die bei der Kontrolle 3 Tage später nicht mehr sicher nachweisbar ist. Ein solches Ausfallsmuster belegt eine linksbetonte, bis in den unteren Pons reichende Hirnstammläsion.

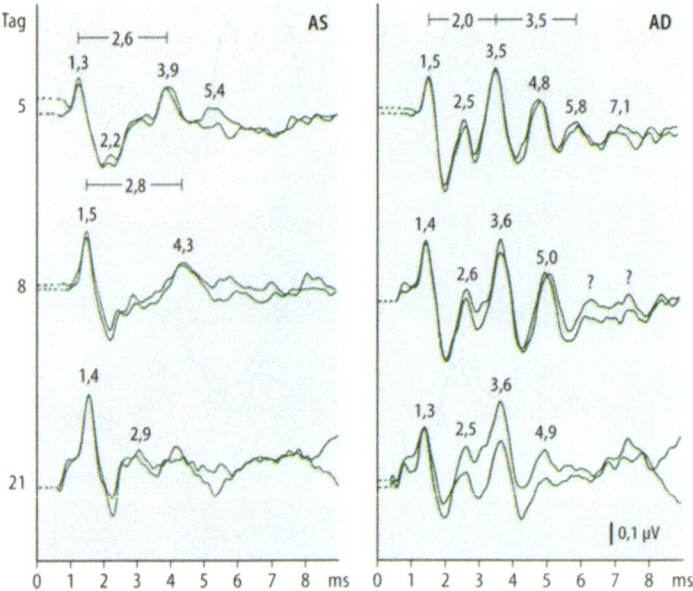

**Abb. 3.17. FAEP bei hypertensiver Blutung in die Brückenhaube.** Bei Stimulation links fehlt die Welle V und die I–III-Interpeaklatenz ist verlängert; im Verlauf resultiert darüber hinaus ein Verlust auch der Wellen IV und III. Nach Stimulation rechts ist die Welle V amplitudengemindert und geht im Verlauf verloren (Einzelheiten s. Text) (*AS* linkes Ohr, *AD* rechtes Ohr)

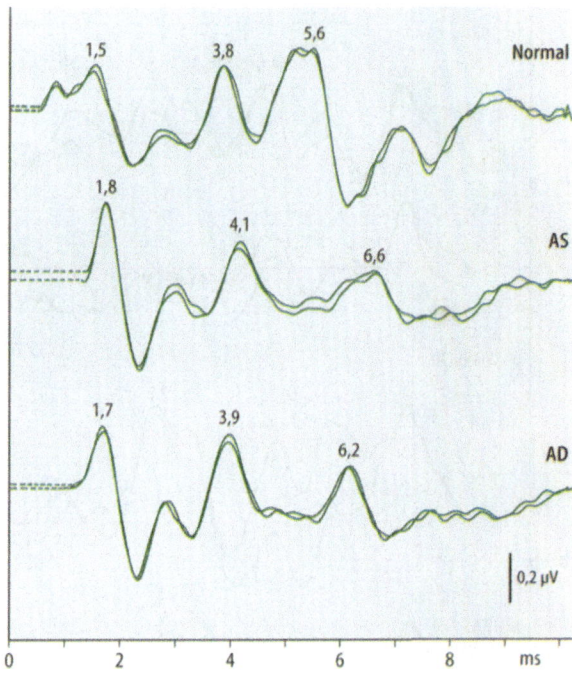

**Abb. 3.18. Linksbetonte FAEP-Veränderungen bei Prozess im kranialen Pons** (Einzelheiten s. Text) (*AS* linkes Ohr, *AD* rechtes Ohr)

Der FAEP-Befund von Abb. 3.18 belegt demgegenüber einen weiter rostral, und zwar im pontomesenzephalen Übergangsbereich gelegenen Prozess: Die Wellen I–III sind bzgl. Form, Latenz und Amplitude regelrecht. Dagegen erscheint die Welle V nach Stimulation des linken Ohrs (AS) verzögert. Nach Stimulation rechts liegt die Latenz der 5. Komponente im Normbereich, jedoch ist das Latenzintervall III–V mit 2,3 ms länger als das Latenzintervall I–III mit 2,2 ms, was gleichfalls als pathologischer Befund gewertet werden muss. Schließlich ist die Amplitude der Welle V beiderseits erniedrigt, mit einem entsprechend pathologischen Amplitudenquotienten V/I von 0,28 links und 0,45 rechts. Somit muss von einem linksbetonten Hirnstammprozess ausgegangen werden, der die Hörbahn erst rostral des in der kaudalen Brücke gelegenen Kochleariskernkomplexes in Mitleidenschaft zieht.

▌ **Multiple Sklerose (MS).** FAEP spielen in der Diagnostik der multiplen Sklerose eine geringere Rolle als die übrigen evozierten Potenziale, da sie weniger oft pathologisch ausfallen; im Einzelfall kann aber gerade hiermit der 2. Herd und damit die diagnostisch entscheidende räumliche Dissemination nachweisbar sein.

Am häufigsten finden sich bei einer MS mit Hirnstammbeteiligung Deformierungen und/oder Latenzverlängerungen des IV/V-Komplexes wie in Abb. 3.19a (AS), die sich bei guter Remissionstendenz wieder normalisie-

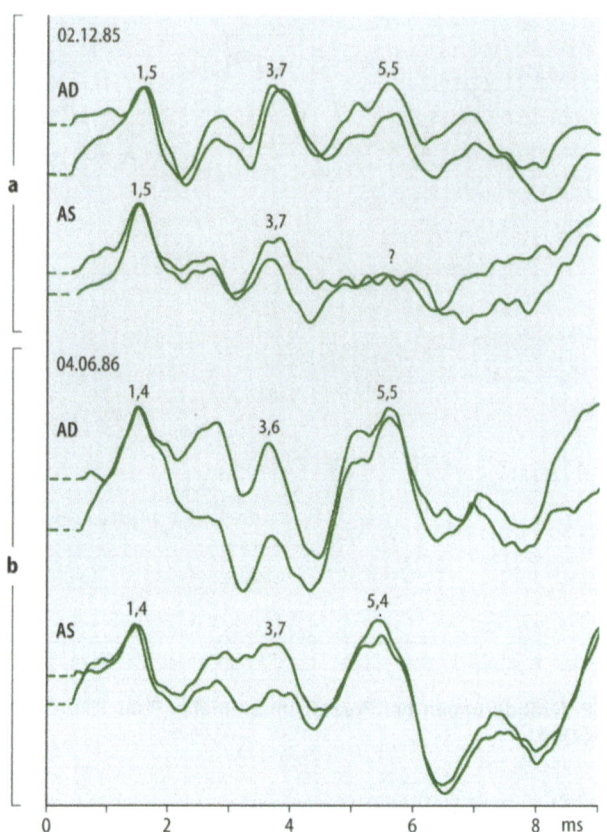

**Abb. 3.19 a, b. FAEP bei multipler Sklerose.** Die Ableitung vom 2.12.1985 (**a**) zeigt einen Verlust des IV/V-Komplexes nach Stimulation links. Im Verlauf eines halben Jahres kommt es zu einer Befundnormalisierung (**b**) (*AS* linkes Ohr, *AD* rechtes Ohr)

ren können (Abb. 3.19. b, AS). Ein am Eintritt des N. acusticus in den Hirnstamm gelegener Entmarkungsherd führt zu einer partiellen oder kompletten Unterbrechung der Potenzialkette nach Welle II und kann mit dem klinischen Bild eines Hörsturzes verbunden sein (Abb. 3.20).

▌ **Intensivmedizinische Einsatzmöglichkeiten** betreffen v. a. raumfordernde supratentorielle Prozesse wie Hirnkontusionen, intrakranielle Blutungen, ausgedehnte Infarkte, Tumoren und eine den Hirnstamm oft aussparende globale zerebrale Hypoxie (z. B. nach verspäteter Reanimation). Bei allen diesen Prozessen ist eine sekundäre Einbeziehung des Hirnstamms durch Einklemmung mediobasaler Anteile des Temporallappens in den Tentoriumschlitz möglich, die u. U. ein rasches therapeutisches Eingreifen erfordert und daher möglichst frühzeitig erkannt werden muss. Hierfür eignen sich die rasch durchzuführenden und beliebig oft wiederholbaren FAEP, wobei bereits auf ein Ver-

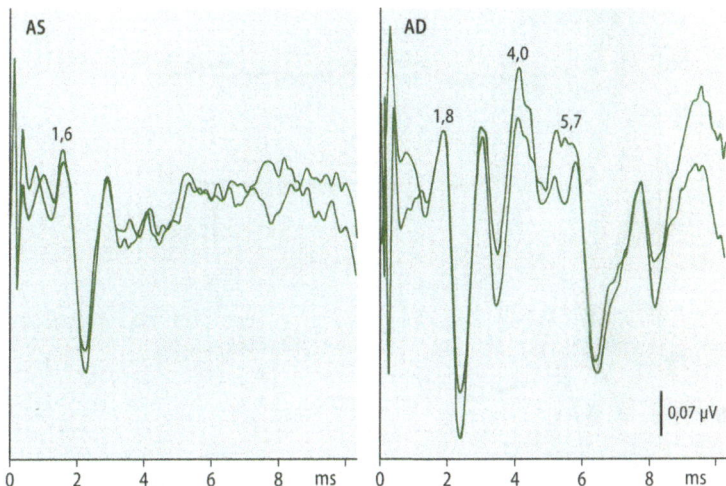

**Abb. 3.20. FAEP bei multipler Sklerose.** Nach Stimulation links gut erhaltene Wellen I und II, während die normalerweise nachfolgenden Wellen nicht sicher reproduzierbar sind. Dieser Befund spricht für eine Unterbrechung der akustischen Erregungsleitung beim Eintritt des N. acusticus in den Hirnstamm und verlief unter dem klinischen Bild eines Hörsturzes (*AS* linkes Ohr, *AD* rechtes Ohr)

schwinden der oft unbeachtet bleibenden Wellen VI und VII geachtet werden muss (s. Abb. 3.12). Ist dagegen bereits ein Ausfall der Welle V festzustellen, ist der Zeitpunkt für eine aussichtsreiche Therapie überschritten, da diese Befundkonstellation nicht überlebt wird und somit als prognostisch infauster Marker anzusehen ist. Im weiteren Verlauf verschwinden dann auch – wie in Abb. 3.12 gezeigt – die übrigen im Hirnstamm generierten Potenziale, d.h. die Wellen IV und III. Im Stadium des *Hirntodes*, der durch einen irreversiblen Funktionsausfall des Gehirns definiert ist, sind initial die im Hörnerven – also außerhalb des Gehirns – entspringenden Wellen I und II noch erhalten, um meist innerhalb einiger Stunden ebenfalls auszufallen (Abb. 3.21).

## 3.4 Somatosensibel evozierte Potenziale (SEP)

Ableitungen somatosensibel evozierter Potenziale erlauben eine Funktionsprüfung der die epikritische Sensibilität leitenden Bahnen des peripheren und zentralen Nervensystems. Damit wird eine objektive Feststellung von Sensibilitätsstörungen ermöglicht, was besonders bei unkooperativen und bewusstseinsgestörten Patienten von Bedeutung ist, aber auch zur Ermittlung klinisch stummer Läsionen dienen kann. Darüber hinaus lässt sich in vielen Fällen eine Lokalisation des Krankheitsprozesses vornehmen. Schließlich erlauben unterschiedliche Veränderungen der Leitungszeit und der Potenzialamplituden Rückschlüsse auf die zugrunde liegende Pathophysiologie.

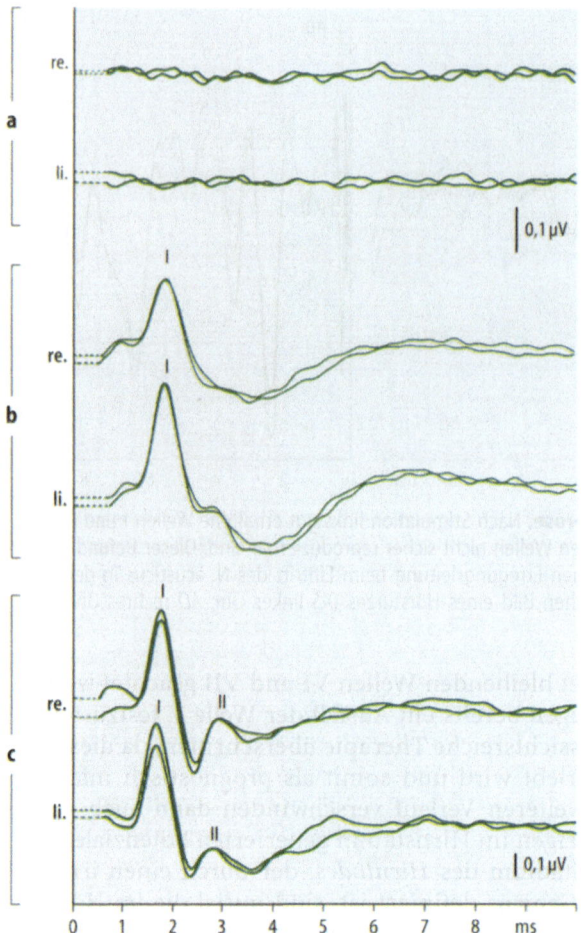

**Abb. 3.21 a–c. FAEP-Muster im Hirntod.** Mit der Annahme des Hirntodes vereinbar sind folgen-de FAEP-Muster: **a** Ausfall aller FAEP-Komponenten, **b** isoliertes Erhaltenbleiben der Welle I, **c** iso-liertes Erhaltenbleiben der Wellen I und II. (Beim Verlust aller Komponenten muss eine vorbeste-hende bilaterale Schwerhörigkeit – z. B. durch eine Vorableitung – ausgeschlossen sein, bevor hie-raus Rückschlüsse auf einen Funktionsausfall des Hirnstamms gezogen werden)

## 3.4.1 Untersuchungsbedingungen

SEP-Untersuchungen erfordern keine Mitarbeit, aber eine optimale Ent-spannung des Patienten. Dieser muss daher bequem, in einem ruhigen und von Außenreizen abgeschirmten Raum gelagert und ggf. sediert werden. Einzelheiten zum methodischen Vorgehen sind aus Tabelle 3.2 ersichtlich.

Während VEP- und AEP-Messungen mit einer weitgehend gleich blei-benden Methodik erfolgen, werden SEP-Ableitungen an das individuelle klinische Bild angepasst. Am häufigsten wird der N. medianus zur Stimula-

**Tabelle 3.2. Ableitung somatosensibel evozierter Potenziale**

**Allgemeine Untersuchungsbedingungen**

▍ Ruhe
▍ Bequeme Lagerung. Raumtemperatur über 22 °C
▍ Hauttemperatur 34 °C
▍ Eventuell Sedierung, z. B. 1 Tavor 1,0 Expidet 15 Minuten vor der Untersuchung

**Stimulation**

▍ Rechteckimpulse, Dauer 0,1–0,2 ms, Frequenz 3–5/s
▍ Reizstärke bei gemischten Nerven 3–4 mA über motorischer Schwelle,
  bei sensiblen Nerven 3–4fache sensible Schwelle
▍ Kathode proximal

**Analysezeit**

▍ Armnervenstimulation 50 ms
▍ Beinnervenstimulation 100 ms

**Filtereinstellung (Steilheit 6 dB/oct)**

▍ Untere Grenzfrequenz  5–10 Hz (kortikale SEP)
                        20–50 Hz (spinale SEP)
  Falls eine individuelle Einstellung der Kanäle nicht möglich ist, gemeinsame untere Grenz-
  frequenz 10–20 Hz
▍ Obere Grenzfrequenz 1000–2000 Hz

**Elektrodenposition**

▍ Armnervenstimulation: Erb-Punkt, Dornfortsätze C7 und C2, kortikal $C_3'/C_4'$ (2 cm hinter $C_3/C_4$).
  Referenz Fz (Ohr, Hand nur bei besonderen Fragestellungen)
▍ Beinnervenstimulation: Oberhalb Dornfortsatz L5, L1 und C2, kortikal Cz' (3 cm hinter Cz).
  Referenz für lumbal: Beckenkamm, für C2 und kortikal Fz

**Mittelungsschritte**

▍ 256–2048
▍ Jede Messung muss mindestens 1-mal reproduziert werden

**Auswertung**

▍ Absolute Latenzen und Latenzintervalle sowie Seitendifferenz der Latenzen
▍ Amplituden und Amplitudenquotienten einschließlich Seitendifferenzen
▍ Potenzialform

tion herangezogen (*Medianus-SEP*), da hiermit die proximalen Armnerven-
segmente, das Halsmark und die zwischen Nucleus cuneatus und sensiblem
Kortex gelegenen Abschnitte überprüft werden können. Die Ableitung der
Reizantworten erfolgt routinemäßig über dem Armplexus (Erb-Punkt),
HWK7, HWK2 und über der primären sensiblen Rinde ($C_3'$) (Abb. 3.22).
Die von diesen Punkten registrierten Potenziale werden entweder nach
dem Ableiteort (Erb-Potenzial) oder nach der Polarität und mittleren
Latenz (N13, N20) bezeichnet. Nachdem die über der unteren und oberen
Nackenregion mit gleicher Latenz ableitbaren Wellen von unterschiedlichen
Strukturen entspringen, erfolgt deren zusätzliche Differenzierung in N13a
und N13b (Abb. 3.23).

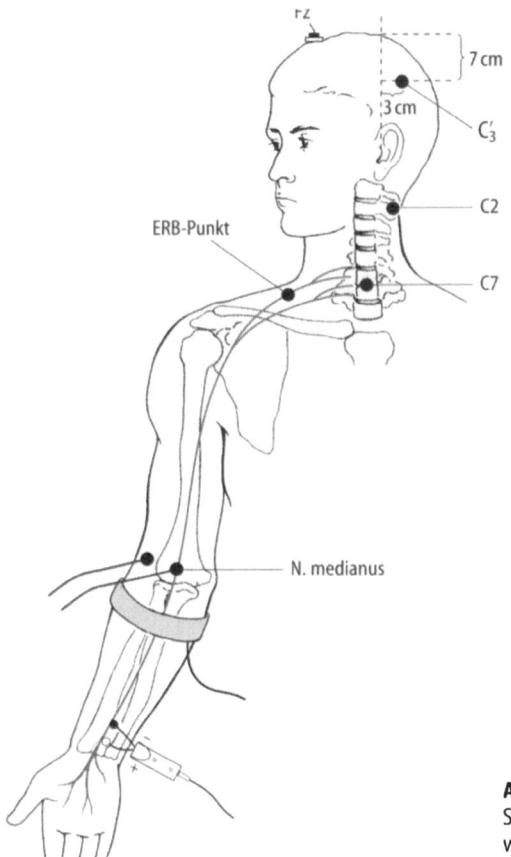

**Abb. 3.22. Medianus-SEP.** Technik der Stimulation und der Ableitung der Reizantworten vom Erb-Punkt, von der unteren und oberen Nackenpartie und über der primären sensiblen Rinde ($C_3'$)

Kaudal des Halsmarks lokalisierte Prozesse mit Affektion somatosensibler Strukturen (Hinterstrang bzw. die epikritische Sensibilität leitende Beinnervenanteile) lassen sich nur durch eine Beinnervenstimulation erfassen, wobei routinemäßig der N. tibialis herangezogen wird (*Tibialis-SEP*). Hierbei erfolgt eine Zweikanalableitung über LWK1 (Komponente N22) und über dem Kortex (Komponente P40). Bei besonderen Fragestellungen lassen sich darüber hinaus die Nervenaktionspotenziale in der Kniekehle und Glutealfalte sowie die Reizantworten über LWK5 (N18) und HWK2 (N30) registrieren (Abb. 3.24). Ein typisches Beispiel eines Tibialis-SEP findet sich in Abb. 3.27.

Sensibilitätsstörungen im Gesicht erfordern eine Stimulation von Trigeminusendästen, z. B. an Ober- und/oder Unterlippe (Abb. 3.25) oder an der Zunge (*Trigeminus-SEP*).

Bei speziellen Fragestellungen müssen die routinemäßig verwendeten Reiz- und Ableiteorte modifiziert werden. So sind beispielsweise zur Über-

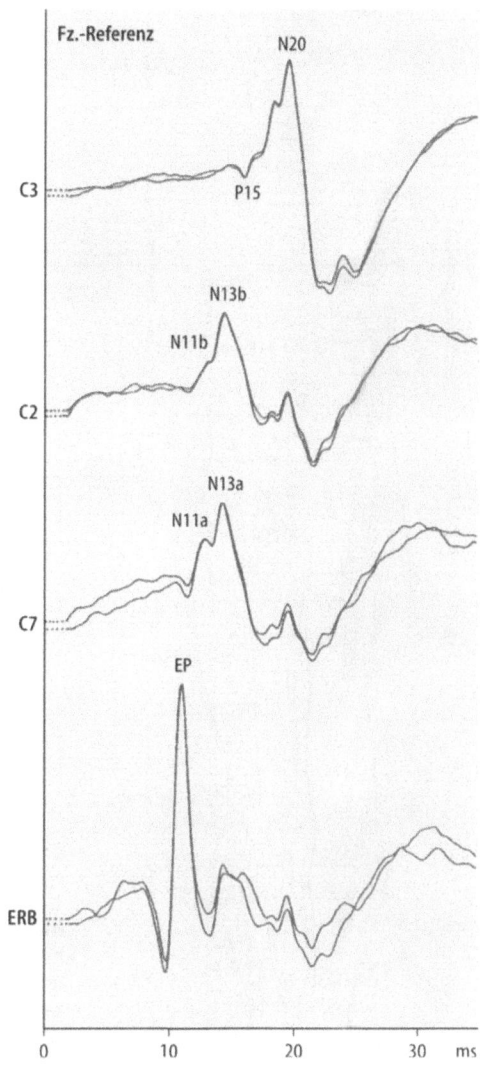

**Abb. 3.23. Normales Medianus-SEP.**
EP-Potenzial, N13a, N13b und N20

prüfung des unteren Primärstrangs des Armplexus eine N.-ulnaris-Stimulation und zur Kontrolle des Plexus lumbalis eine N.-saphenus-Stimulation erforderlich. Schließlich eignet sich die SEP-Methode auch zur Funktionsprüfung von Hautnerven, bei denen eine sensible Neurographie unmöglich oder technisch schwierig ist wie z.B. bei den Nn. cutaneus femoris lateralis und plantares.

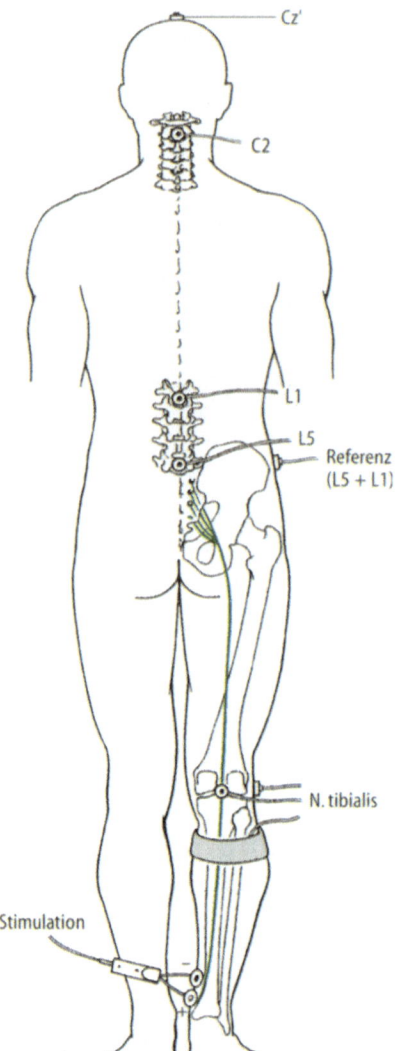

**Abb. 3.24. Tibialis-SEP.** Stimulation des N. tibialis hinter dem Innenknöchel. Ableitung der Reizantworten über LWK5 und LWK1 (gegen eine Beckenkammreferenz) sowie über HWK2 und Cz'. Fakultativ ist eine Ableitung der Nervenaktionspotenziale in der Fossa poplitea und der Glutealfalte möglich

## 3.4.2 Generatoren der somatosensibel evozierten Potenziale

Die Kenntnis der Ursprungsorte der verschiedenen SEP-Komponenten ist von großer Bedeutung für die Lokalisierung eines Krankheitsprozesses.

Die nach Armnervenstimulation ableitbaren Komponenten entspringen im Armplexus (EP-Potenzial), im Hinterhorn (N13a), im Nucleus cuneatus (N13b) und in der primären sensiblen Rinde (N20) (Abb. 3.26). Die charakteristischen Ausfallsmuster bei bestimmten Läsionsorten sind in den Abb. 3.28–3.33 veranschaulicht.

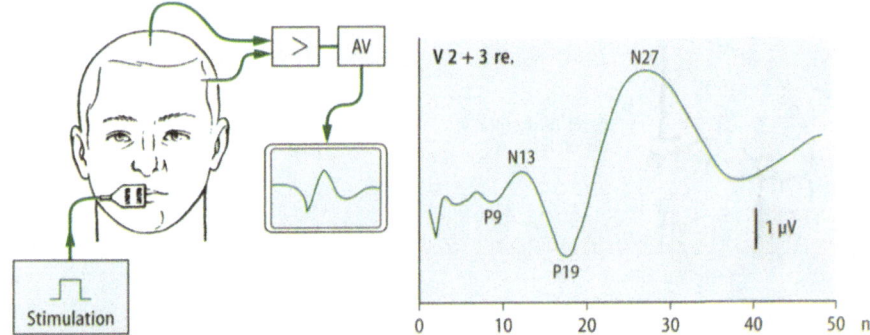

**Abb. 3.25. Trigeminus-SEP.** Ableitung des Trigeminus-SEP von C₆ gegen eine Fz-Referenz nach simultaner Ober- und Unterlippenstimulation. In der rechten Bildhälfte normales Trigeminus-SEP mit der zur Messung herangezogenen Komponente P19

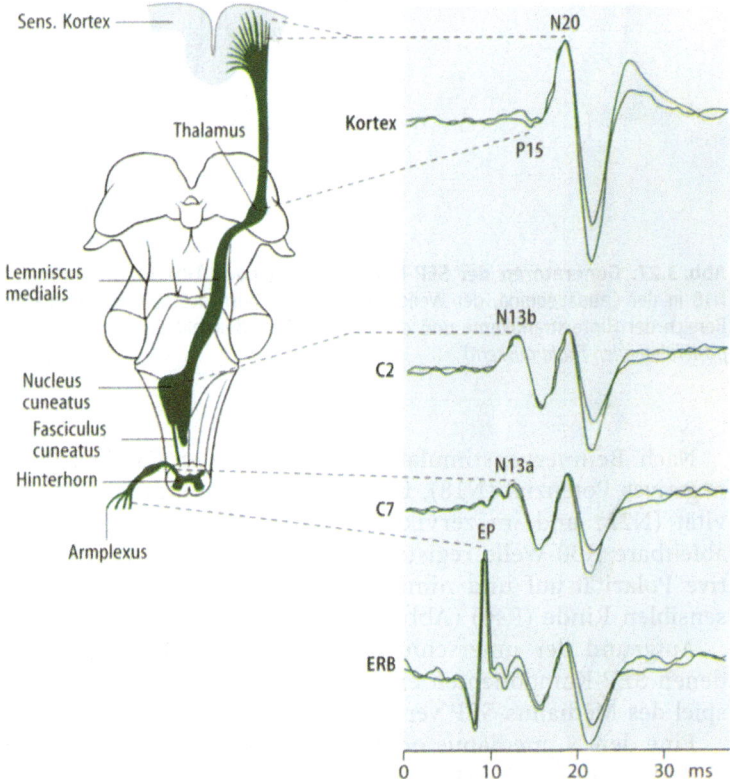

**Abb. 3.26. Generatoren der einzelnen Medianus-SEP-Komponenten.** Ursprung des EP-Potenzials im Armplexus, der Komponente N13a im Hinterhorn der Segmente C6 und C7, der Komponente N13b im Bereich der Hinterstrangkerne und der Komponente N20 in der Handregion der primären sensiblen Rinde

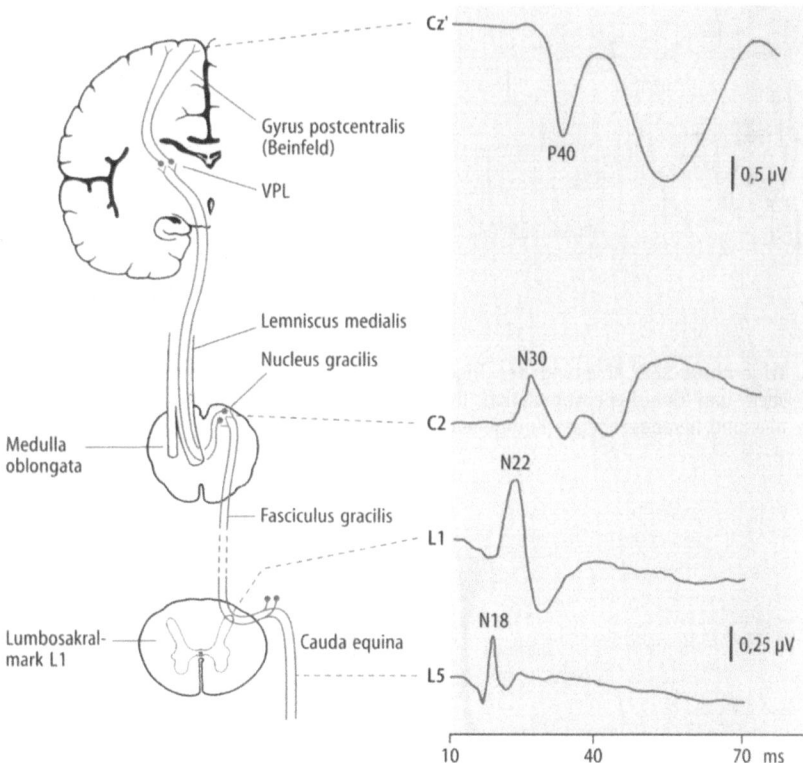

**Abb. 3.27. Generatoren der SEP-Komponenten nach Tibialisstimulation.** Ursprung der Welle N18 in der Cauda equina, der Welle N22 im Hinterhorn des Lumbosakralmarks, der Welle N30 im Bereich der Hinterstrangkerne und der Welle P40 im Beinfeld des Gyrus postcentralis (*VPL ventraler posterolateraler Thalamuskern*)

Nach Beinnervenstimulation wird über der Cauda equina ein niedriges negatives Potenzial (N18), über dem Lumbosakralmark eine höhere Negativität (N22) und im zervikookzipitalen Übergangsbereich eine inkonstant ableitbare N30-Welle registriert. Die kortikale Reizantwort weist eine positive Polarität auf und nimmt ihren Ursprung vom Beinfeld der primären sensiblen Rinde (P40) (Abb. 3.27).

Aufgrund der unterschiedlich lokalisierten Ursprungsorte der verschiedenen SEP-Komponenten ergeben sich *typische Ausfallsmuster*, die am Beispiel des Medianus-SEP veranschaulicht werden:

▌ Eine den N. medianus oder zugehörige Anteile des Armplexus betreffende Schädigung führt zur Erniedrigung oder zum Ausfall aller SEP-Komponenten, einschließlich des EP-Potenzials. Ist dieses nur erniedrigt, können allerdings die zervikalen und kortikalen Reizantworten aufgrund synaptischer Verstärkungseffekte u. U. mit normaler Amplitude registriert werden.

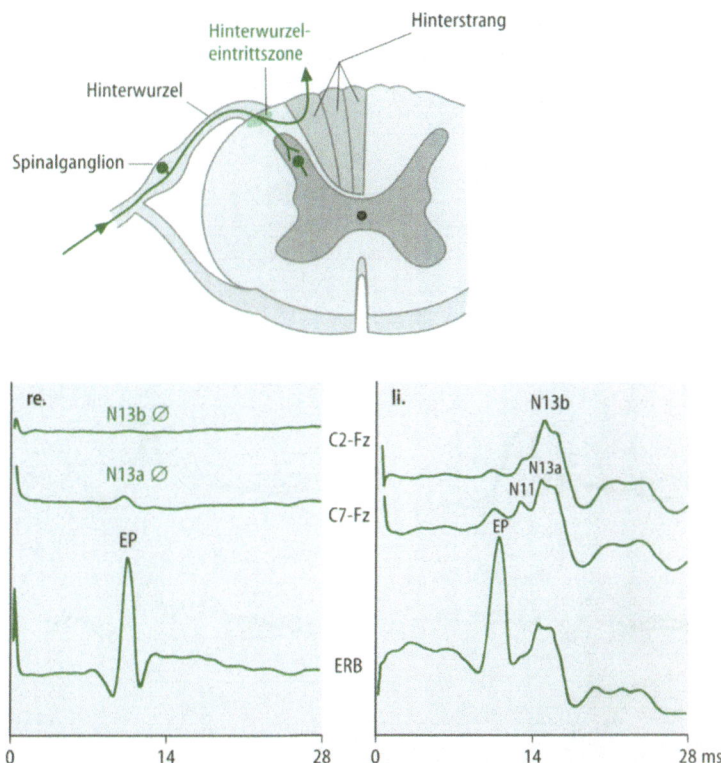

**Abb. 3.28. SEP-Muster bei Läsionen im Bereich der Nervenwurzeln oder der Hinterwur-zeleintrittszone.** Auf der betroffenen Seite findet sich ein normales EP-Potenzial, während die Wellen N13a und N13b ausfallen (bzw. bei inkompletten Leitungsunterbrechungen mit verminder-ter Amplitude zur Darstellung kommen)

▌ Läsionen im Bereich der Nervenwurzeln oder der Hinterwurzeleintritts-zone führen zu keinen Veränderungen des EP-Potenzials, da die Spinal-ganglienzellen und deren distale Fortsätze in der Regel unversehrt blei-ben. Dagegen wird die Weiterleitung der Impulswelle zum Hinterhorn einerseits, zum Nucleus cuneatus andererseits unterbrochen, was mit einem Ausfall der Wellen N13a und b (und damit auch der kortikalen Reizantwort N20) einhergeht (Abb. 3.28).

▌ Ein seltenes Ausfallsmuster findet sich bei isolierter Schädigung der Hin-terhornneurone. Da hier die Komponente N13a entspringt, fällt diese in einem solchen Fall aus (Abb. 3.29). Um diesen Ausfall nachzuweisen, muss die üblicherweise bei Fz befindliche Referenzelektrode auf das Jugulum platziert werden, damit der Ausfall von N13a nicht durch eine sog. Fernfeldaktivität im gleichen Latenzbereich überdeckt wird (Ein-streuung des über der gesamten Kopfhaut und damit auch bei Fz vor-handenen P13-Potenzials). Bei Verdacht auf einen intramedullären Pro-

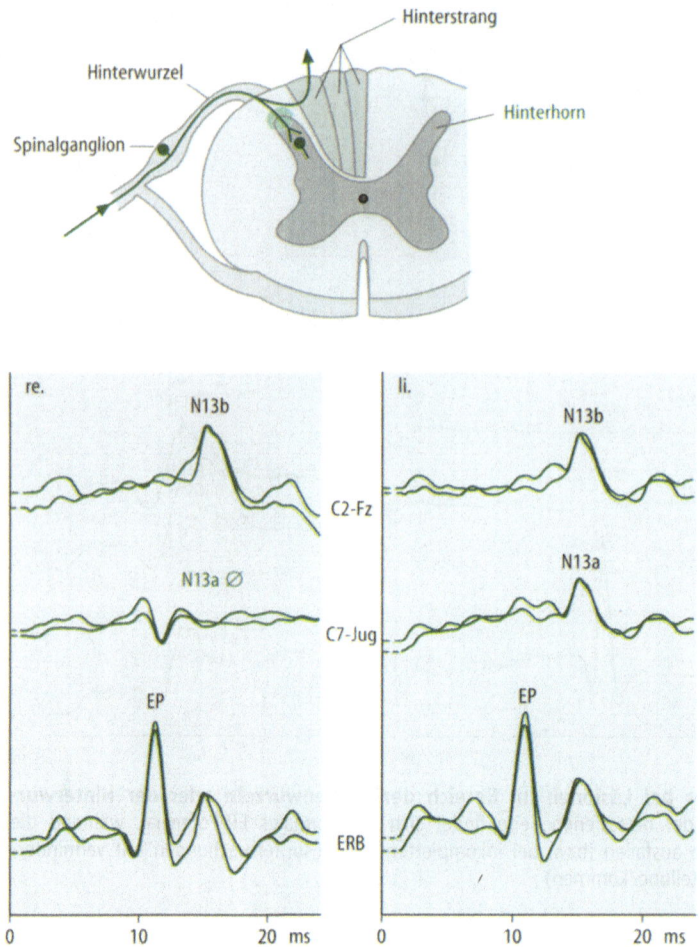

**Abb. 3.29. Ausfallsmuster bei einer isolierten Hinterhornschädigung.** Sofern lediglich die Impuls-weiterleitung zum Hinterhorn unterbrochen ist, resultiert ein isolierter Ausfall der Komponente N13a. Zu dessen Nachweis ist eine Ableitung über HWK7 gegen eine Jugulumreferenz erforderlich (s. Text)

zess im unteren Halsmark muss die routinemäßige Ableitemethode aus den genannten Gründen modifiziert werden.

▌ Eine den Tractus cuneatus einbeziehende Schädigung im mittleren oder oberen Halsmark führt zu einem Ausfall der rostral davon generierten Wellen N13b und N20, während N13a und das EP-Potenzial unverändert bleiben (Abb. 3.30).

▌ Läsionen rostral der Hinterstrangkerne, also im Lemniscus medialis, im ventralen posterolateralen Thalamuskern (VPL) oder im Tractus thalamocorticalis führen zu einem isolierten Ausfall der kortikalen Reizantworten (bzw. bei einer inkompletten Leitungsunterbrechung zu einer Amplitudenminderung wie in Abb. 3.31).

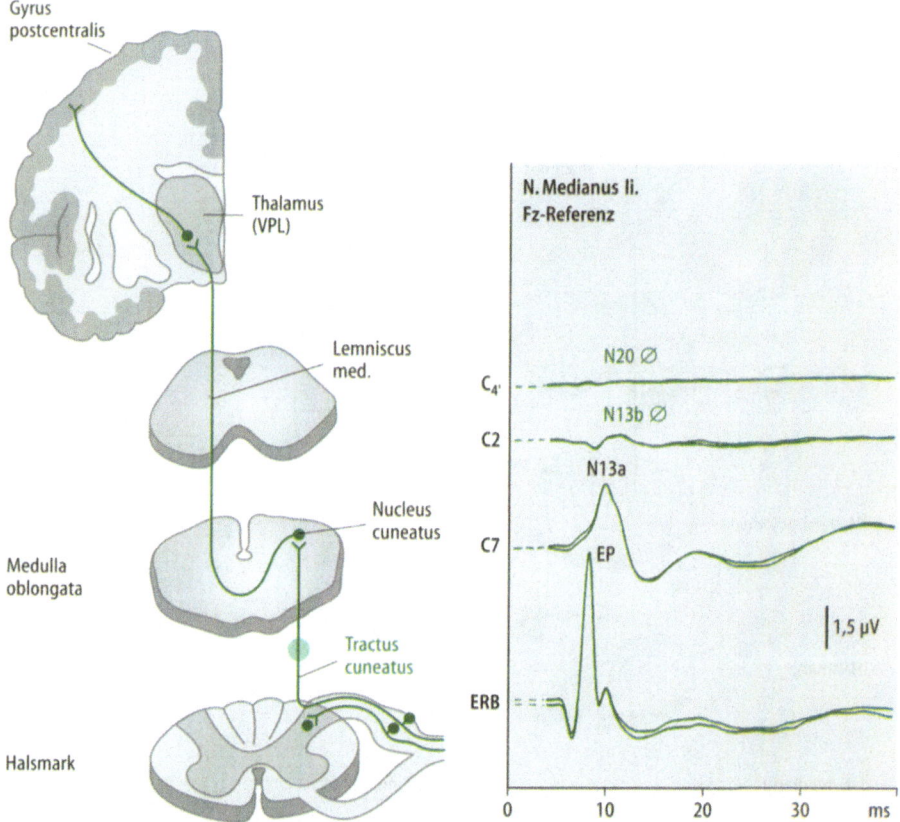

**Abb. 3.30. SEP-Muster bei Läsionen im Tractus cuneatus.** Hinterstrangläsionen rostral C6 gehen mit normalen Reizantworten über dem Erb-Punkt und HWK7 einher, während die Wellen N13b und N20 ausgefallen (oder bei Teilunterbrechung erniedrigt) sind

▌ Bei rindennaher Schädigung des Tractus thalamocorticalis ist oft noch ein Teil der ansteigenden Negativität von N20 – die früher oder später abbricht – erhalten, sodass eine niedrige und deformierte monophasische Negativität abgeleitet werden kann (Abb. 3.32).

▌ Ein letztes charakteristisches Ausfallsmuster zeigt sich bei Prozessen, die hinter der primären sensiblen Rinde, also in den sensiblen Assoziationsfeldern (Area 5 und 7) gelegen sind. Hier ist der kortikale Primärkomplex N20/P25 regelrecht, während die normalerweise nachfolgenden Wellen fehlen (Abb. 3.33).

Ableitungen des Tibialis-SEP, wie sie besonders bei Rückenmarkserkrankungen kaudal des Segmentes C8 sowie bei proximalen Beinnerven- und Beinplexusläsionen indiziert sind, ergeben prinzipiell gleichartige Veränderungen: Schädigungen im Lumbosakralmark oder darunter führen zu einem Verlust

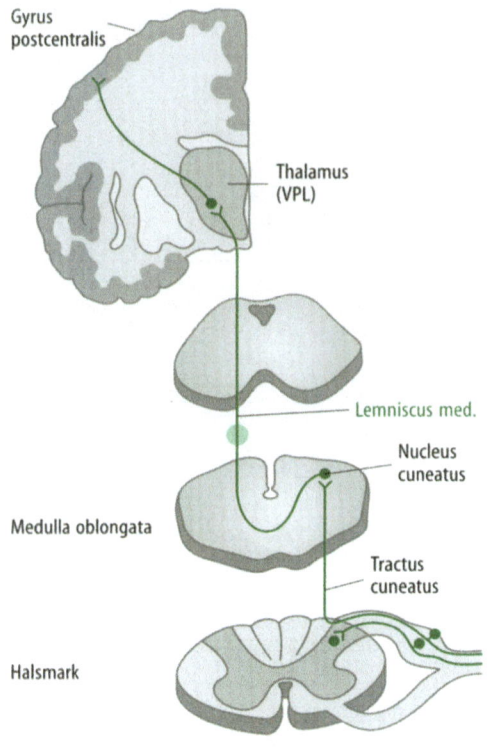

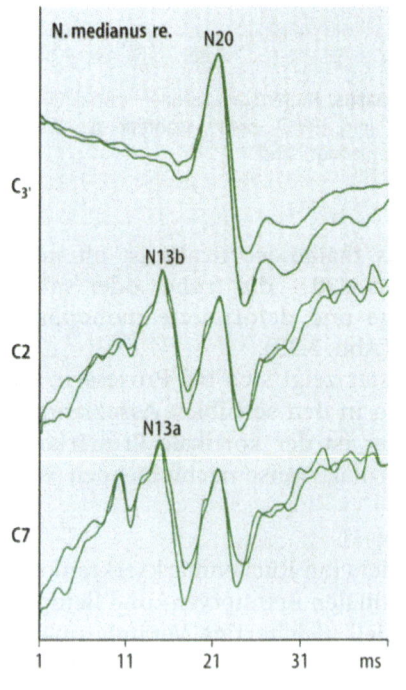

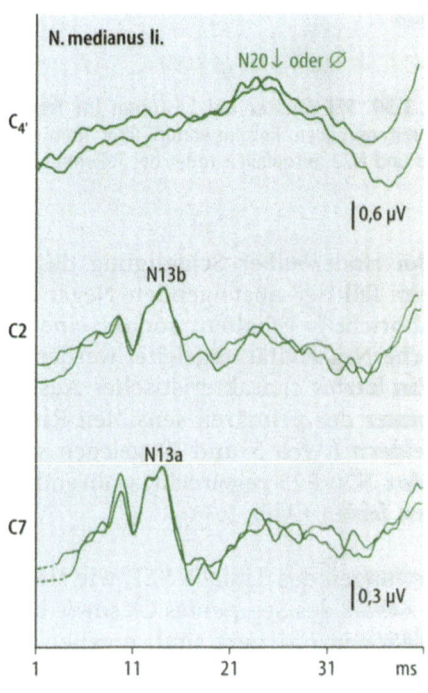

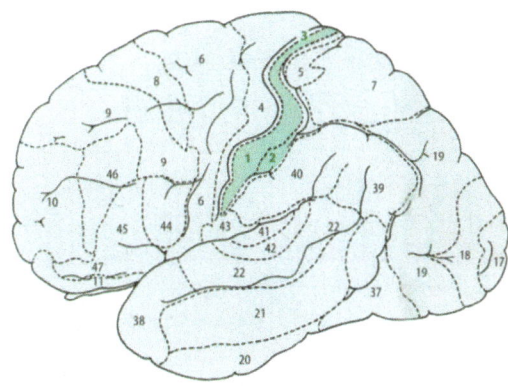

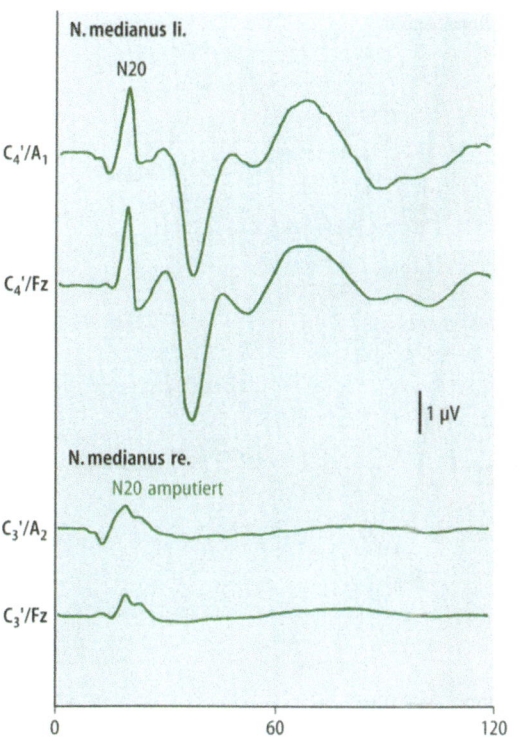

**Abb. 3.32. SEP-Befund bei rindennaher Läsion im Tractus thalamocorticalis.** Die vom Thalamus aufsteigende Impulswelle führt bei Ableitung über dem sensiblen Kortex zu einer ansteigenden Negativität, die früher oder später abbricht, sodass die Welle N20 gleichsam amputiert erscheint

**Abb. 3.31. SEP-Befunde bei Läsionen zwischen Nucleus cuneatus und sensibler Rinde.** Störungen der sensiblen Impulsleitung durch Prozesse im Bereich des Lemniscus medialis, des Thalamus (*VPL*) oder des Tractus thalamocorticalis führen zu einem Ausfall oder einer Amplitudenerniedrigung der kortikalen Reizantwort. Die Wellen N13a und N13b kommen regelrecht zur Darstellung

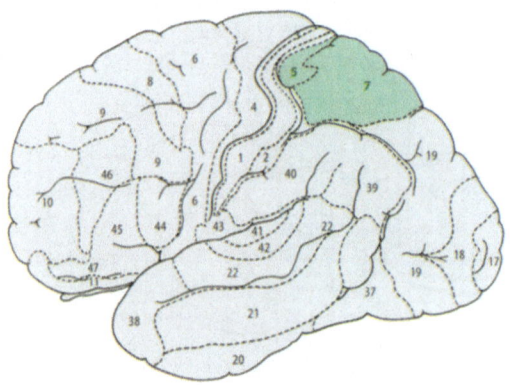

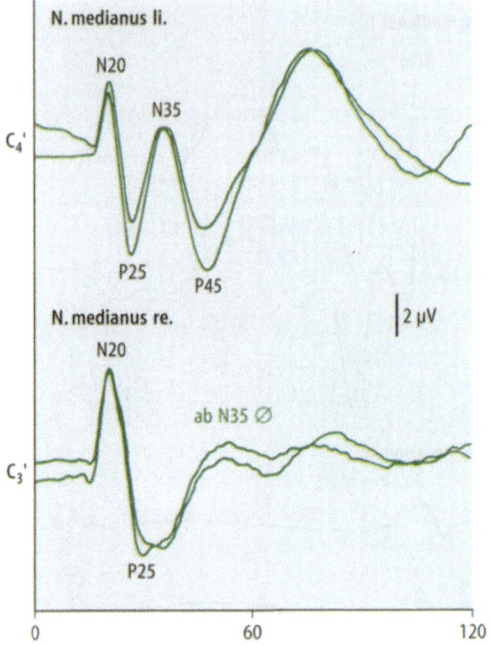

**Abb. 3.33. SEP-Muster bei Läsionen in den somatosensiblen Assoziationsfeldern.** Eine die Areae 5 und 7 betreffende Schädigung lässt den im Gyrus postcentralis entspringenden kortikalen Primärkomplex (N20/P25) unbeeinträchtigt, während die normalerweise nachfolgenden, mit der sensiblen Informationsverarbeitung im Zusammenhang stehenden Wellen ausfallen

von N22 und P40, weiter rostral befindliche Rückenmarksläsionen (oberhalb L5) zu einem isolierten Verlust von P40 bei regulärer Komponente N22.

### 3.4.3 Klinische Anwendungen

**Erkrankungen des peripheren Nervensystems** stellen normalerweise eine Domäne der elektromyographischen und neurographischen Methoden dar. Besonders bei proximaler Prozesslokalisation können aber auch SEP-Befunde wichtige diagnostische Aussagen liefern, wie an 3 Beispielen veranschaulicht wird.

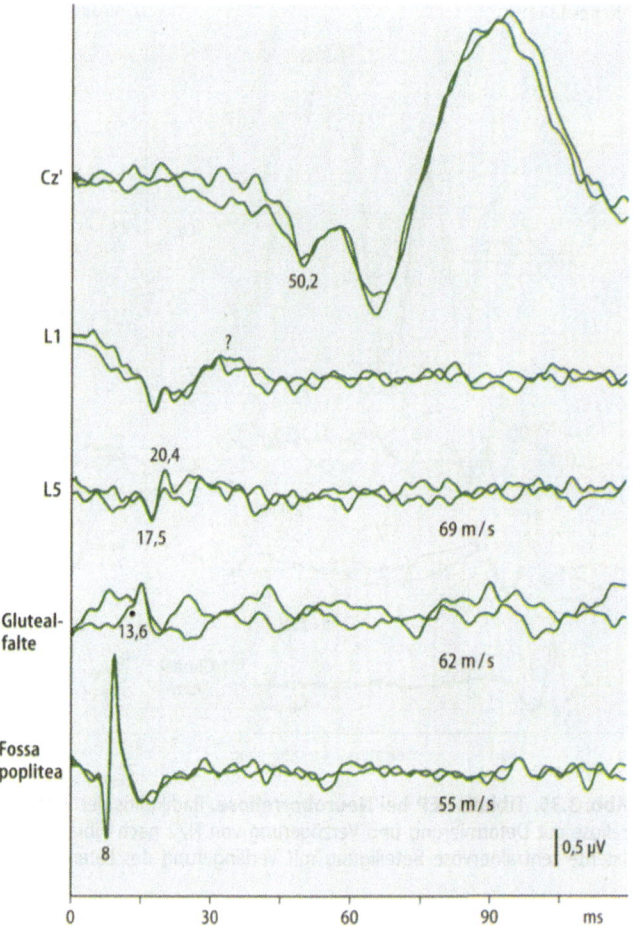

**Abb. 3.34. Tibialis-SEP bei Cauda-equina-Läsion.** Normale Reizantworten in der Kniekehle, der Glutealfalte und über LWK5 bei Ausfall der Komponente N22 und deutlicher Verzögerung der Welle P40 sprechen für einen demyelinisierenden Prozess im Bereich der Cauda equina. Im vorliegenden Beispiel handelt es sich um eine Spätschädigung der Cauda equina bei Morbus Bechterew

Abbildung 3.34 zeigt eine 5-Kanal-Ableitung bei einem Patienten mit der klinischen Symptomatik einer gemischten Polyneuropathie, bei dem jedoch die motorische und sensible Neurographie regelrechte Befunde ergaben. Das daraufhin veranlasste Tibialis-SEP zeigt regelrechte Reizantworten über der Fossa poplitea, der Glutealfalte und der Cauda equina in Höhe LWK5, während N22 fehlt und P40 mit niedriger Amplitude und erheblich verspätet (50,2 ms) erscheint. Diese Befundkonstellation spricht für einen demyelinisierenden Prozess in der Cauda equina, wobei die weitere Diagnostik eine dort gelegene Spätschädigung bei Morbus Bechterew ergab.

Eine Neuroborreliose geht häufig mit einer lumbosakralen Radikulitis einher. Für ein solches Geschehen spricht der Befund in Abb. 3.35 nach

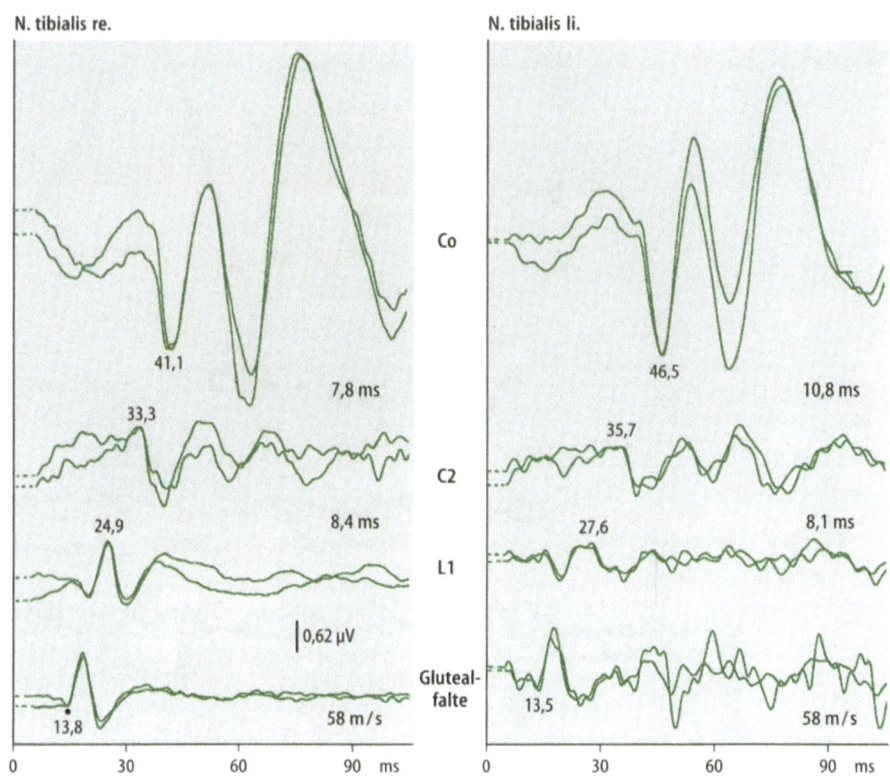

**Abb. 3.35. Tibialis-SEP bei Neuroborreliose.** Radikulitis der Wurzeln L5 und S1 links bei Neuroborreliose mit Deformierung und Verzögerung von N22 nach Tibialisstimulation links. Zusätzlich klinisch latente zentralnervöse Beteiligung mit Verlängerung des Latenzintervalls N30/P40 auf 10,8 ms

Tibialisstimulation links: Das Nervenaktionspotenzial über der Glutealfalte ist normal, während N22 im Vergleich zur Gegenseite deformiert und verzögert auftritt. Zusätzlich zeigt sich eine klinisch stumme zentralnervöse Mitbeteiligung mit Verlängerung des Latenzintervalls N30–P40 auf 10,8 ms (kontralateral 7,8 ms). Solche Kombinationen von peripheren und zentralen Leitungsverzögerungen scheinen weitgehend pathognomonisch für die Neuroborreliose zu sein und tragen zur Sicherung der Diagnose bei.

Hautnerven, deren neurographische Messung Schwierigkeiten bereitet, lassen sich gut mit der SEP-Technik untersuchen. Einer dieser Nerven ist der N. cutaneus femoris lateralis, dessen Einklemmung in Höhe des Leistenbandes das häufige Syndrom der Meralgia paraesthetica hervorruft. Typischerweise gehen solche chronischen Nervenkompressionen mit einer Leitungsverzögerung einher, und demgemäß ist im Beispiel der Abb. 3.36 die kortikale Reizantwort nach Stimulation der symptomatischen rechten Seite um 4,7 ms gegenüber links verzögert.

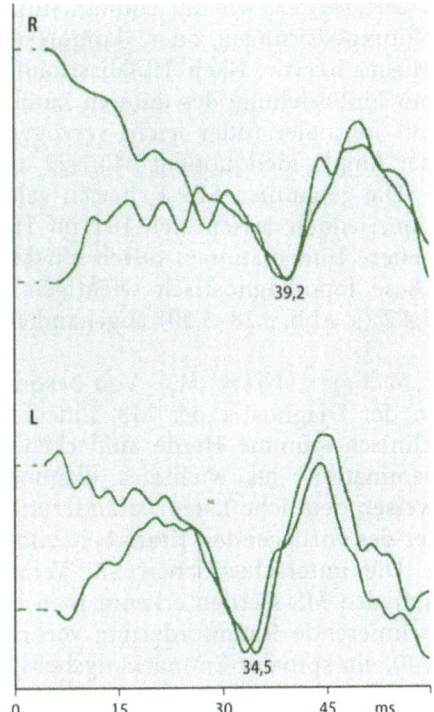

**Abb. 3.36. SEP bei Meralgia paraesthetica rechts.** Deutliche Verzögerung der kortikalen Reizantwort nach Stimulation des N. cutaneus femoris lateralis rechts; links Normalbefund

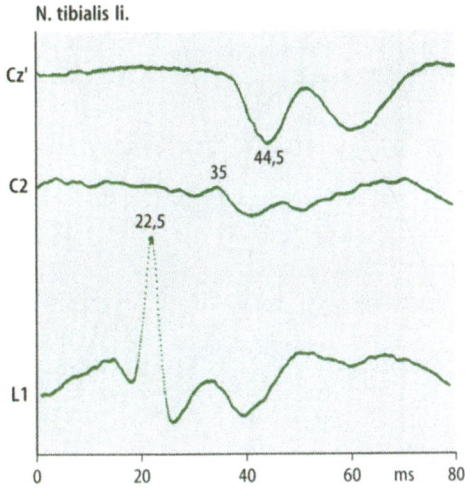

**Abb. 3.37. SEP bei spinaler Raumforderung.** Nach Tibialisstimulation links normale Reizantwort über dem Lumbosakralmark (N22); N30 und P40 erniedrigt und leicht verzögert. Pathologische Verkleinerung des Amplitudenquotienten P40/N22

■ **Myelopathien** wie Rückenmarkstumoren, -traumen, -entzündungen, -durchblutungsstörungen oder -kompressionen rufen ein recht uniformes SEP-Muster hervor: Nach Tibialisstimulation ist N22 (bis auf die seltenen Fälle mit Einbeziehung des unteren Lumbosakralmarks) regelrecht; P40 erscheint mit normaler (oder leicht verzögerter) Latenz, ist aber erniedrigt, sodass der Amplitudenquotient P40/N22 unter 0,85 abfällt (Abb. 3.37).

Die genannten SEP-Kriterien gelten für Myelopathien jeglicher Lokalisation, jedoch lassen sich bei im Halsmark gelegenen Prozessen noch genauere Informationen durch ein Medianus- (oder Ulnaris-)SEP gewinnen. Diese topodiagnostisch wichtigen Befunde wurden bereits im Abschnitt 3.4.2 (s. Abb. 3.28–3.30) abgehandelt.

■ **Multiple Sklerose (MS).** Von besonderer Wichtigkeit sind SEP-Ableitungen in der Diagnostik der MS. Einerseits lassen sich hiermit in vielen Fällen klinisch stumme Herde aufdecken, was die Multifokalität (räumliche Dissemination) als wichtiges diagnostisches Kriterium belegt, andererseits weisen deutliche Latenzveränderungen auf den demyelinisierenden Charakter des vorliegenden Krankheitsbildes, als weiteres Merkmal einer MS, hin.

Die unterschiedlichen SEP-Veränderungen bei spinalen Tumoren und spinalen MS-Herden erkennt man in Abb. 3.38: Eine das Rückenmark komprimierende Raumforderung verursacht eine Amplitudenerniedrigung von P40, ein spinaler Entmarkungsherd eine Latenzzunahme.

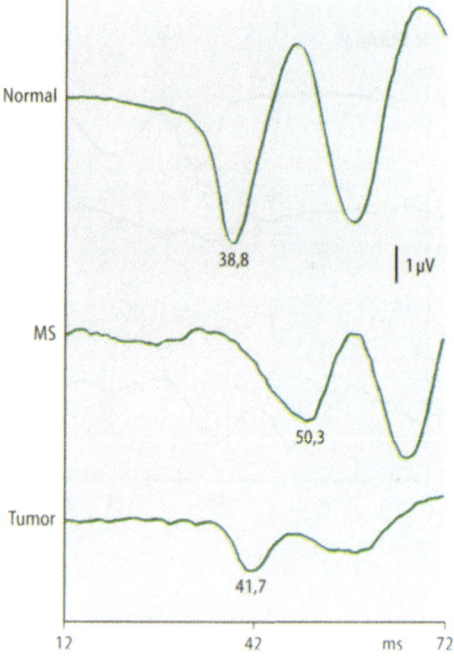

**Abb. 3.38. Tibialis-SEP bei spinaler Raumforderung und spinaler multipler Sklerose.** Spinale Raumforderungen bedingen eine Amplitudenerniedrigung, spinale Entmarkungsherde eine deutliche Latenzverlängerung der kortikalen Reizantwort (*MS* multiple Sklerose)

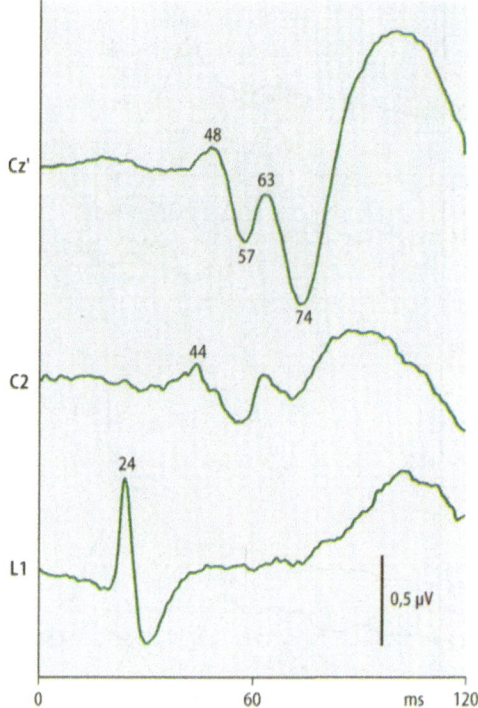

**Abb. 3.39. Tibialis-SEP bei multipler Sklerose.** Stark verlängertes Latenzintervall N22–N30 (20 ms) als Ausdruck eines demyelinisierenden Prozesses innerhalb des Rückenmarks. Außerdem leicht verlängertes Latenzintervall N30–P40 (13 ms) als Hinweis auf einen zusätzlichen supraspinalen Entmarkungsherd

Genauere Informationen vermitteln Mehrkanalableitungen wie in Abb. 3.39: Hier ist das Latenzintervall N22–N30 (m = 7,9 ms) auf 20 ms verlängert und das Latenzintervall N30–P40 (m = 8,8 ms) auf 13 ms. Damit sind durch eine einzige Messung sowohl ein spinaler als auch ein supraspinaler Entmarkungsherd nachgewiesen.

MS-Herde im Halsmark lassen sich am genauesten durch ein Medianus-SEP aufdecken. Sind diese im unteren Halsmark lokalisiert, führt dies bereits zu Veränderungen der Welle N13a, während ein rostral des Segmentes C6 lokalisierter Herd eine Verzögerung von N13b herbeiführt (Abb. 3.40b). Supraspinal gelegene Prozesse bewirken schließlich eine isolierte Latenzzunahme von N20 mit entsprechend verlängerter zentraler Überleitungszeit N13–N20 (Abb. 3.41).

Die bei MS häufigen Impulsleitungsverzögerungen im spinalen und/oder supraspinalen Abschnitt des somatosensiblen Systems können in der Frühphase der Erkrankung fehlen. So verursacht ein frischer Entmarkungsherd in der somatosensiblen Leitungsbahn je nach Ausdehnung einen kompletten oder partiellen Leitungsblock mit ausschließlicher Amplitudenminderung des rostral davon generierten Potenzials (Abb. 3.42a). Nach spontaner oder therapieinduzierter Besserung bildet sich dieser Leitungsblock zurück, mit entsprechender Normalisierungstendenz der Amplitude (Abb. 3.42b) unten.

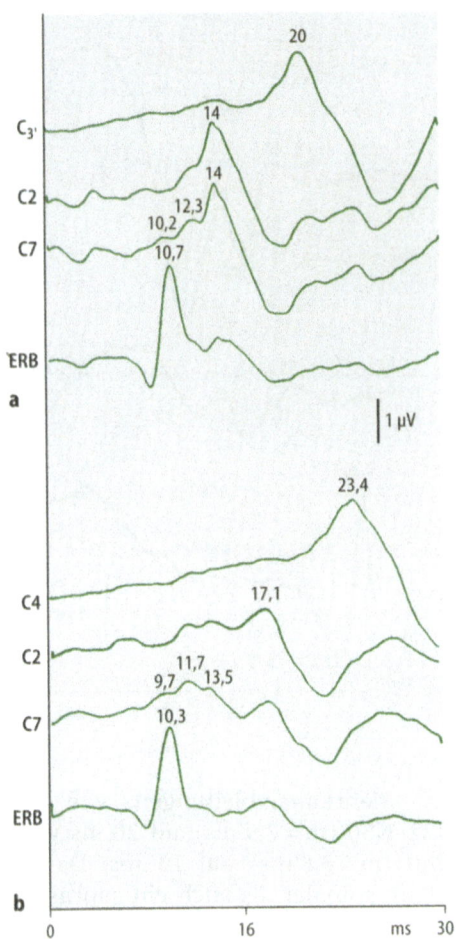

**Abb. 3.40 a, b. Medianus-SEP bei multipler Sklerose.** Nach Medianusstimulation rechts Normalbefund (**a**). Nach Medianusstimulation links verspätetes Auftreten der Komponente N13b, (17,1 ms) (**b**) Dieser Befund spricht für einen Entmarkungsherd im Bereich des linken Tractus cuneatus rostral des Segments C6

**Enzephalopathien.** Umschriebene Prozesse im Hirnstamm, Thalamus oder Großhirn führen – sofern die somatosensiblen Bahnen betroffen sind – zu den in Abb. 3.31–3.33 charakterisierten Veränderungen der kortikalen Reizantworten nach Medianusstimulation.

Läsionen, die lediglich die von den unteren Extremitäten kommenden Afferenzen einbeziehen, z. B. das Beinfeld der primären sensiblen Rinde, müssen mittels eines Tibialis-SEP nachgewiesen werden. Ein hierfür typisches Beispiel zeigt die Abb. 3.43 von einer polytraumatisierten Patientin mit einer inkompletten schlaffen Lähmung des linken Beines, die auf eine N.-ischiadicus-Läsion bei Gesäßprellung bezogen wurde. Die seitengleich normale N22-Komponente spricht gegen diese Annahme, und die nach linksseitiger Stimulation sichtbare deutliche Amplitudenminderung (und leichte Latenzzunahme) von P40 belegt eine rindennahe Läsion (Abb. 3.43. a). Die da-

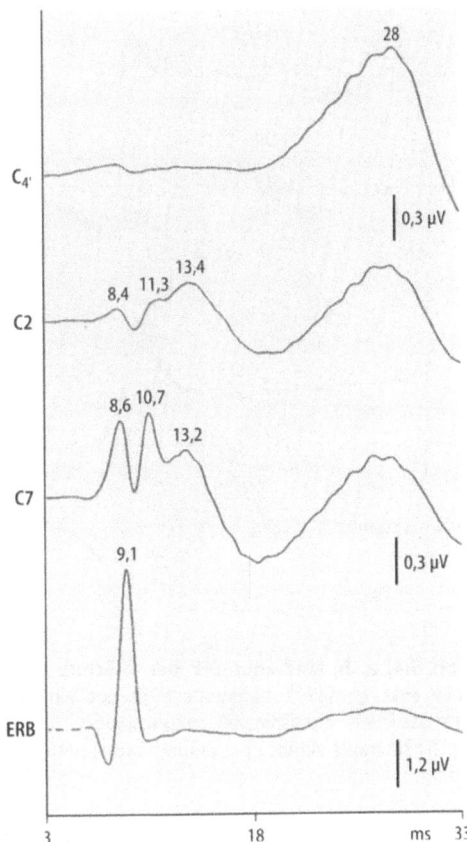

**Abb. 3.41. Medianus-SEP bei multipler Sklerose.** Normale zervikale Reizantworten bei stark verlängerter Latenz von N20 sprechen für einen ausgedehnten Entmarkungsherd im supraspinalen Abschnitt der somatosensiblen Leitungsbahn

raufhin veranlasste gezielte MRT-Diagnostik zeigt einen rechts parasagittal lokalisierten Kontusionsherd (Abb. 3.43. b).

Manche diffusen Hirnschäden wie Leukodystrophien, Myoklonusepilepsie oder Chorea Huntington führen zu speziellen SEP-Veränderungen, die wegen ihrer Seltenheit nicht weiter besprochen werden. Dagegen sind die bei der häufigen *septischen Enzephalopathie* anzutreffenden Befunde von großer praktischer Bedeutung. Die hierfür typische Konstellation zeigt Abb. 3.44 (1. Tag): Das EP-Potenzial ist erniedrigt, was als Hinweis auf die häufig damit kombinierte Critical-illness-Polyneuropathie anzusehen ist. Trotz des offensichtlich verminderten Impulseinstroms aus der Peripherie ist die Amplitude des kortikalen Primärkomplexes im Sinne eines Riesenpotenzials erhöht (N22/P25 = 18,4 μV), was nur durch einen selektiven Ausfall zentralnervöser inhibitorischer Mechanismen erklärbar ist. Mit Besserung des klinischen Bildes normalisiert sich die kortikale Reizantwort, während das EP-Potenzial niedrig bleibt (Abb. 3.44, 3. und 8. Tag).

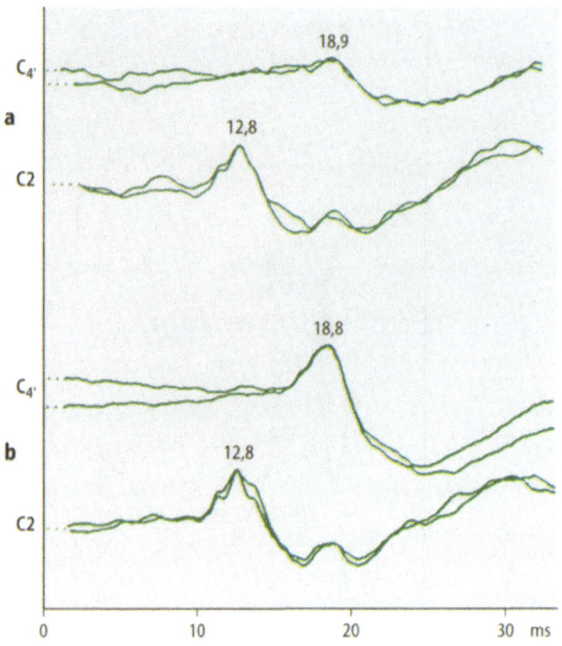

**Abb. 3.42 a, b. Medianus-SEP bei 1. Schub einer multiplen Sklerose.** Die 1. Untersuchung (**a**) zeigt eine normale Komponente N13b und ein deutlich erniedrigtes N20-Potenzial als Ausdruck eines partiellen supraspinalen Leitungsblocks. Die Kontrolluntersuchung nach einer 5-tägigen Kortisonstoßtherapie ergibt eine Befundnormalisierung (**b**)

▌ **Prognostische Aussagekraft von SEP-Untersuchungen.** Bei Patienten mit traumatischer oder hypoxischer Hirnschädigung ist die Diagnose klar, aber die Prognose vielfach offen. Da die Intensität intensivmedizinischer Bemühungen von der vermutlichen Prognose abhängt, sind entsprechende Marker von großer praktischer Bedeutung.

Am zuverlässigsten gelingt die prognostische Einschätzung diffuser Hirnschäden mittels SEP-Untersuchungen. Ein bilateraler Verlust der kortikalen Reizantworten (Abb. 3.45) ist unabhängig von der Art der zugrunde liegenden Hirnerkrankung ein Indikator für eine infauste Prognose: Die weit überwiegende Mehrzahl der Patienten mit dieser Befundkonstellation verstirbt; der kleine Rest überlebt schwerstbehindert oder im apallischen Syndrom (wobei lediglich bei Kindern seltene Ausnahmen beobachtet werden). Sofern Verlaufskontrollen vorgenommen werden, folgt dem Verlust von N20 bald ein Verschwinden der in der kaudalen Medulla oblongata generierten Welle N13b, wobei dieser Befund – zusammen mit den klinischen Kriterien – als Beleg für den eingetretenen Hirntod angesehen wird (Abb. 3.46). Sonstige prognostisch aufschlussreiche SEP-Konstellationen sind aus Abb. 3.47 ersichtlich.

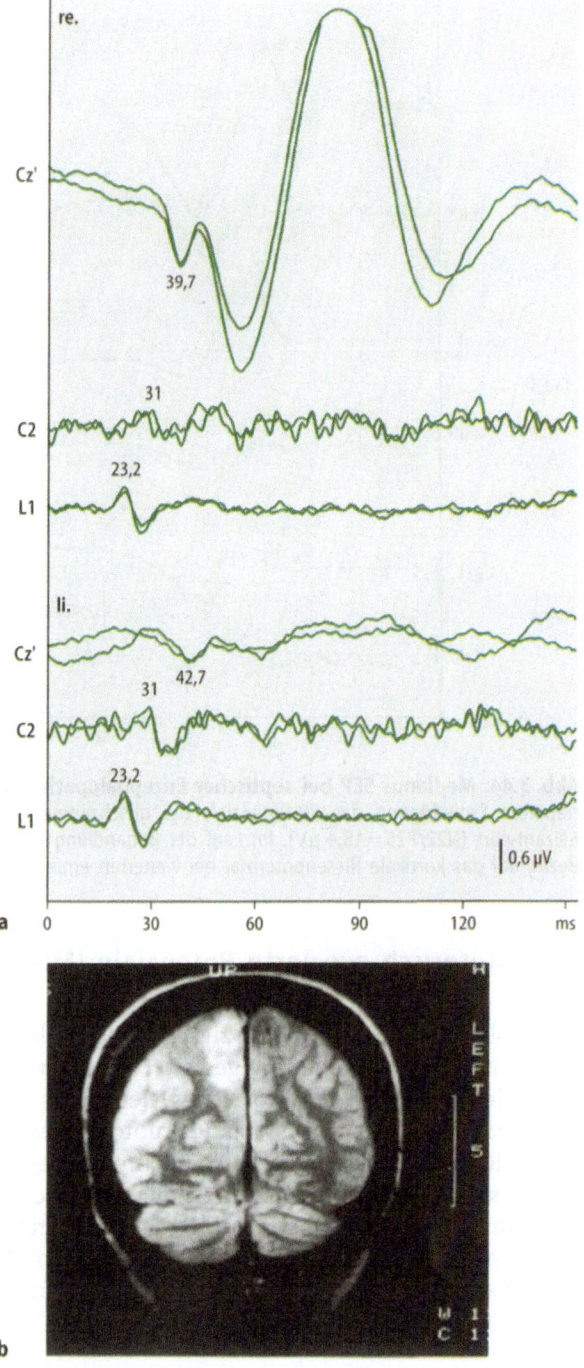

**Abb. 3.43 a, b. Tibialis-SEP bei rechts parasagittal lokalisierter Hirnkontusion.** Nach Tibialisstimulation links ausgeprägte Erniedrigung und leichte Latenzverlängerung von P40 (**a**). Im MRT
(**b**) rechts parasagittal lokalisierter Kontusionsherd

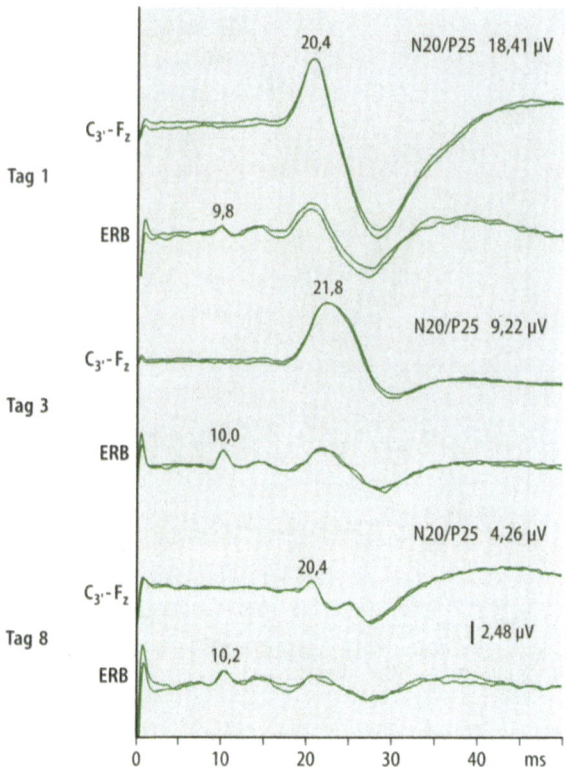

**Abb. 3.44. Medianus-SEP bei septischer Enzephalopathie.** In der Akutphase mit Koma und Tetraparese Erniedrigung des EP-Potenzials bei gleichzeitiger Amplitudensteigerung der kortikalen Reizantwort (N22/P25 = 18,4 μV). Im Lauf der Behandlung zunehmende Normalisierungstendenz in Bezug auf das kortikale Riesenpotenzial bei weiterhin erniedrigtem EP-Potenzial

## 3.5 Motorisch evozierte Potenziale (MEP)

Die Ableitung motorisch evozierter Potenziale (MEP) nach kortikaler und spinaler Magnetstimulation gestattet eine objektive Funktionsprüfung der Pyramidenbahnen (1. motorisches Neuron) sowie der motorischen Anteile des peripheren Nervensystems (2. motorisches Neuron). Da auch bei maximaler Reizstärke oft keine supramaximale Reizung möglich ist, lassen sich diagnostisch nur die Latenzzeiten, nicht aber die Amplituden verwerten. Sofern Amplitudenmessungen von Bedeutung sind – beispielsweise zum Nachweis eines partiellen Leitungsblocks in proximalen Anteilen des peripheren Nervensystems – muss statt einer Magnet- eine Hochvoltstimulation vorgenommen werden.

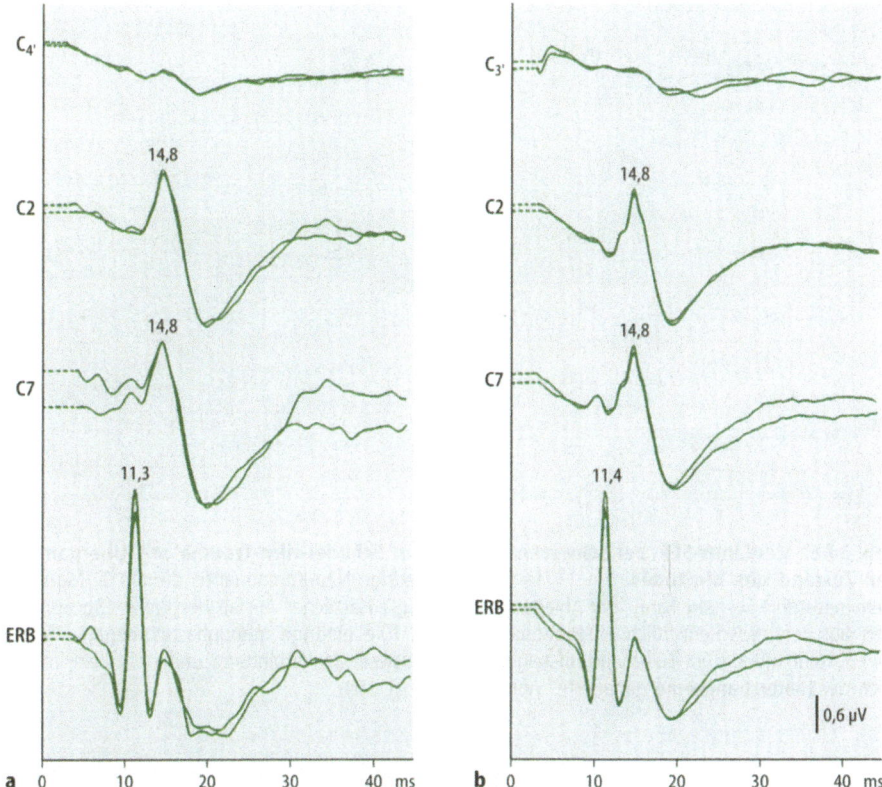

**Abb. 3.45 a, b. Medianus-SEP bei schwerem gedecktem Schädel-Hirn-Trauma.** Ausfall des kortikalen Primärkomplexes nach Medianusstimulation links (**a**) und nach Medianusstimulation rechts (**b**). Ein solcher bilateraler Ausfall des kortikalen Primärkomplexes weist auf eine infauste Prognose hin

### 3.5.1 Untersuchungsbedingungen

Messungen motorisch evozierter Potenziale nach kortikaler Magnetstimulation erfordern die Mitarbeit des Patienten, insofern der jeweilige Zielmuskel aktiv vorinnerviert werden sollte. Ist dies z. B. wegen einer Halbseitenlähmung nicht möglich, wird auch die nichtparetische Seite ohne Vorinnervation geprüft, um seitengleiche Untersuchungsbedingungen zu garantieren. Eine Vorinnervation führt nämlich nicht nur zu einer Amplitudenerhöhung der MEP, sondern auch zu einer Latenzverkürzung, sodass eine seitendifferente Vorspannung des Zielmuskels pathologische Latenzdifferenzen vortäuschen kann.

Die Platzierung der Magnetspule zur Stimulation des motorischen Kortex ist aus Abb. 3.48 ersichtlich, die zur Reizung des intrakraniellen N. facialis in Abb. 1.25. Die Stimulation der zervikalen bzw. lumbalen Nervenwurzeln erfolgt im unteren HWS- bzw. LWS-Abschnitt (Abb. 3.49); darüber

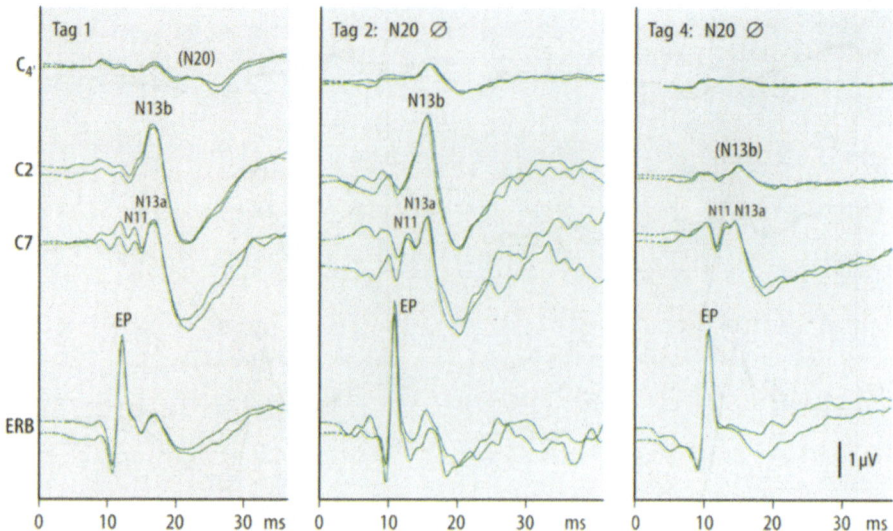

**Abb. 3.46. Medianus-SEP bei schwerem gedecktem Schädel-Hirn-Trauma mit Übergang in den Zustand des Hirntodes.** Am 1. Tag fragliche niedrige N20-Komponente, die am 2. Tag nicht mehr registriert werden kann. Bei Ableitung am 4. Tag zusätzlicher Ausfall der Welle 13b als Hinweis auf den zwischenzeitlich eingetretenen Hirntod. (Die niedrige monophasisch-negative Welle bei C2 steht mit der im Halsmark aufsteigenden Impulswelle in Verbindung und stellt kein im Bereich der Hinterstrangkerne generiertes Antwortpotenzial dar)

hinaus lassen sich mittels kleiner Magnetspulen auch tiefer liegende Abschnitte von Nerven und Nervenplexus erregen, die der konventionellen motorischen Neurographie nicht zugänglich sind (so z.B. der N. ischiadicus in der Glutealfalte; s. Abb. 3.49).

Die Wahl des Zielmuskels hängt von der klinischen Fragestellung ab, wobei die Mm. biceps brachii und abductor digiti minimi an der oberen Extremität, die Mm. tibialis anterior und abductor hallucis an der unteren Extremität besonders geeignet sind. Dabei muss man sich bewusst sein, dass die Magnetstimulation mehrere Muskeln einer Gliedmaße simultan aktiviert, sodass z.B. vom M. biceps brachii volumgeleitete Muskelströme vom M. triceps brachii registriert werden und zu Fehlbeurteilungen führen können. Da eine solche volumgeleitete Aktivität initial positiv gepolt ist, dürfen nur MEP mit initial negativer Auslenkung verwertet werden (Abb. 3.50).

Die Latenzdifferenz zwischen spinaler und kortikaler Stimulation wird als „zentrale motorische Leitungszeit" bezeichnet, wobei dieser inkorrekte Begriff zu häufigen Fehlbeurteilungen führt, insofern eine Verlängerung dieser Leitungszeit als Ausdruck einer zentralnervösen Schädigung interpretiert wird. Die Applikation von Magnetimpulsen am Schädel führt zur Erregung kortikaler Interneurone, die zu den Betz-Riesenzellen fortgeleitet wird, während Magnetimpulse an der Wirbelsäule die dort austretenden

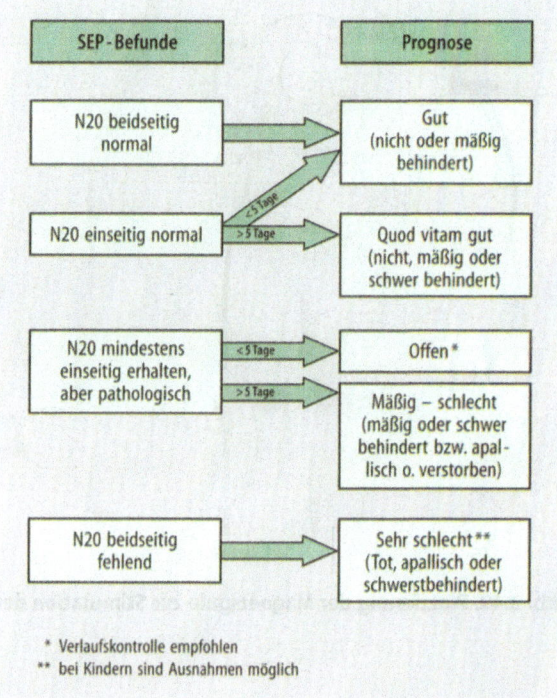

**Abb. 3.47. Prognostische Bedeutung des kortikalen Primärkomplexes bei komatösen Patienten nach schwerem Schädel-Hirn-Trauma.** (Die angeführten Kriterien gelten auch für andersartige diffuse Enzephalopathien; bei hypoxischer Hirnschädigung ist die Prognose noch schlechter, d. h., alle Patienten mit bilateral ausgefallenem kortikalen Primärkomplex versterben)

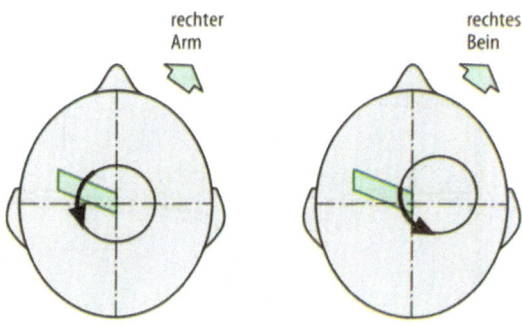

**Abb. 3.48. Platzierung der Magnetspule über dem motorischen Kortex bei MEP-Ableitung vom rechten Arm bzw. rechten Bein**

Nervenwurzeln im Bereich des Foramen intervertebrale aktivieren. Damit geht die Leitungszeit im proximalen Anteil der Nervenwurzeln – z. B. in der gesamten Cauda equina – in die „zentrale" motorische Leitungszeit ein (Abb. 3.51). Deren Verlängerung bedeutet somit keineswegs – wie der Name suggeriert – eine pathologische Impulsleitungsverzögerung in der Pyra-

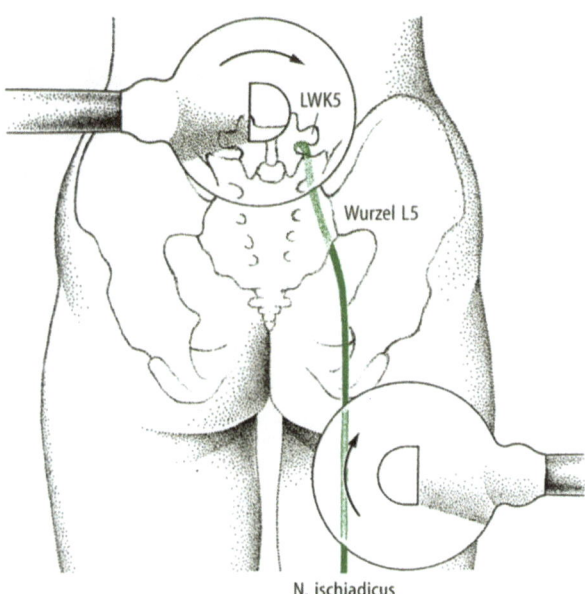

**Abb. 3.49. Platzierung der Magnetspule zur Stimulation der Wurzel L5 und des N. ischiadicus**

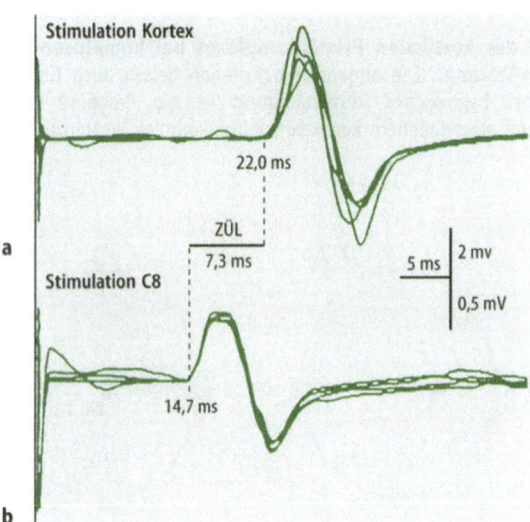

**Abb. 3.50 a, b. Normale MEP im M. abductor digiti minimi.** MEP nach kortikaler (**a**) und zervikaler (**b**) Magnetstimulation. Die Reizantworten zeigen einen initial negativen Potenzialabgang von der Grundlinie; die Latenzzeiten und die zentrale Überleitungszeit (*ZÜL*) liegen im Normbereich

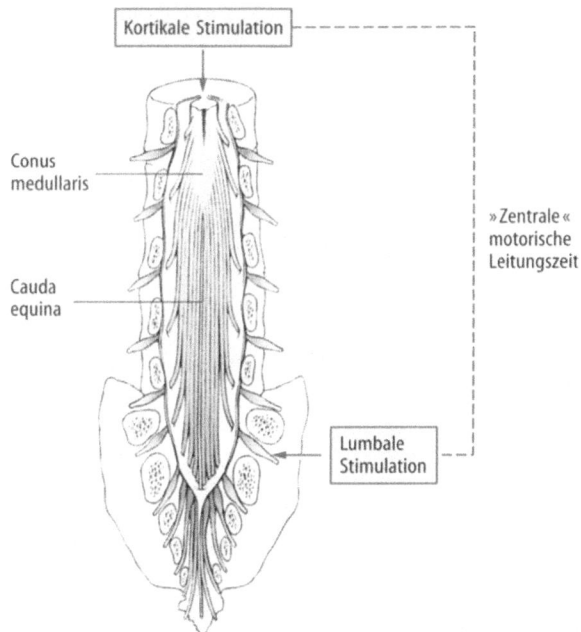

**Abb. 3.51. „Zentrale" motorische Leitungszeit.** Die sog. zentrale motorische Leitungszeit wird aus der Latenzdifferenz nach lumbaler und kortikaler Stimulation berechnet, sodass die Laufzeit der Impulswelle in der Cauda equina in diesen Wert eingeht. Der Begriff „zentrale motorische Leitungszeit" ist daher missverständlich und sollte durch den Begriff kortikospinale oder – genauer – kortikoradikuläre Leitungszeit ersetzt werden

midenbahn, sondern findet sich ebenso bei demyelinisierenden Prozessen im Bereich der Nervenwurzeln (s. Abb. 3.53). Günstiger wäre daher die Bezeichnung kortikospinale oder -radikuläre Leitungszeit.

Absolute Kontraindikationen für die transkranielle Magnetstimulation sind potenziell bewegliche intrakranielle Metallteile wie z. B. Aneurysmaclips aus magnetischem Material oder Metallsplitter nach Kriegsverletzungen. Auch Träger von Herzschrittmachern und magnetisch einstellbaren Ventrikelshunts oder Stimulationselektroden sollten keiner Magnetstimulation unterzogen werden. Das Vorliegen einer Epilepsie stellt eine relative Kontraindikation dar, da durch Magnetstimuli gelegentlich Krampfanfälle ausgelöst wurden. Bei dringlicher Indikation und guter antikonvulsiver Einstellung erscheint jedoch eine solche Untersuchung vertretbar. Hörgeräte und magnetstreifenhaltige Karten müssen vor Beginn der Untersuchung entfernt werden.

Kontraindikationen für die spinale Stimulation umfassen jegliche Form von Instabilität der Wirbelsäule, da die Kontraktion der autochthonen Rückenmuskulatur durch den Magnetstimulus recht erheblich ist.

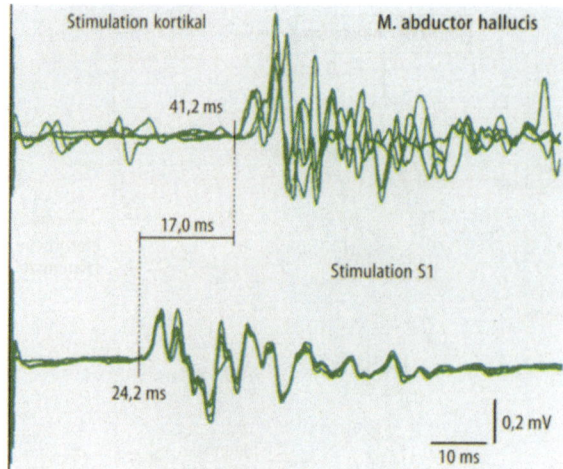

**Abb. 3.52. Guillain-Barré-Syndrom.** Im Frühstadium eines Guillain-Barré-Syndroms können die Latenzzeiten der MEP nach lumbaler und kortikaler Stimulation normal sein. Auf den demyelinisierenden Prozess weist im vorliegenden Fall die erhebliche Aufsplitterung der Reizantwort nach Stimulation der Wurzel S1 hin. Eine solche Aufsplitterung (temporale Dispersion) wird durch eine Demyelinisierung in einem Teil der motorischen Nervenfasern mit entsprechender Desynchronisierung der Impulswelle hervorgerufen

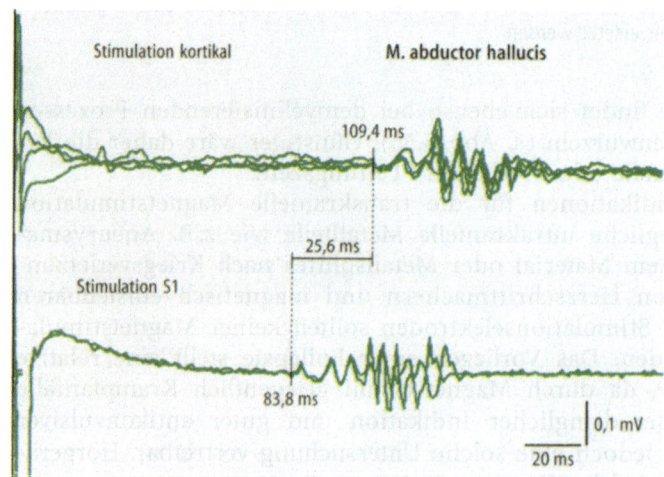

**Abb. 3.53. Chronische immunologische demyelinisierende Polyneuropathie (*CIDP*).** Bereits nach lumbaler Magnetstimulation weist die massiv verlängerte Latenzzeit auf den ausgeprägten demyelinisierenden Prozess hin. Die zusätzliche Verlängerung der „zentralen motorischen Leitungszeit" ist durch eine zusätzliche Impulsleitungsverzögerung in der Cauda equina bedingt

### 3.5.2 Klinische Einsatzbereiche

Die Diagnostik von Neuro- und Radikulopathien ist eine Domäne der Elektromyographie und Neurographie. Besonders bei proximalen Prozesslokalisationen können aber mittels Magnet- oder Hochvoltstimulation wegweisende Veränderungen aufgedeckt werden.

▌ **Guillain-Barré-Syndrom (GBS).** Die Diagnose eines akuten GBS kann in der Frühphase Schwierigkeiten bereiten, da sowohl die konventionelle Neurographie als auch die Liquordiagnostik vielfach regelrechte oder grenzwertige Befunde ergeben. Eine möglichst frühzeitige, aber zugleich sichere Diagnose ist jedoch vordringlich, weil die Prognose umso günstiger ist, je rascher mit der Behandlung (Plasmapherese oder hochdosierte intravenöse Immunglobulintherapie) begonnen wird.

Abbildung 3.52 zeigt die MEP im M. abductor hallucis im Frühstadium eines GBS. Die Latenzen nach lumbaler und kortikaler Stimulation sind regelrecht, jedoch finden sich erheblich verlängerte und aufgesplittete Reizantworten als Ausdruck einer temporalen Dispersion (s. S. 8). Die normale Latenz nach Reizung der Wurzel S1 zeigt, dass in einem Teil der motorischen Fasern eine normale Impulsleitung stattfindet, während die Aufsplitterung des Potenzials beweist, dass diese in anderen Axonen verlangsamt ist, und zwar in unterschiedlichem Grad, sodass die Aktionspotenziale der aktivierten Nervenfasern desynchron im Zielmuskel eintreffen. Ein solcher Befund beweist die segmentale Demyelinisierung eines Teils der motorischen Nervenfasern und vermag die diagnostische Annahme eines GBS zu stützen.

▌ **Chronische immunologische demyelinisierende Polyneuropathie (CIDP, chronisches GBS).** Unter den chronisch verlaufenden Polyneuropathien stellen die Immunneuropathien wie die CIDP oder die gammopathieassoziierten Formen eine wichtige, da behandelbare Untergruppe dar. Wegen der häufigen proximalen Schwerpunktbildung ist die konventionelle Neurographie vielfach wenig aufschlussreich, während die Magnet- oder Hochvoltstimulation den demyelinisierenden Charakter der vorliegenden Erkrankung aufzudecken vermögen.

In Abb. 3.53 sind die MEP im M. abductor hallucis eines CIDP-Patienten mit massiv verlängerter Latenz und mäßiger Aufsplitterung nach lumbaler Stimulation dargestellt. Außerdem besteht eine Verlängerung der „zentralen motorischen Leitungszeit", was nicht als Ausdruck einer zentralnervösen Mitbeteiligung, sondern einer verlangsamten Impulsleitung in der Cauda equina anzusehen ist (s. Abb. 3.51).

▌ **Gammopathieassoziierte Polyneuropathien.** Gammopathieassoziierte Neuropathien verlaufen meist unter dem Bild einer chronisch-progredienten Polyneuropathie mit symmetrischen und beinbetonten sensomotorischen Ausfallserscheinungen. Seltener werden – zumindest initial – fokale Schwerpunktbildungen beobachtet, wie im Beispiel der Abb. 3.54 mit dem klinischen Bild einer langsam-progredienten isolierten Fußheber- und Fußsenkerparese rechts. Unabhängig vom Manifestationstyp lassen sich mittels Magnetstimulation häufig proximal akzentuierte Verzögerungen der Impulsleitung nachweisen, während die Hochvoltstimulation darüber hinaus in der Lage ist, die diagnostisch wichtigen Leitungsblockierungen aufzudecken. So sind in Abb. 3.54 die Reizantworten im M. abductor hallucis nach Hochvoltstimulation des N. tibialis hinter dem Malleolus medialis und in der Fossa poplitea, des N. ischiadicus in der Glutealfalte sowie der lumbosakralen Nervenwurzeln in Höhe LWK 5 und LWK 1 dargestellt. Außer der stark verlangsamten Nervenleitgeschwindigkeit im Oberschenkelabschnitt (zwischen Fossa poplitea und Glutealfalte) finden sich Leitungsblockierungen bevorzugt in den proximalsten Abschnitten als Hinweis auf dort gelegene Entmarkungen.

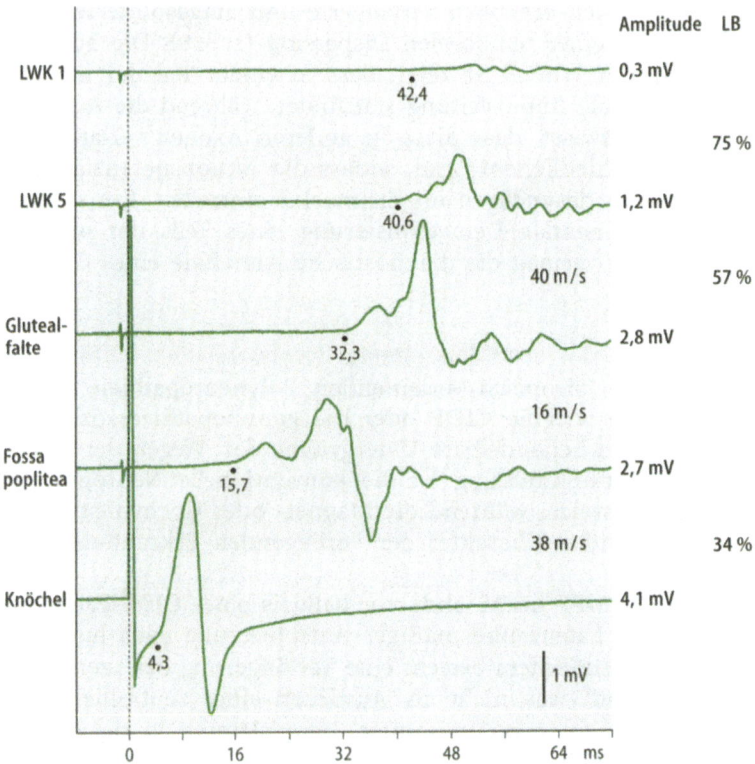

**Abb. 3.54. Gammopathieassoziierte Schwerpunktneuropathie** (Hochvoltstimulation). Ausgeprägte Herabsetzung der motorischen Nervenleitgeschwindigkeit zwischen Kniekehle und Glutealfalte (16 m/s). Zusätzliche Leitungsblockierungen in den Nervenabschnitten rostral der Glutealfalte, die sich nur mittels einer Hochvoltstimulation aufdecken lassen (*LB* Leitungsblockierung)

**▌ Multifokale motorische Neuropathie (MMN).** Von besonderer Bedeutung ist der Nachweis von Leitungsblockierungen bei der MMN, da ein persistierender Leitungsblock das Kardinalsymptom dieser Krankheit darstellt. Abbildung 3.55 demonstriert die Befunde eines unter der Verdachtsdiagnose „amyotrophe Lateralsklerose" überwiesenen Patienten mit stark linksbetonten atrophischen Lähmungen an beiden Händen in Kombination mit Faszikulationen an beiden Oberarmen. Die durch Magnetstimulation evozierten MEP im M. abductor pollicis brevis (Abb. 3.55a) zeigen im oberen Grenzbereich liegende Latenzwerte und als einzige Auffälligkeit eine leichtere Aufsplitterung des Antwortpotenzials nach zervikaler Stimulation. Demgegenüber belegen die Reizantworten nach Hochvoltstimulation (Abb. 3.55b) die

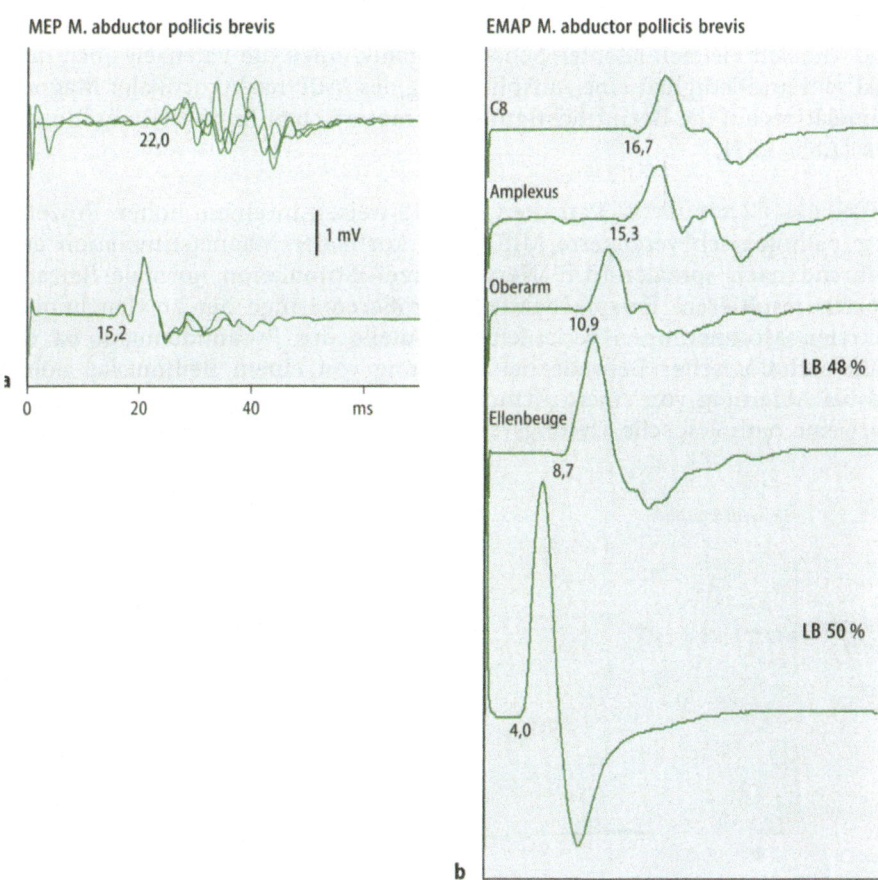

**Abb. 3.55. Multifokale motorische Neuropathie (*MMN*).** Mittels Magnetstimulation lässt sich im vorliegenden Fall nur eine etwas aufgesplitterte Reizantwort nach kortikaler Magnetstimulation registrieren, während die Hochvoltstimulation zusätzlich Leitungsblockierungen im Unterarm- und Oberarmsegment des N. medianus aufdeckt

diagnostisch entscheidenden partiellen Leitungsblöcke im Unterarm- und im Oberarmsegment des N. medianus und erlauben den Ausschluss der klinischen Verdachtsdiagnose einer ALS.

**▌ Halsmarkläsionen.** Traumatische, ischämische, entzündliche oder durch raumfordernde Prozesse und Spinalkanalstenosen hervorgerufene Halsmarkläsionen mit Einbeziehung der Pyramidenbahn bzw. der motorischen Vorderhörner lassen sich vielfach durch MEP-Ableitungen nachweisen. Dabei sollte die Wahl des Zielmuskels (distal oder proximal, obere oder untere Extremität) von der klinischen Symptomatik abhängig gemacht und stets im Seitenvergleich vorgenommen werden. Bei unteren Halsmarkläsionen resultieren normale Reizantworten im M. biceps brachii, während im M. abductor digiti minimi – je nach Schweregrad – eine ausgefallene oder eine pathologisch verzögerte Reizantwort registriert wird (Abb. 3.56). Bei nur diskreten und klinisch vielfach latenten Schädigungen können die Latenzen noch normal sein und lediglich eine Aufsplitterung des MEP nach kortikaler Magnetstimulation auf die Beeinträchtigung der motorischen Impulsleitung hinweisen (Abb. 3.57).

**▌ Multiple Sklerose (MS).** Patienten mit MS weisen in einem hohen Prozentsatz pathologisch verzögerte MEP nach kortikaler Magnetstimulation auf, während nach spinaler (d.h. Nervenwurzel-)Stimulation normale Reizantworten resultieren. Entsprechend der größeren Länge der zu den lumbosakralen Motoneuronen verlaufenden Anteile der Pyramidenbahn ist die Zahl pathologischer Befunde bei Ableitung von einem Beinmuskel höher als bei Ableitung von einem Armmuskel. Im Einzelfall kann aber auch nur dort eine pathologische Leitungsverzögerung nachweisbar sein (Abb. 3.58).

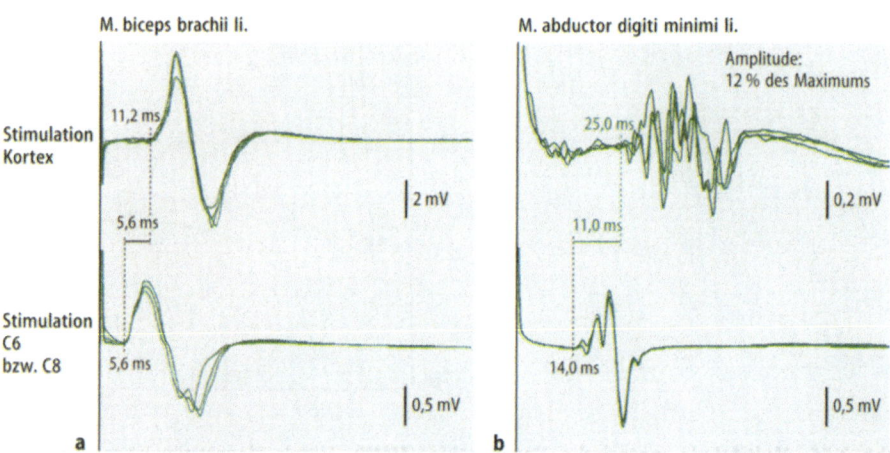

**Abb. 3.56a, b. MEP bei Halsmarkläsion in Höhe HWK6/7. a** Normale Reizantworten im M. biceps brachii; **b** verzögerte und aufgesplitterte Reizantwort im M. abductor digiti minimi nach kortikaler Magnetstimulation

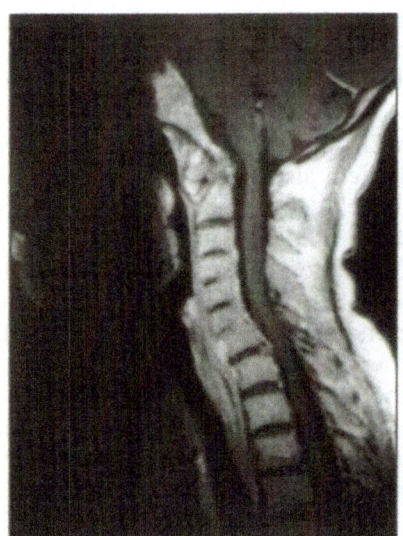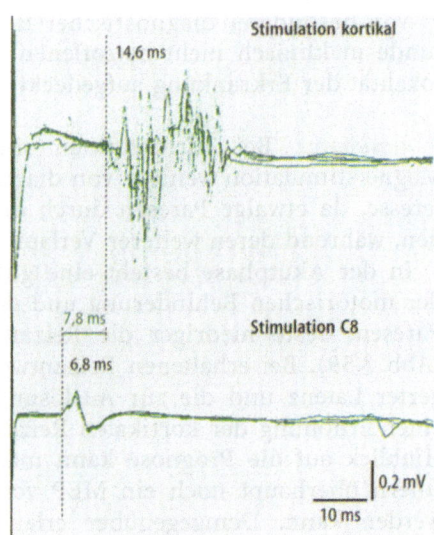

**Abb. 3.57. MEP bei zervikaler Myelopathie.** Bei nur leichter Schädigung der Pyramidenbahn können die Latenzzeiten nach kortikaler Magnetstimulation im Normbereich liegen, sodass nur die Aufsplitterung des MEP nach kortikaler Stimulation auf die Schädigung hinweist

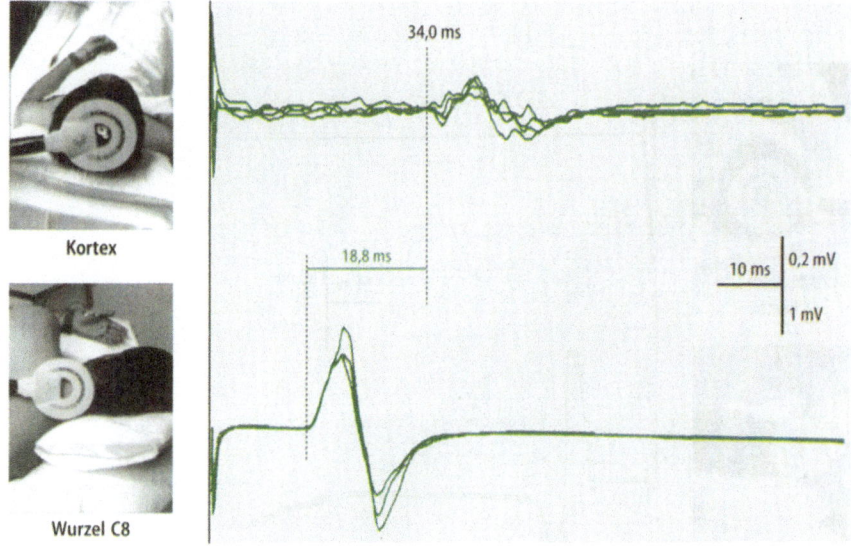

**Abb. 3.58. MEP bei multipler Sklerose.** Erheblich verlängerte zentrale motorische Leitungszeit als Hinweis auf die segmentale Demyelinisierung im Bereich der entsprechenden Anteile der Pyramidenbahn

Von besonderer diagnostischer Bedeutung sind dabei pathologische Befunde in klinisch nicht betroffenen Extremitäten, da hierdurch die Multifokalität der Erkrankung aufgedeckt werden kann.

**▌Hirninfarkt.** Bei Hirninfarkten sind MEP-Ableitungen nach kortikaler Magnetstimulation weniger von diagnostischem als von prognostischem Interesse, da etwaige Paresen durch die klinische Untersuchung erfasst werden, während deren weiterer Verlauf zunächst unklar bleibt.

In der Akutphase besteht eine gute Korrelation zwischen dem Ausmaß der motorischen Behinderung und den MEP-Befunden: Je ausgeprägter die Paresen, desto niedriger die Reizantworten bis hin zum Potenzialausfall (Abb. 3.59). Bei erhaltenen Reizantworten erscheinen diese teils mit verzögerter Latenz und die zur Auslösung benötigte Reizstärke kann – infolge einer Erhöhung der kortikalen Reizschwelle – höher liegen als normal. Im Hinblick auf die Prognose kann man einen günstigen Verlauf annehmen, sofern überhaupt noch ein MEP von der gelähmten Gliedmaße abgeleitet werden kann. Demgegenüber erlauben Reizschwellenbestimmungen und Messungen der zentralmotorischen Leitungszeit keine verlässlichen prognostischen Aussagen.

**▌Sonstige Erkrankungen.** Bei *amyotropher Lateralsklerose* mit klinisch ausschließlichem Betroffensein des peripheren Motoneurons erlauben MEP-Messungen vielfach den diagnostisch entscheidenden Nachweis einer Mit-

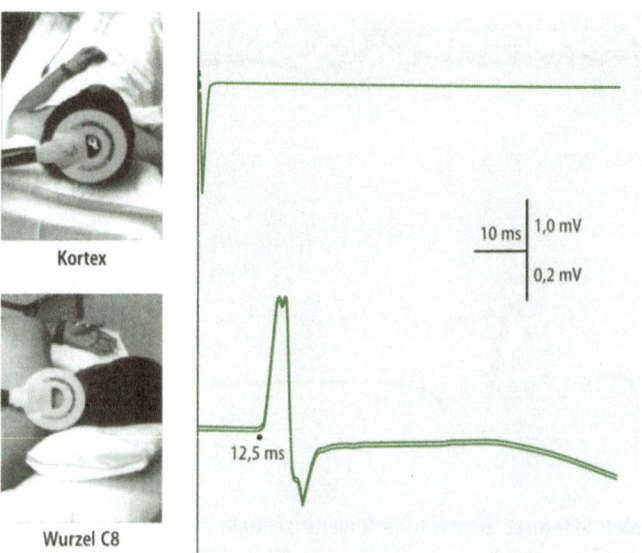

**Abb. 3.59. MEP bei Hirninfarkt.** Ein Ausfall der Reizantwort nach kortikaler Magnetstimulation ist als prognostisch ungünstiger Indikator in Bezug auf die Rückbildungstendenz einer Halbseitenlähmung anzusehen

beteiligung des zentralen Motoneurons. Die Reizantworten nach kortikaler Stimulation sind in diesem Fall verzögert, erniedrigt, aufgesplittert oder ausgefallen. Um verlässliche Aussagen zu erhalten, sollte möglichst ein Zielmuskel mit nur geringer atrophischer Parese ausgewählt werden.

*Psychogene Lähmungen* – einschließlich Aggravationstendenzen bei Begutachtungen – lassen sich durch normale MEP-Befunde zwar nicht mit letzter Sicherheit nachweisen, jedoch stellt eine solche Befundkonstellation einen wichtigen Baustein für diese Diagnose dar.

## Weiterführende Literatur

Buettner UW (1996) Akustisch evozierte Potenziale (AEP). In: Stöhr M, Dichgans J, Buettner UW, Hess CW, Altenmüller E (Hrsg) Evozierte Potenziale. Springer, Berlin Heidelberg, S 411–486

Chiappa KH (1990) Evoked potentials in clinical medicine, 2nd edn. Raven, New York

Halliday AM (1993) Evoked potentials in clinical testing, 2nd edn. Churchill, Livingstone Edinburgh

Maurer K, Lowitzsch K, Stöhr M (1990) Evozierte Potenziale, 2. Aufl. Enke, Stuttgart

Stöhr M (1998) Atlas der klinischen Elektromyographie und Neurographie, 4. Aufl. Kohlhammer, Stuttgart

Stöhr M, Dichgans J, Buettner UW, Hess ChW, Altenmüller W (1996) Evozierte Potenziale, 3. Aufl. Springer, Berlin Heidelberg

Stöhr M, Wagner W, Pfadenhauer K, Scheglmann K (1999) Neuromonitoring. Steinkopff, Darmstadt

# Sachverzeichnis

The manufacturer's authorised representative in the EU is Springer
Nature Customer Service Centre GmbH, Europaplatz 3, 69115 Heidelberg,
Germany. If you have any concerns regarding our products, please
contact ProductSafety@springernature.com

Printed and bound by CPI Group (UK) Ltd, Croydon, CR0 4YY
23/04/2026
02095594-0007